JN216132

脳機能の基礎知識と神経症候 ケーススタディ

ケーススタディ

脳血管障害を中心に

編集

沼田憲治
茨城県立医療大学 保健医療学部 理学療法学科 教授
脳機能とリハビリテーション研究会 顧問

MEDICAL VIEW

本書では，厳密な指示・副作用・投薬スケジュール等について記載されていますが，これらは変更される可能性があります．本書で言及されている薬品については，製品に添付されている製造者による情報を十分にご参照ください．

Neural Functions and Case Studies in Rehabilitation after Brain Damage
(ISBN 978-4-7583-1699-6 C3047)

Editor: Kenji Numata

2017．1.20　1st　ed

©MEDICAL VIEW, 2017
Printed and Bound in Japan

Medical View Co., Ltd.
2-30　Ichigayahonmuracho, Shinjyukuku, Tokyo, 162-0845, Japan
E-mail　ed@medicalview.co.jp

編集の序

　1990年，米国で宣言された"脳の10年（Decade of the Brain）"に引き続き，わが国でも「脳科学研究の推進について（勧告）」（1996年，日本学術会議）により脳科学研究の推進体制の必要性が提言された。以来，脳の研究には飛躍的な進展があり現在に至っている。その研究成果は，脳卒中のハビリテーションの分野における病態メカニズムの解明や治療法の開発などにおいて多大な貢献がなされてきた。

　およそ半世紀が過ぎたわが国のリハビリテーションの歴史のなかで，セラピストはそれぞれ独自の専門性を確立することを模索するあまり，脳科学を取り入れることをあえて避けてきた感がある。しかし，社会に信頼されるリハビリテーションを構築するためには，脳科学を基盤としたものであることが必須条件となる。近年，脳科学は学際的な研究として自然科学分野のみならず社会科学分野でも取り組まれるようになってきた。この流れはリハビリテーションにかかわるセラピストにおいても例外ではない。現在，脳研究に取り組むセラピストが多く輩出されるとともに，臨床の場においても脳科学に基づく評価や治療方法を追求しようとする機運がセラピストの間で高まりつつある。

　しかし，リハビリテーション分野に必要な脳科学全般にわたって学習するための入門書はこれまでになく，その必要性を希求する声が多く聞かれた。本書はそうした声に応えるべく目的で編集されたものである。とりわけ臨床において役立てることを前提に企画編集した。本書の前段は脳構造と脳機能の基礎知識に関する内容とし，後段はその基礎知識の応用として脳画像を用いたケーススタディを盛り込んだ。

ケーススタディの重要性

　図は脳卒中患者の運動障害度とADL能力の相関を示した模式図である。全体を見るかぎり，運動障害が重度であればADL能力も低いことになる。しかし，ADL能力をある一定値で見た場合（横長の枠内）運動障害には大きな違いがあることがわかる。一方，運動障害度を一定にした場合（縦長の枠内）でも，ADL能力に大きな違いがあることがわかる。これは年齢，性別などの因子以外にも，脳卒中患者が脳機能の障害に依拠した多様で複雑な障害を伴っていることが背景にあることを示唆するものである。

脳科学に基づくケーススタディは臨床におけるセラピストの技術を高めるのみならず，その蓄積は効果的なリハビリテーションの手法を開発するためにも重要なものである。

図　脳卒中患者の運動障害度とADL能力の相関

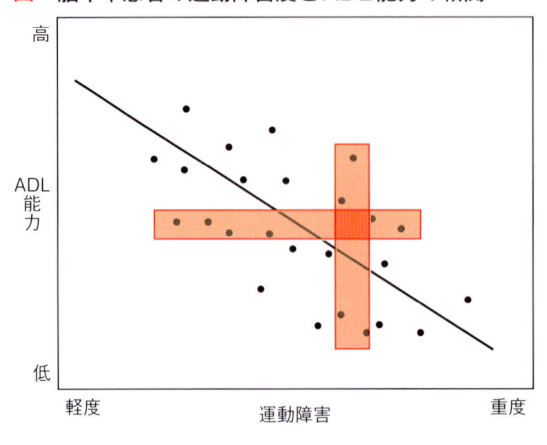

2016年12月

茨城県立医療大学　保健医療学部　理学療法学科

脳機能とリハビリテーション研究会

沼田憲治

執筆者一覧

編　集

沼田憲治　茨城県立医療大学 保健医療学部 理学療法学科 教授
脳機能とリハビリテーション研究会 顧問

執筆者（掲載順）

沼田憲治　茨城県立医療大学 保健医療学部 理学療法学科 教授/
脳機能とリハビリテーション研究会 顧問

高杉　潤　千葉県立保健医療大学 健康科学部 リハビリテーション学科 理学療法学専攻 講師/
脳機能とリハビリテーション研究会 会長

村山尊司　千葉県千葉リハビリテーションセンター リハビリテーション療法部
成人理学療法科 科長

松澤和洋　千葉県千葉リハビリテーションセンター更生園 支援部 自立支援科 理学療法士

岡本善敬　茨城県立医療大学付属病院 リハビリテーション部 理学療法士

若旅正弘　茨城県立医療大学付属病院 リハビリテーション部 理学療法士

山本竜也　つくば国際大学 医療保健学部 理学療法学科

小和板 仁　昭和大学藤が丘リハビリテーション病院 理学療法士

揚戸　薫　千葉県千葉リハビリテーションセンター 高次脳機能障害支援センター 理学療法士

石橋清成　茨城県立医療大学付属病院 リハビリテーション部 理学療法士

梅原裕樹　東京西徳洲会病院 リハビリテーション科 理学療法士

山本　哲　茨城県立医療大学 保健医療学部 理学療法学科

大村優慈　国際医療福祉大学 小田原保健医療学部 理学療法学科

大塚裕之　北海道医療大学 リハビリテーション科学部 理学療法学科

遠藤　博　JAとりで総合医療センター リハビリテーション部 主幹

戸坂友也　千葉県千葉リハビリテーションセンター リハビリテーション療法部
成人理学療法科 理学療法士

目 次 contents

I

脳の解剖学的構造

1 大脳の解剖学的構造

沼田憲治

　脳卒中患者の複雑で多様な症候を見出すために，脳画像は重要な情報源である。脳画像を読解するための出発点として脳の解剖学的構造と名称を十分に理解することが必要となる。そして，それは脳の機能的構造を理解するための前提ともなる。本章は脳画像の読解のために脳の解剖学的構造と名称を脳画像に結びつけて理解することが目的である。

CNS：central nervous system

　中枢神経系（CNS）は脳と脊髄からなる。さらに脳は大脳（cerebrum），脳幹（brain stem），小脳（cerebellum），間脳（diencephalon）に区分される。脳幹は中脳（midbrain），橋（pons），延髄（medulla）からなる。脳幹からは末梢神経である12対の脳神経，脊髄からは31対の脊髄神経が出入りする。

1 大脳皮質の区分

　大脳半球表面は，厚さ約5mmの大脳皮質で覆われており，脳回（gyrus）と脳溝（sulcus）がある（sulcusよりも深い脳溝をfissureとよぶ場合もある）。主に脳溝を境界として前頭葉，側頭葉，頭頂葉，後頭葉，島葉の脳葉（cerebral lobe）に区分される（図1〜3）。

図1　大脳皮質外側面

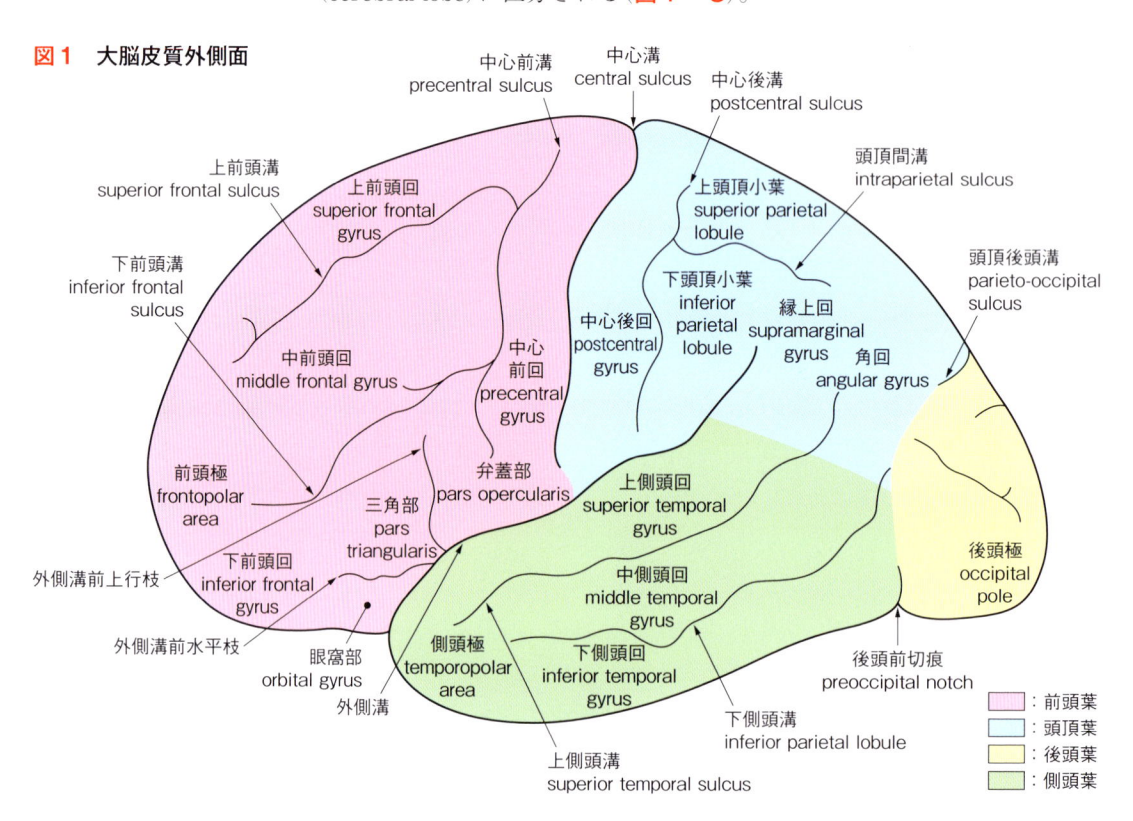

図2　大脳皮質内側面

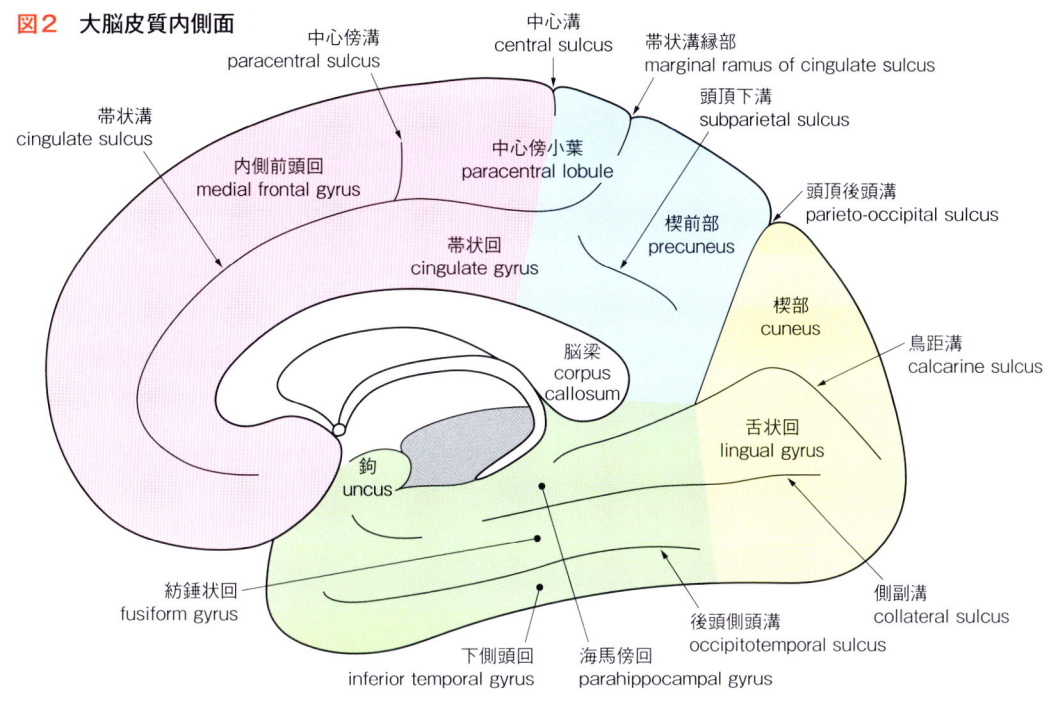

図3　大脳皮質下面・上面

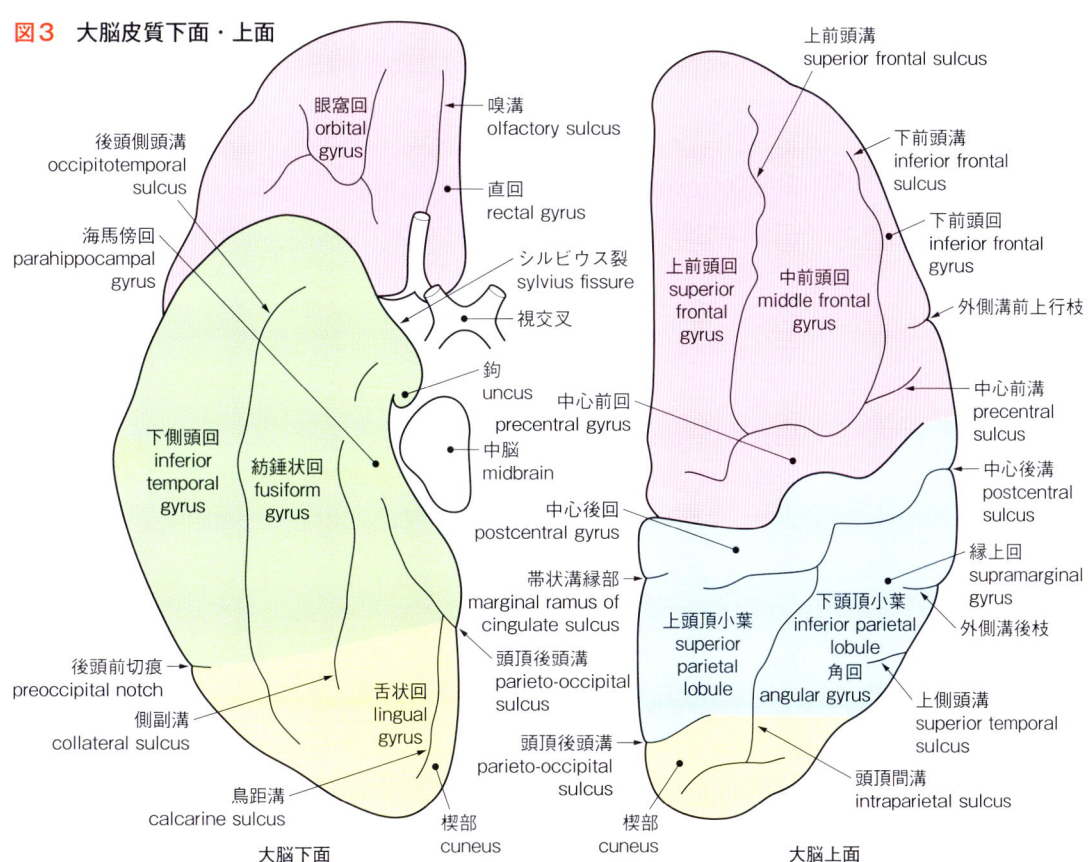

前頭葉（frontal lobe）

外側面（**図1**）は，中心溝（central sulcus）の前方，およびシルビウス裂（Sylvius fissure）の上方に囲まれた領域である。内側面（**図2**）は，中心溝の上端から脳梁上面に向けた仮想線によって頭頂葉と分けられる。

頭頂葉（parietal lobe）

外側面（**図1**）は，中心溝とシルビウス裂，そして頭頂後頭溝（parietocipital sulcus）の上端と後頭前切痕（preoccipital notch）を結ぶ仮想線，さらにその仮想線の中央部分とシルビウス裂後端を結ぶ線によって囲まれる領域である。内側面（**図2**）は前出の前頭葉と境をなす仮想線と頭頂後頭溝および脳梁後方の上面に囲まれた領域である。

頭頂葉外側面には中心後溝（postcentral sulcus）から端を発する**頭頂間溝（IPS）**と，IPSを境としてその上部領域は**上頭頂小葉（SPL）**，下部は**下頭頂小葉（IPL）**とよばれ，手の機能に重要な意味をもつ領域である。

IPS ：intraparietal sulcus
SPL ：superior parietal lobule
IPL ：inferior parietal lobule

後頭葉（occipital lobe）

外側面（**図1**）は，前出の頭頂葉と境をなす仮想線の後方領域である。内側面（**図2**）は頭頂後頭溝とその下端から後頭前切痕を結ぶ仮想線に囲まれた領域。下面（**図3**）は後頭前切痕と頭頂後頭溝の下端を結ぶ仮想線の後方領域である。

側頭葉（temporal lobe）

外側面（**図1**）は，シルビウス裂の下方に位置し，前出の頭頂葉と境をなす仮想線および後頭葉と境をなす仮想線で囲まれた領域である。内側面（**図2**）は鳥距溝（calcarine sulcus）の先端と後頭前切痕を結ぶ仮想線の後方領域。下面（**図3**）は後頭葉と境をなす仮想線の前方領域である。

島皮質（insular）

脳の外側から見ることはできない。シルビウス裂を構成する前頭弁蓋部，頭頂弁蓋部，側頭弁蓋部を押し分けることで観察できる（**図4**）。

図4　島皮質

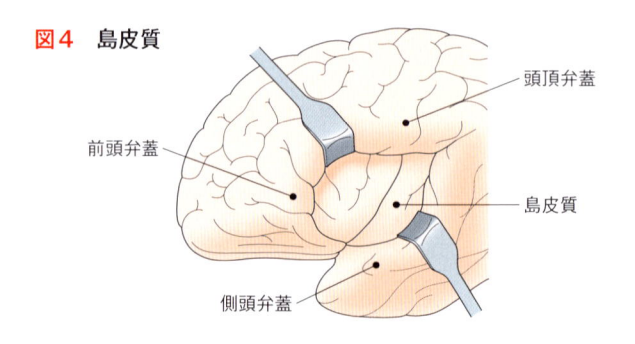

頭頂弁蓋

前頭弁蓋

島皮質

側頭弁蓋

2 Brodmannの脳地図

　大脳皮質は，細胞構築的特徴によって**図5**に示すⅠ〜Ⅵの6層構造に区分される。

　Brodmann（1909）は6層構造の細胞構築的特徴を基にして52の領野（area）に振り分け脳地図を作成した（**図6**）。各層はそれぞれ解剖学的，機能的に異なった特徴があり，第Ⅱ層と第Ⅲ層は短い軸索を有する細胞からなり，近接する皮質間の情報伝達を行っており，連合野で特に発達している。第Ⅳ層は末梢受容器からの求心性線維が入り，1次感覚野で最も発達している。第Ⅴ層はBetzの巨大細胞層を含み，筋肉へインパルスを伝える遠心性細胞が発達しており，1次運動野で最も発達している。第Ⅵ層の錐体細胞は主に視床に投射する。従って，Brodmann領野は情報処理様式と密接な関係があり，皮質の機能的構造の表現でもある。

　Brodmann領野の区分（番号）に基づいて，機能局在に使用される各領域の名称を**表1**に示す。

図5　大脳皮質の細胞構築的特徴

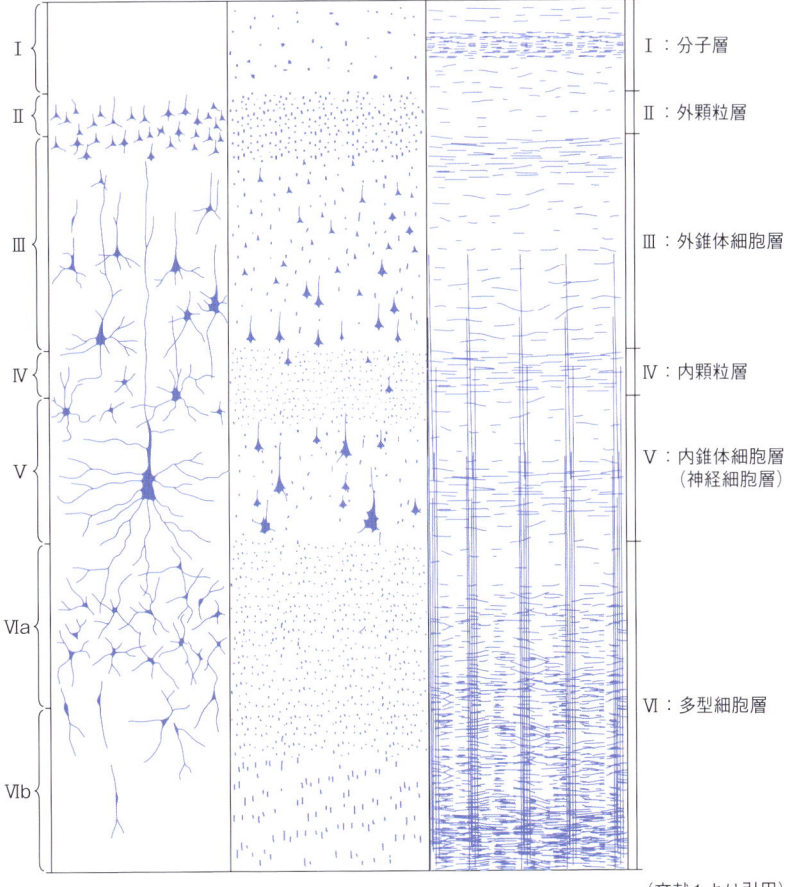

Ⅰ：分子層

Ⅱ：外顆粒層

Ⅲ：外錐体細胞層

Ⅳ：内顆粒層

Ⅴ：内錐体細胞層
　　（神経細胞層）

Ⅵ：多型細胞層

（文献1より引用）

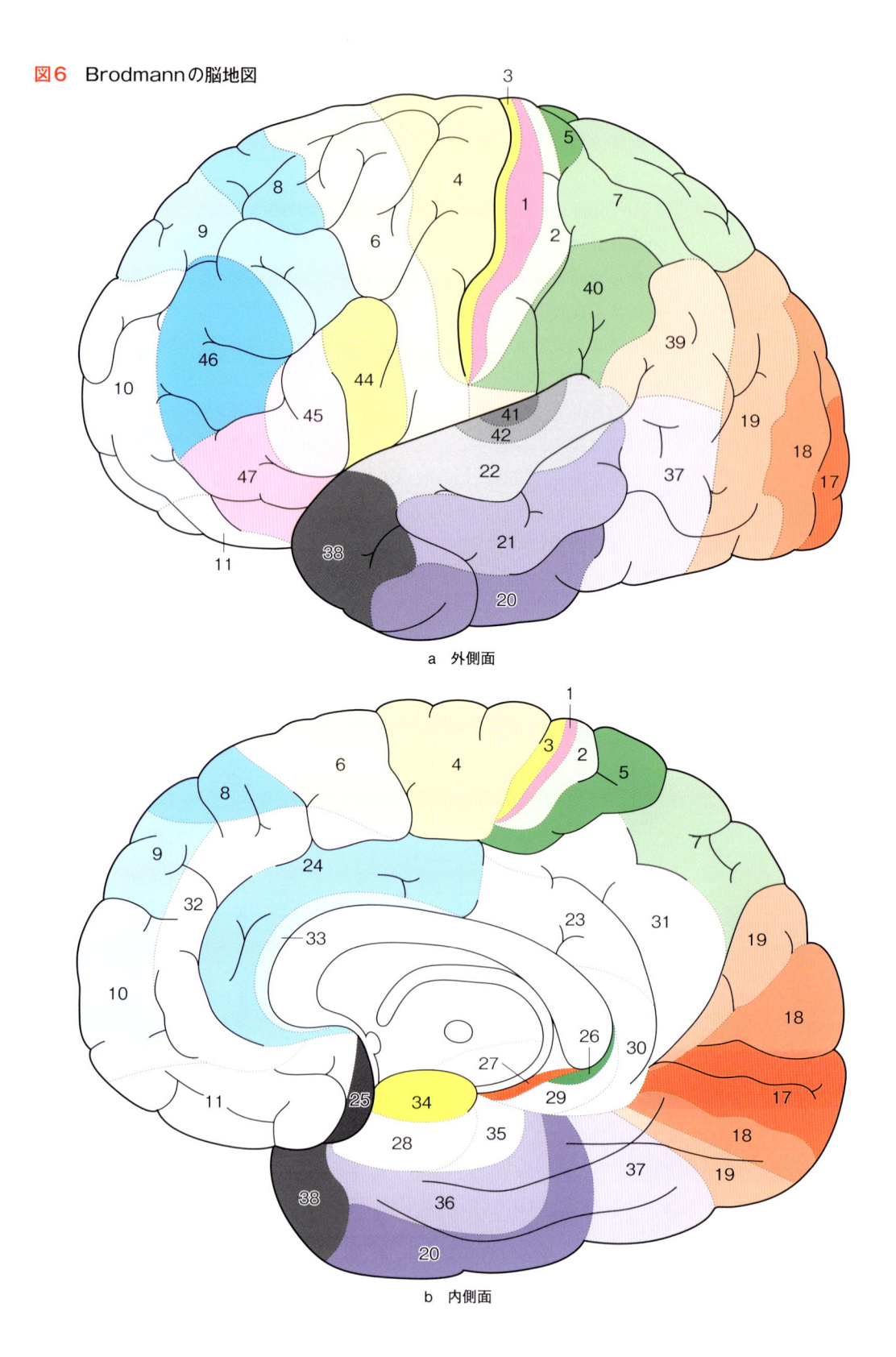

図6 Brodmannの脳地図

a 外側面

b 内側面

表1 Brodmann領野

1, 2, 3	1次体性感覚野	primary somatosensory cortex	29	脳梁膨大後部帯状皮質	petrosplenial cingulate cortex
4	1次運動野	primary motor cortex	30	帯状皮質の一部	part of cingulate cortex
5	体性感覚連合野	somatosensory association cortex	31	背側後帯状皮質	dorsal posterior cingulate cortex
6	前運動野・補足運動野	pre-motor/supplementary motor cortex	32	背側前帯状皮質	dorsal anterior cingulate cortex
7	体性感覚連合野	somatosensory association cortex	33	前帯状皮質の一部	part of anterior cingulate cortex
8	前頭眼野	frontal eye field	34	前嗅内皮質	anterior entorhinal cortex
9	前頭前野背外側部	dorsolateral prefrontal cortex	35	嗅周囲皮質	perirhinal cortex
10	前頭極	frontopolar area	36	海馬傍回皮質	parahippocampal cortex
11, 12	眼窩前頭野	orbitofrontal area	37	紡錘状回	fusiform gyrus
13	島皮質	insular cortex	38	側頭極	temporopolar area
17	1次視覚野	primary visual cortex（V1）	39	角回	angular gyrus
18	2次視覚野	secondary visual cortex （V2）	40	縁上回	supramarginal gyrus
19	視覚連合野	visual association cortex （V3）	41	1次聴覚野	primary auditory cortex
20		inferior temporal gyrus	42	聴覚連合野	auditory association cortex
21	中側頭回	middle temporal gyrus	43	味覚野	subcentral area
22	上側頭回	superior temporal gyrus	44	下前頭回弁蓋部	pars opercularis
23	腹側後帯状皮質	ventral posterior cingulate cortex	45	下前頭回三角部	pars triangularis
24	腹側前帯状皮質	ventral anterior cingulate cortex	46	前頭前野背外側部	dorsolateral prefrontal cortex
25	膝下野	subgenual cortex	47	下前頭前野	inferior prefrontal gyrus
26		ectosplenial area			
27	紡錘状回	fusiform gyrus			
28	後嗅内皮質	posterior entorhinal cortex			

3 脳画像解剖

　脳の解剖を理解する際に，脳画像による情報は欠かせない。図7に正常頭部のMRI T1強調画像を示す。また，脳画像を読む際の端緒となる1次運動野の同定方法について，図8に示す。

図7　正常の頭部MRI T1強調画像

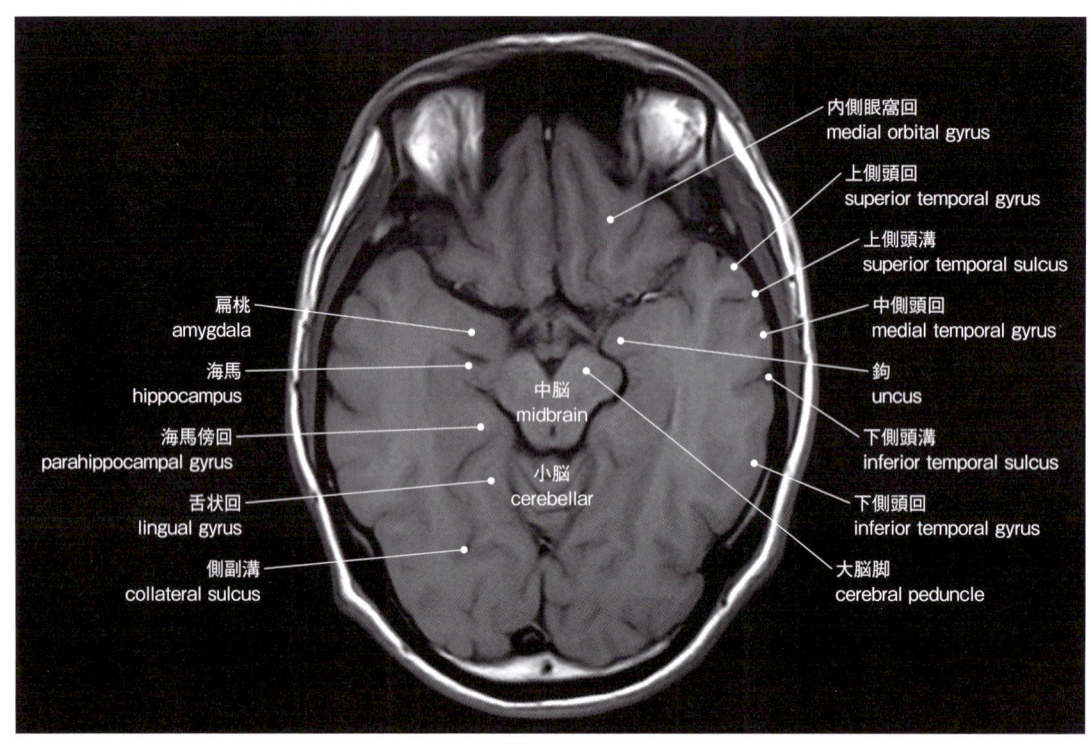

内側眼窩回
medial orbital gyrus

上側頭回
superior temporal gyrus

上側頭溝
superior temporal sulcus

中側頭回
medial temporal gyrus

鉤
uncus

下側頭溝
inferior temporal sulcus

下側頭回
inferior temporal gyrus

大脳脚
cerebral peduncle

扁桃
amygdala

海馬
hippocampus

海馬傍回
parahippocampal gyrus

舌状回
lingual gyrus

側副溝
collateral sulcus

中脳
midbrain

小脳
cerebellar

a　側頭葉・鉤部レベル

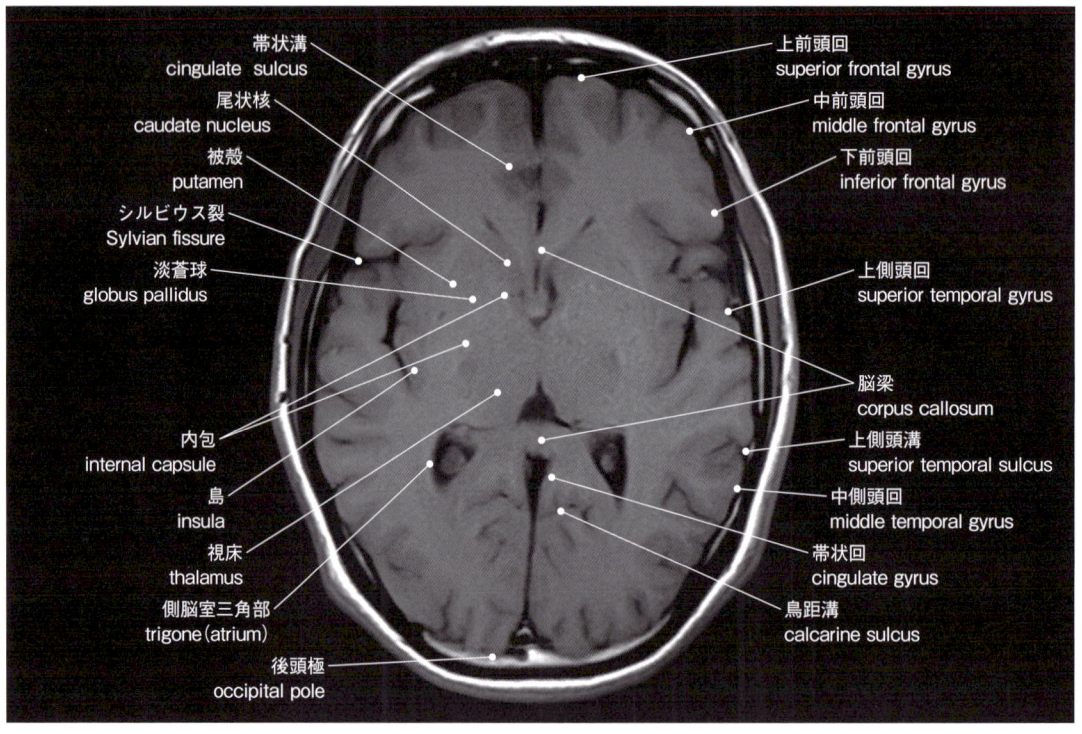

帯状溝
cingulate sulcus

尾状核
caudate nucleus

被殻
putamen

シルビウス裂
Sylvian fissure

淡蒼球
globus pallidus

内包
internal capsule

島
insula

視床
thalamus

側脳室三角部
trigone（atrium）

後頭極
occipital pole

上前頭回
superior frontal gyrus

中前頭回
middle frontal gyrus

下前頭回
inferior frontal gyrus

上側頭回
superior temporal gyrus

脳梁
corpus callosum

上側頭溝
superior temporal sulcus

中側頭回
middle temporal gyrus

帯状回
cingulate gyrus

鳥距溝
calcarine sulcus

b　Monro孔レベル

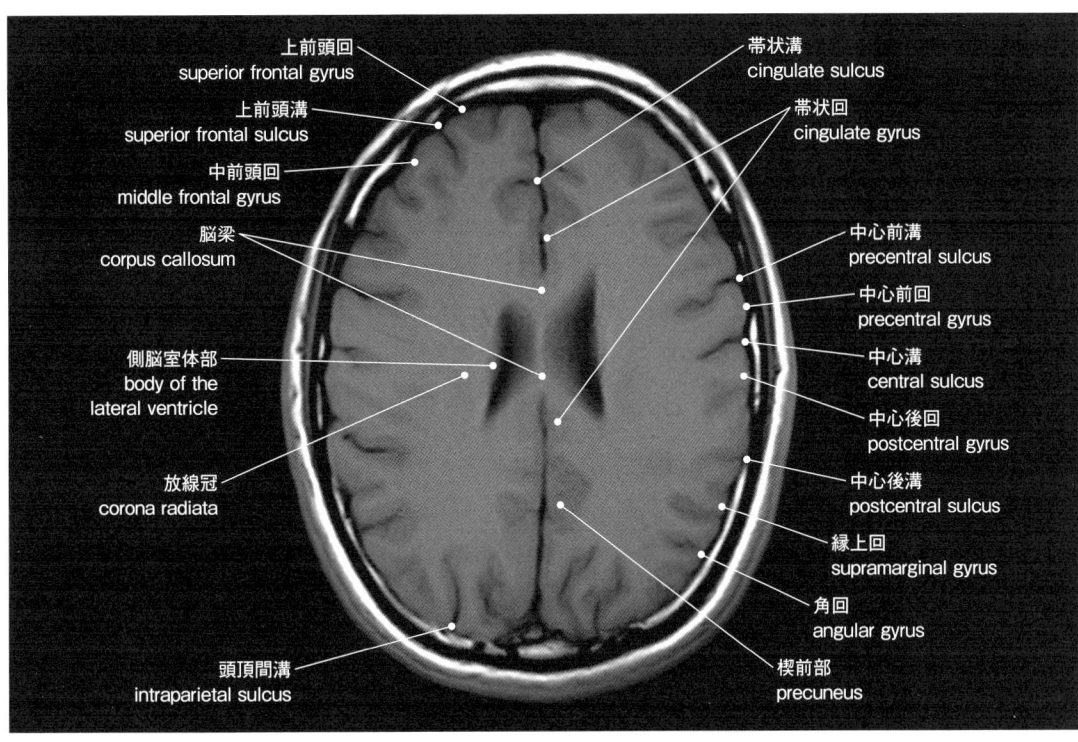

c　側脳室体部レベル

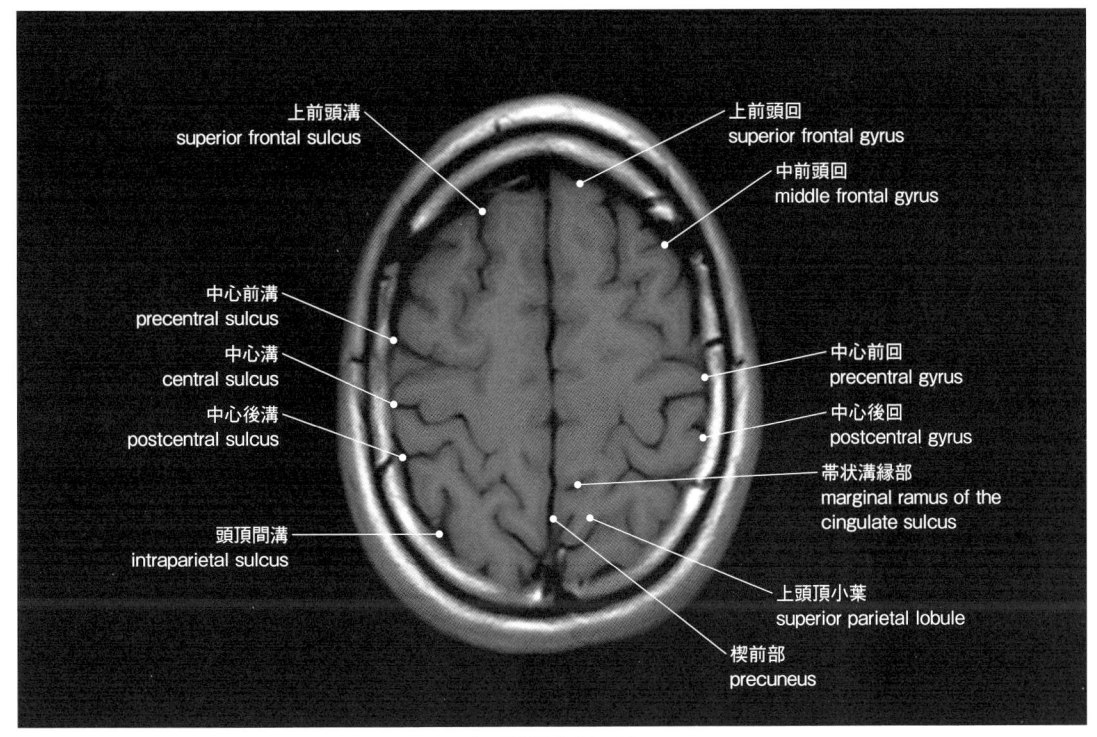

d　半卵円中心レベル

図8 脳画像上における1次運動野の同定方法

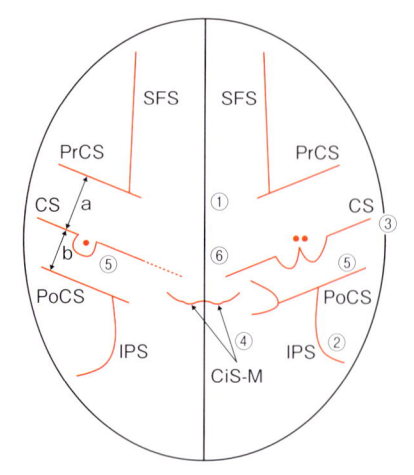

①中心前溝は上前頭溝と連続することが多い。
②中心後溝は頭頂間溝と連続することが多い。
③中心溝はいずれの脳溝とも交わらない。
④中心溝の内側線は，帯状溝縁部のすぐ前に入り込むよう位置する。
⑤中心前回の後縁の一部が逆Ω型，W型に後方へ突出。
⑥脳回の前後幅は，中心前回＞中心後回。

上記①〜⑥の条件を満たせば，中心溝が同定でき，中心溝の前方が1次運動野と判別できる。

（文献2より改変引用）

■引用文献

1) Brodmann, K: Vergleichende Loklisationslehre der Grosshirnrinde in ihren Prinzipien dargesteet auf Grund des Zellenbaues. J. A. Barth, Leipig. 1909.
2) 日向野修一：これだけは知っておきたい画像診断．脳MRI編．http://jsrtfall.umin.jp/38sendai/data/obse.pdf

2 皮質下構造

沼田憲治

　大脳白質には大脳皮質の異なる領域間を結ぶ神経軸索が集まっている。それらは連合線維（association fibers），交連線維（commissural fibers），投射線維（projection fibers）の3つタイプの線維束に大別される。これらの線維結合によって異なる皮質間で情報の出入力がなされ，脳全体として正常な機能が成立する。

1 連合線維（association fibers）

同一半球内の離れた皮質間を結ぶ神経線維束をいう（図1）。

帯状束（cingulum）

帯状回，海馬傍回，中隔野を取り巻き，皮質間の情報交換をする。

上縦束（superior longitudinal fasciculus）

頭頂葉，側頭葉，後頭葉と前頭葉との間の情報交換を行う。視覚や固有受容器からの情報を前頭葉に送り，運動の制御に重要な役割を担っている。

弓状束（arcuate fasciculus）

言語機能に関与するBroca領域とWernicke領域とを連絡する[1]。弓状束の障害が生じた場合，失語症は軽度であるが復唱が困難となる伝導性失語などの離断症候が生じることになる。

下縦束（inferior longitudinal fasciculus）

後頭葉と側頭葉を結ぶが，詳細は明らかではない。

上後頭前頭束（superior occipitofrontal fasciculus）

後頭葉，頭頂葉と前頭葉・運動前野を結ぶ。物体の識別や情動的反応に関与していると考えられている[2]。

下後頭前頭束（inferior occipitofrontal fasciculus）

後頭葉と前頭葉底部とを結ぶ。前頭葉底部では鉤状束と共通の線維束となる。

鉤状束（uncinate fasciculus）

側頭極と前頭葉の眼窩面を結び，情動認知や情動のコントロールに関与

する。

弓状線維（arcuate fiber）

　同じ半球内で隣り合う脳回，あるいは脳回内を結ぶ短い神経線維をいう。図1では，1次運動野と1次感覚野を結ぶ弓状線維など一部のみ示してある。

図1　連合線維

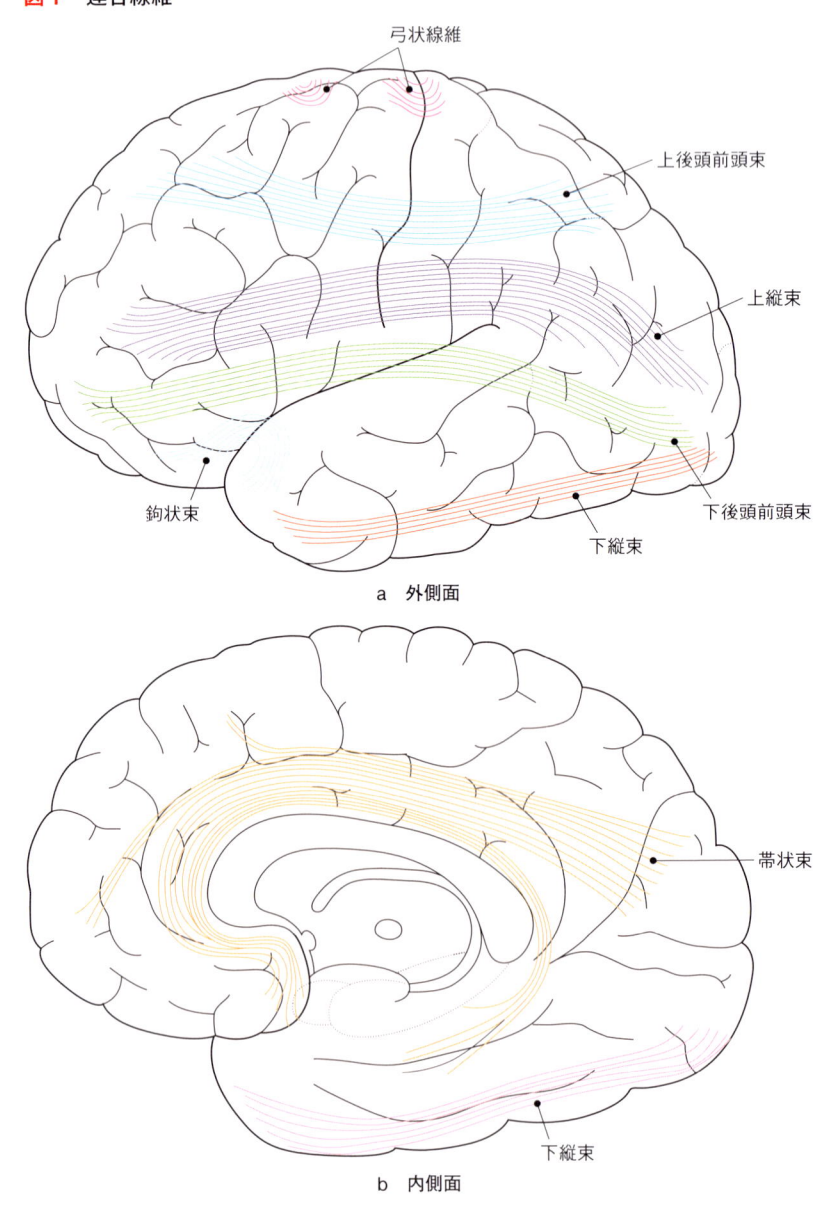

a　外側面

b　内側面

2 交連線維（commissural fibers）

　左右半球の皮質の同名領域間を連絡する線維束である（**図2**）。3つの系が存在し，最大のものは脳梁（corpus callosum）を介するものであり左右半球の皮質のほとんどを連絡している。その他，前交連と後交連があり，それぞれ中・下側頭葉の一部および後頭葉の皮質間を結んでいる[1]。脳梁の損傷では，左右半球間の情報伝達が阻害されることにより，失語症や書字障害はなく文字だけが読めなくなる純粋失読や，左手の失行などの離断症候が生じる。

純粋失読
☞ p.164参照

離断症候
☞ p.226参照

図2　交連線維

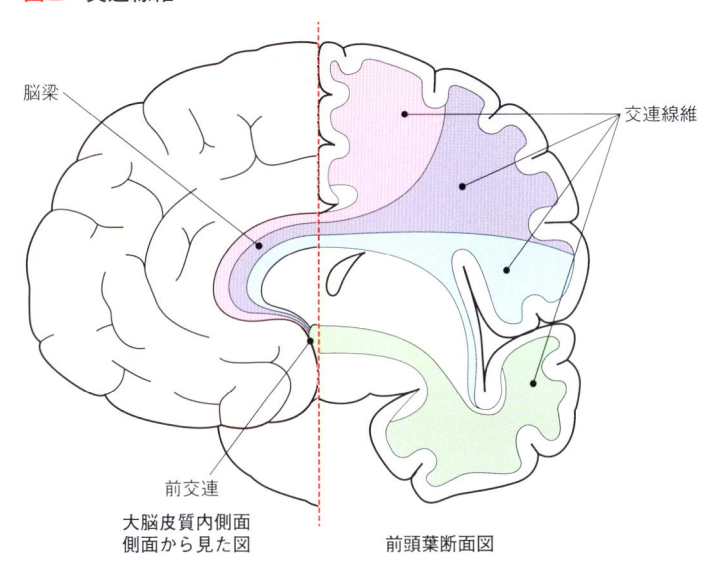

脳梁

交連線維

前交連

大脳皮質内側面
側面から見た図

前頭葉断面図

3 投射線維（projection fibers）

　投射線維は内包や放線冠を経由し，皮質と皮質下の諸核との情報の出入力に関与する（図3）。投射線維には皮質脊髄路をはじめとして，視床，基底核，脳幹の諸核（網様体，赤核など）に投射する遠心性（efferent）線維と，視床を経由して皮質に情報を伝える求心性（afferent）線維がある。この線維束の障害によって運動麻痺や感覚障害が生じる。

図3 投射線維

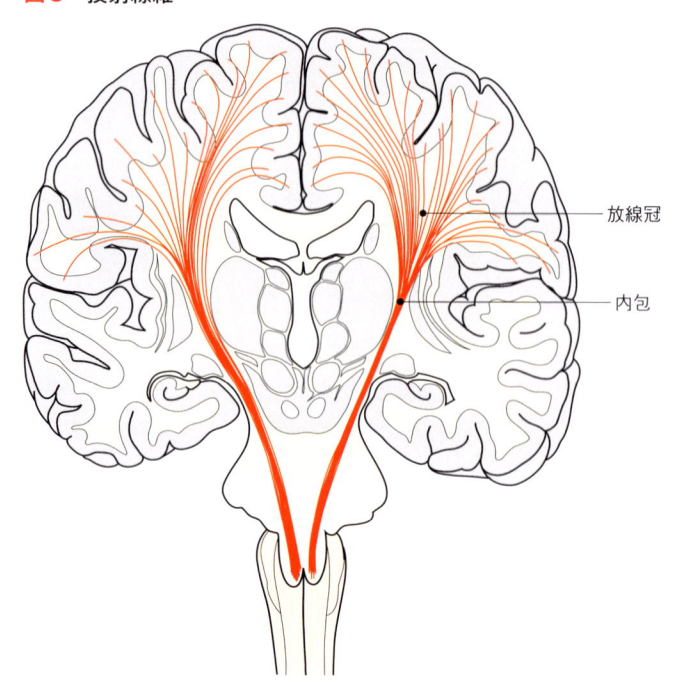

放線冠

内包

■引用文献

1）Brodmann, K: Vergleichende Loklisationslehre der Grosshirnrinde in ihren Prinzipien dargesteet auf Grund des Zellenbaues. J. A. Barth, Leipig. 1909.
2）Barbas H, et al: Architecture and intrinsic connections of the prefrontal cortex in the rhesus monkey. J Comp Neurol, 286: 353-375, 1989.

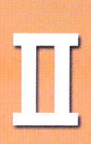

II

脳の機能的階層構造

1 中枢神経系の機能的階層構造

沼田憲治

　大脳皮質から脊髄にかけて構成される中枢神経系は，運動に関連した機能的な階層構造をなしている（**図1**）。これは脊髄や脳幹などの下位中枢ほど自動性（反射）要素が高く，上位中枢ほどその要素が薄れ随意性が高くなる。小児の運動発達は中枢神経系が下位中枢から上位中枢（尾部から頭部）に向けて成熟することとの関連性が考えられている[1]。

　生まれた直後は手足の無目的で非協調的な反射運動であったものが，皮質レベルでの高度で複雑な運動の獲得に至るまでのプロセスは，中枢神経系の階層構造の成熟との関連性をもって説明できる。一方，脳性麻痺児の異常な運動発達や，すでに完成した脳を有する成人が脳損傷を受けた場合に出現する異常運動も，階層構造との関連性をもって説明することができる。運動発達と中枢神経系の階層構造との関連性は仮説の域を出ないが，

図1　中枢神経系の階層構造

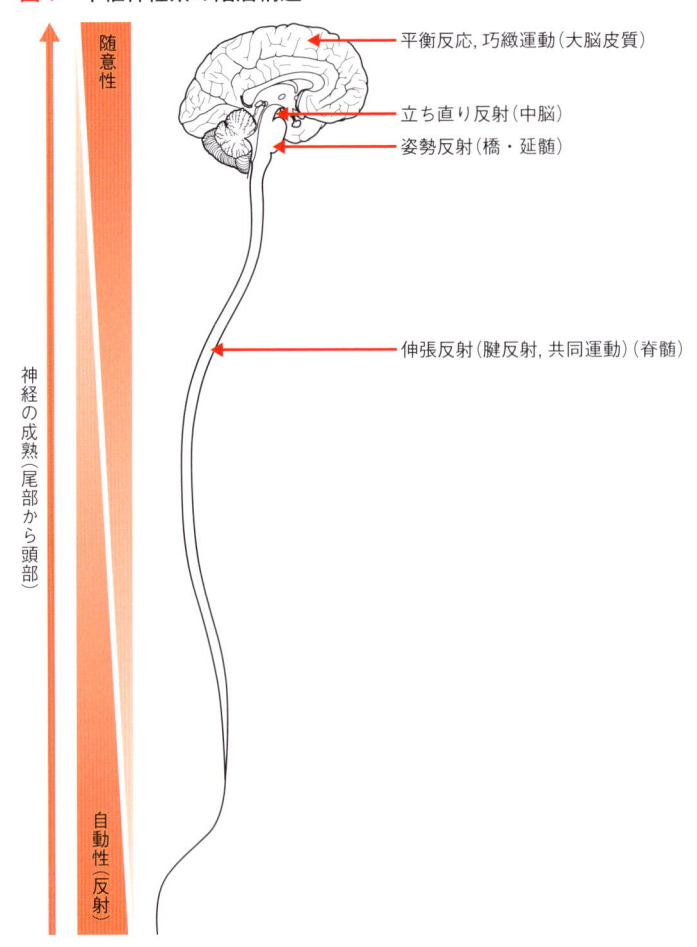

- 平衡反応, 巧緻運動（大脳皮質）
- 立ち直り反射（中脳）
- 姿勢反射（橋・延髄）
- 伸張反射（腱反射, 共同運動）（脊髄）

随意性

神経の成熟（尾部から頭部）

自動性（反射）

リハビリテーションにおける臨床場面をみるかぎり一定の説得性を有するものである。

1 脊髄における伸張反射

反射とは意志とは無関係に起こる運動をいう。脊髄には伸張反射とよばれるシナプスを1つだけ挟んだ反射経路がある。伸張反射は感覚受容器(筋紡錘)→ 求心性経路(Ⅰa群線維)→ 反射中枢 → 遠心性経路(α運動ニューロン)→ 効果器(筋)からなる反射弓によって起こる(**図2**)。筋が急激に伸張されたとき，筋紡錘のインパルスがⅠa群線維を介してα運動ニューロンに伝達され筋収縮が引き起こされる。筋紡錘の感度は上位中枢からγ運動ニューロンを介して調整される。反射弓が破壊されると，錐体路による随意運動は可能であるが，**反射経路に基づく運動の正確さが著しく障害される**。そのほか，脊髄には介在ニューロンを介する多シナプス反射が存在する。

図2 伸張反射の経路

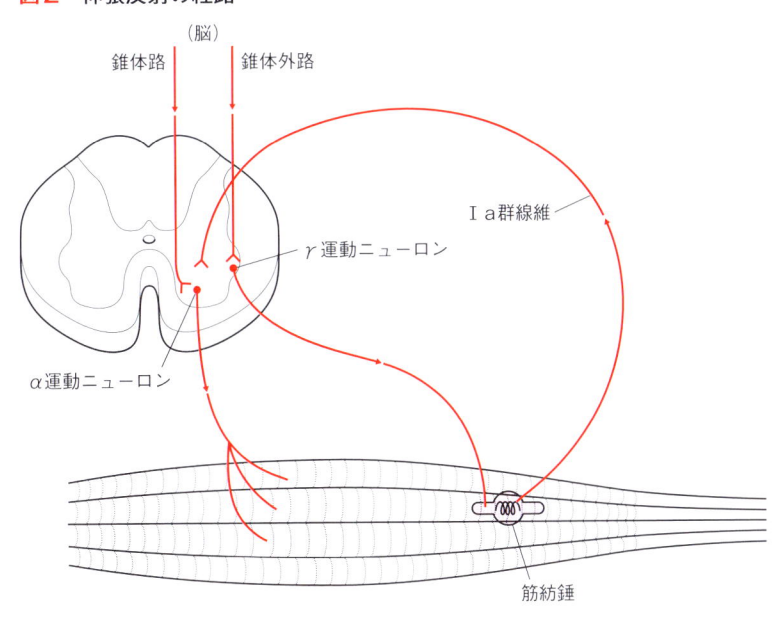

(脳)

錐体路　錐体外路

Ⅰa群線維

γ運動ニューロン

α運動ニューロン

筋紡錘

2 橋・延髄における姿勢反射

脳幹を中枢とする静的な反射は姿勢反射(postural reflex)とよばれる。姿勢反射は皮膚および頸筋や迷路の受容器が刺激されて出現する。皮膚刺激では身体の一部に作用する陽性支持反応や陰性支持反応が起こる。頸部の筋受容器への刺激では，四肢に作用する対称性緊張性頸反射(STNR)，

STNR：symmetrical tonic neck reflex

ATNR : asymmetrical tonic neck reflex

TLR : tonic labyrinthine reflex

非対称性緊張性頸反射（ATNR）が起こる。緊張性迷路反射（TLR）は半規管系と耳石系への刺激によって喚起される（図3にサルで検討された模式図を示す）。これらの姿勢反射はバランスをとることには関与しない。

3 中脳における立ち直り反射

視覚や皮膚受容器，迷路，固有受容器からの情報によって頸部や体幹に作用する反射運動が連鎖的に誘発され，身体を正常の姿勢に戻そうとする反射である。いわゆる立ち直り反射（righting reflex）である[2]（図4はネコとサルでの検証）。運動発達のなかで立ち直り反射の出現は座位や立位保持をはじめ多様な動作の獲得につながる。

図3　橋・延髄における姿勢反射

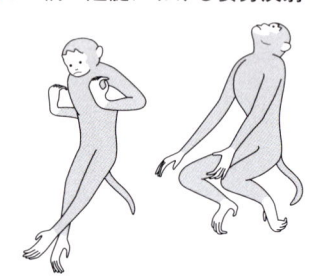

対称性緊張性頸反射
（STNR）

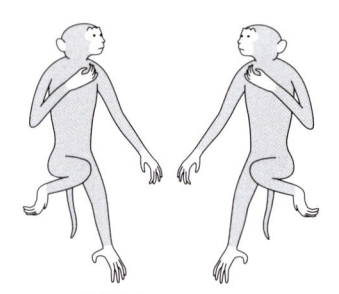

非対称性緊張性頸反射
（ATNR）

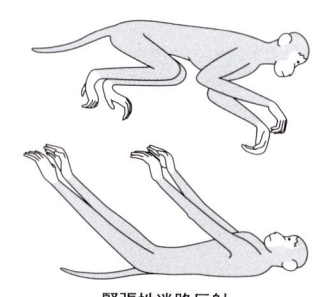

緊張性迷路反射
（TLR）

図4　中脳における立ち直り反射

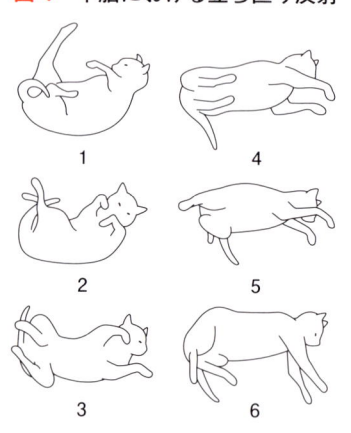

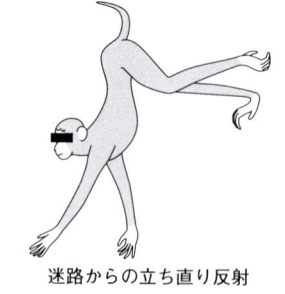

迷路からの立ち直り反射

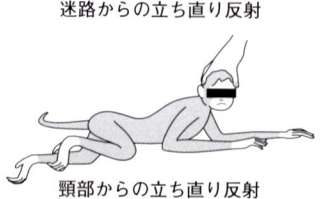

頸部からの立ち直り反射

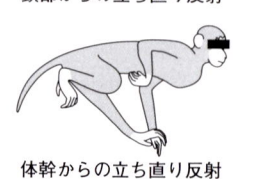

体幹からの立ち直り反射

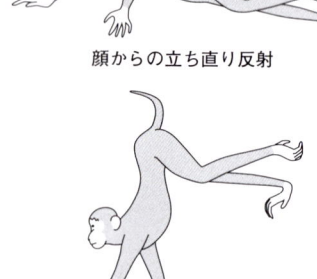

顔からの立ち直り反射

目からの立ち直り反射

（文献2より引用）

4 大脳皮質における平衡反応

　急激な外力が加わった際に，平衡を保持するために起こる四肢，体幹の運動を平衡反応（equilibrium reaction）という[3]（図5）。平衡反応には傾斜反応，跳び直り反応，踏み直り反応などがある。これらの反射・反応は巧緻動作の獲得と同様，経験や学習によって得られる機能であり，大脳皮質のほかに基底核や小脳も関与する[4]。

　これらの反射は，上位中枢の成熟によって下位中枢が順次抑制的にコントロールされ，低次な反射の消失と高次な運動（図6）・反射パターンの出現につながる[5]。成熟した脳では，脊髄，脳幹の反射中枢は運動のサブプログラムとして機能的に修飾・統合され，運動が制御される[6]。

図5　平衡反応

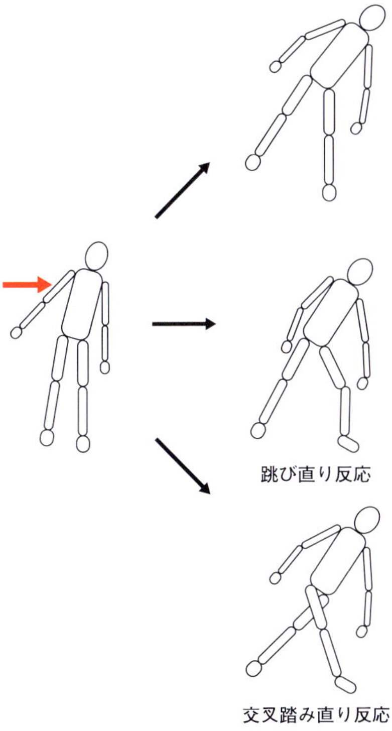

跳び直り反応

交叉踏み直り反応

図6　巧緻動作

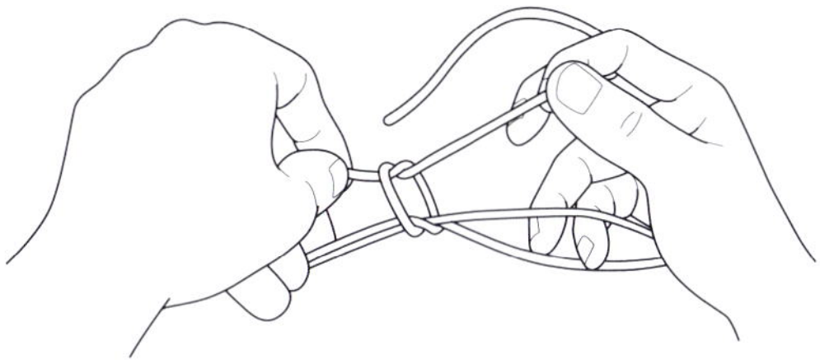

■引用文献

1）Milani-Comparetti A, et al: Routine Developmental Examination in Normal and Retarded Children. Develop Med Neurol, 9, 1967.
2）Twitchell TE: Attitudinal Reflexes. J Am Phys Ass, 45: 411-418, 1965.
3）Massion J, et al: Diagonal stannce in quadriceps: a postural support for movement. Prog Brain Res, 50: 219-226, 1979.
4）Weisz S: Studies in equilibrium reaction. J Nerv Ment Disease, 88: 150-162, 1938.
5）Fiorentino MR: Reflex testing methods for evaluating C.N.S development. Charles C・Thomas Publisher, Springfield, Illinois, 1973.
6）Monnier M: Functions of the nervous system. Vol.2. Motor and psychomotor functions. Elsevier. Amsterdam, 1975.

2　大脳皮質の基本的階層構造

沼田憲治

Luriaは脳の皮質の基本的機能構造を理解するために，以下の**3つの基本的機能単位系**に区分し説明している[1]。

①大脳の皮質活動を調整する脳幹網様体賦活系

②外的情報を受容し情報の分析と統合を行う頭頂葉，後頭葉，側頭葉を含む大脳後部領域

③知覚活動に能動的性格を生じさせる大脳前部領域の前頭葉

これらすべての単位系の協調的関与によって，脳全体の機能的活動が保障される。

1　大脳後部領域（頭頂葉，後頭葉，側頭葉）の基本的階層構造

大脳後部領域は外界からの感覚情報の処理に重要な役割を担っている。体性感覚，視覚，聴覚の情報は，**図1**に示すように1次感覚野とよばれる領域から感覚連合野を経由し，下頭頂小葉に集束する流れがある。

1次感覚野

図1中の▉で示した部分は，外界からの情報（体性感覚，視覚，聴覚）が視床を経由し，最初に大脳皮質に投射される1次感覚野（primary sensory cortex）とよばれる領域である。この領域は末梢受容器からの求心性線維が集まる第Ⅳ層が特に発達している[2]。頭頂葉の**1次体性感覚野**（primary somatosensory cortex）は，Brodmannのarea 3, 1, 2（以下3, 1, 2野）と中心後回（postcentral gyrus）に相当する。1次体性感覚野の神経細胞は身体部位からの感覚情報を受ける領域がマッピングされており，体部位再現（somatotopy）またはホムンクルスとよばれる[3]（**図2**）。後頭葉の**1次視覚野**（primary visual cortex）は17野で，外側面では小さいが内側面の鳥距溝およびその周囲の広い領域を占める。側頭葉の**1次聴覚野**（primary auditory cortex）は41野に相当し，上側頭回の上面にある横側頭回（Heschl回）とよばれる広い領域である。

これらの領域は体性感覚，視覚，聴覚といった刺激のモダリティーに対してのみ特異的に反応する細胞の集まりであることが特徴である。そして，末梢受容器からの刺激情報はその反対側半球の感覚野に受容されるが，聴覚は両側投射の傾向が強い[2]。

第Ⅳ層
☞ p.5参照

図1　大脳後部領域の機能構造

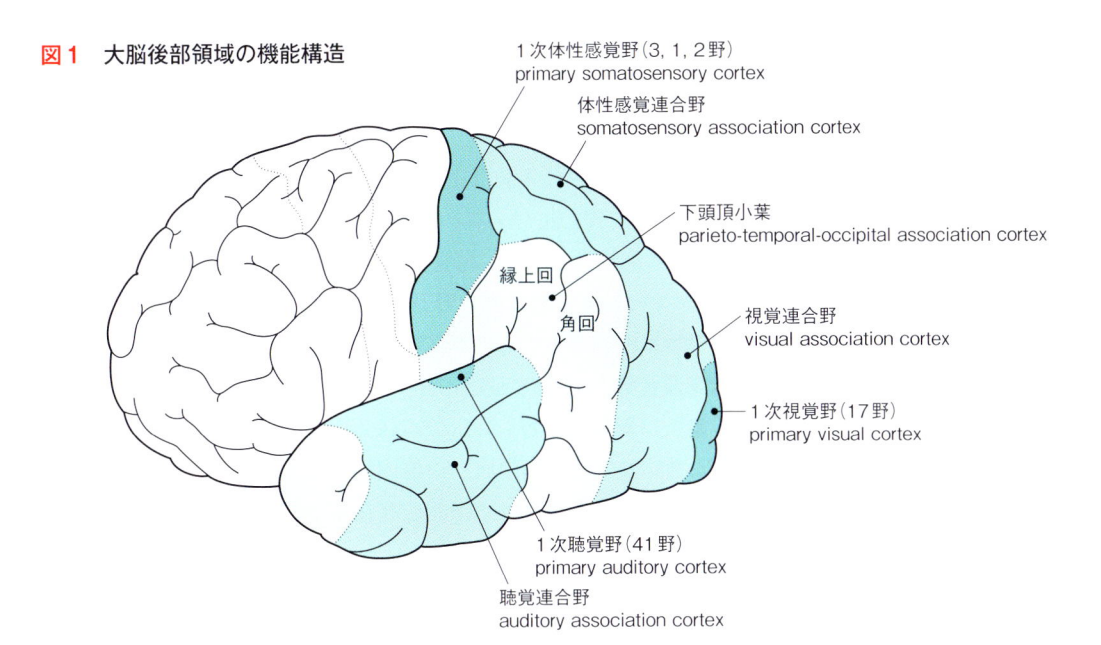

1次体性感覚野（3, 1, 2野）
primary somatosensory cortex

体性感覚連合野
somatosensory association cortex

下頭頂小葉
parieto-temporal-occipital association cortex

縁上回

角回

視覚連合野
visual association cortex

1次視覚野（17野）
primary visual cortex

1次聴覚野（41野）
primary auditory cortex

聴覚連合野
auditory association cortex

図2　体部位再現（somatotopy）

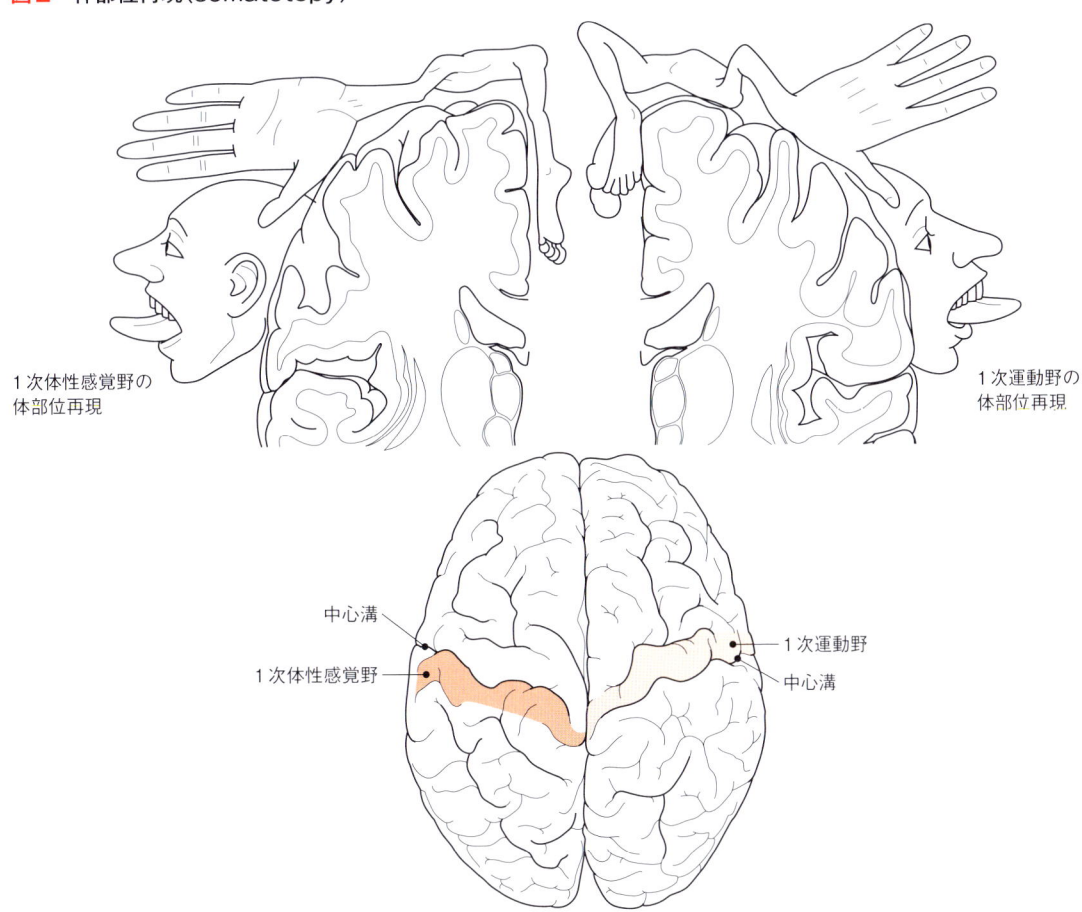

1次体性感覚野の
体部位再現

1次運動野の
体部位再現

中心溝

1次体性感覚野

1次運動野

中心溝

感覚連合野

　図1の□で示した部分は1次感覚野に隣接した領域で，**感覚連合野**（sensory association cortex）または**2次感覚野**（secondary sensory cortex）とよばれる。これらの領域は主に近接する皮質間の情報伝達を行う皮質の第Ⅱ・Ⅲ層が発達している[2]。2次感覚野は隣接する1次感覚野からの感覚性入力（体性感覚，視覚，聴覚）を受ける（一部視床からの直接投射もある）。頭頂葉では**体性感覚連合野**（somatosensory association cortex）とよばれ5, 7野に相当する。この領域はまた**上頭頂小葉**ともよばれる。後頭葉では**視覚連合野**（visual association cortex）とよばれ，18, 19野に相当する。側頭葉では**聴覚連合野**（auditory association cortex）とよばれ，22, 42野（一部21野）および上側頭回，中側頭回に相当する[1]。上側頭回の後方には言語理解に重要なWernicke野が存在する。それぞれの感覚連合野は2次体性感覚野（secondary somatosensory cortex），2次視覚野（secondary visual cortex），2次聴覚野（secondary auditory cortex）ともよばれる。

　ヒトの感覚連合野の機能を調べるために，弱い電流で大脳皮質に直接刺激をした実験報告がある[4]。被験者の1次視覚野を刺激した場合，閃光，火炎など形を有さない幻視を報告した。一方，視覚の感覚連合野（2次視覚野）の刺激では人間や猛獣，飛んでいる鳥などの複雑な幻視を報告している。同様に1次聴覚野の刺激では雑音であったものが，2次聴覚野ではメロディー，単語，句などの幻聴が生じたとしている。このことから1次感覚野は刺激を要素的なものとして受容するのに対し，感覚連合野では要素的な刺激を組織化されたものに加工し記憶（コード化）していることがわかる[1]。

下頭頂小葉（頭頂・側頭・後頭連合野）

　大脳後部領域のなかの図3の□の部位は，**下頭頂小葉**とよばれる領域で，角回（angular gyrus，40野）と縁上回（supramarginal gyrus，39野）が含まれる。この領域は近接する皮質間の情報伝達を行う第Ⅱ・Ⅲ層がほとんどを占めている[2]。この領域には，隣接する感覚連合野からの視覚と体性感覚，聴覚などの複数の知覚情報に対し同時に反応する多種感覚ニューロンがあり，それらの情報をより高次なレベルに加工しコード化する[1]。いわば感覚連合野の知覚性情報を象徴化し，外的情報の理解や判断をする基礎的記憶と関連する[2]。従って，**下頭頂小葉は頭頂・側頭・後頭連合野**（parieto-temporal-occipital association cortex）とよばれる場合がある。角回と縁上回は1次感覚野と異なり，機能の偏在化，いわゆる**一側半球の優位性（laterality）**が強いという特徴がある。

laterality
☞ p.25参照

図3 頭頂・側頭・後頭連合野

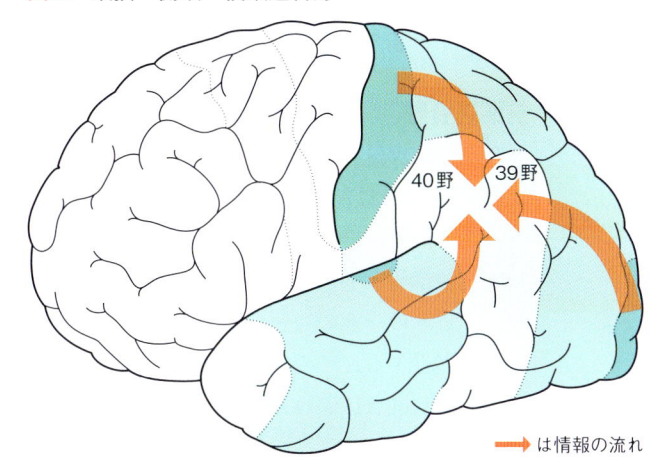

40野　39野

→ は情報の流れ

2 大脳前部領域の基本的階層構造

　大脳前部領域は後部領域からの情報を密に受け，外界に対し適切な行為や運動として働きかける役割がある。情報の流れは大脳後部領域とは異なり，高次な領域である前頭前野から高次運動野を経由し1次運動野に向かう（**図4**）。そして，1次運動野から筋活動による運動情報が出力される。

1次運動野

　図4の⬛で示した部分は**1次運動野**（primary motor cortex）とよばれ，4野および中心前回に相当する。この領域は投射線維が出る皮質の第Ⅴ層が最も発達しておりBetzの巨大細胞を含んでいる[2]。皮質脊髄路（corticospinal tract），いわゆる錐体路（piramidal tract）は主に1次運動野の錐体細胞から起こり，放線冠，内包を経由し反対側の身体部位の筋活動を生じさせる。皮質脊髄路は運動前野や頭頂葉からも認められる[2]。1次運動野の神経細胞は身体部位の筋活動が誘発される領域があり，1次体性感覚野と同様，体部位再現（somatotopy）がある[4]。

高次運動野

　図4の⬛の領域は，運動前野（premotor cortex）とよばれ，6野に相当する。運動前野は背側部に向かうほど広く前頭葉内側面に続いている。運動前野の内側面は補足運動野（supplementary motor cortex）とよばれる[2]。さらに，帯状溝の中に埋もれた領域に**帯状皮質運動野**（cingulate motor area）が見出されている[5]。これらの運動野は高次運動野とよばれ，運動の時空間的制御や運動発現の制御機構としての役割を担っている[6]。また，運動前野の前方に随意的な眼球運動に関連する前頭眼野（8，9野）や，発語

に関連するBroca野（44, 45野）があり，これらの領域もそれぞれ眼球運動と発語に関与する高次運動野に含まれる[7]。

前頭連合野

図4の高次運動野の前方に位置する⬜の領域は，前頭前野（prefrontal cortex），または**前頭連合野**（frontal association cortex）とよばれる。この領域の皮質のほぼすべてがⅡ層，Ⅲ層で構成されており，大脳後部領域からの外的情報と大脳辺縁系からの内的情報を受ける[2]。これらの情報を統合し，ヒトの一連の複雑な思考など最も高次な精神機能や，適切な行動を選択し実行するための重要な機能的役割を果たしている。従って，前頭前野は全大脳皮質における最高中枢として位置づけられよう[1]。

後部領域と前部領域では類似した階層的構造を有しているが，後部領域では，1次感覚野から感覚連合野，頭頂・側頭・後頭連合野へとより高次な領域に情報が流れる構造である。一方，前部領域では逆に最も高次な前頭連合野で企画された行動プランが，高次運動野から1次運動野へと情報伝達され運動が実行される構造となっている。

左右半球の機能的差異

一見対称的にみえる左右の大脳半球ではあるが，解剖学的にはWernicke野の延長部分である側頭平面は，右半球に比べて左半球のほうが広いことが知られている。言語機能の左半球優位性との関連が考えられている[8]。そのほかにも左の後頭極の形状が右に比べて大きく長い傾向があり，視覚情報処理の左優位性との関連が推察されているが明らかではない[8]。右利きは90％を占め，そのうちの圧倒的割合が左半球に言語中枢をも

側頭平面
☞ p.57参照

図4　大脳前部領域の階層構造

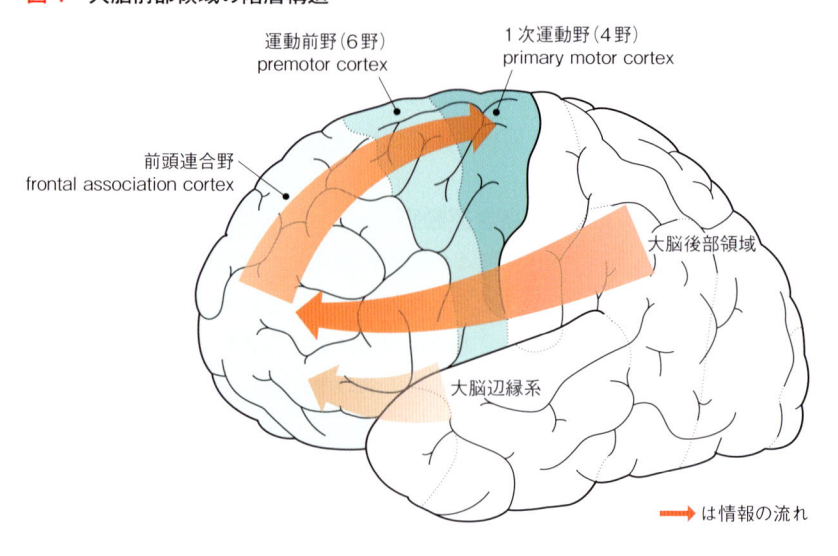

運動前野（6野）
premotor cortex

1次運動野（4野）
primary motor cortex

前頭連合野
frontal association cortex

大脳後部領域

大脳辺縁系

➡ は情報の流れ

つ。しかし，左利きでも言語中枢が左半球か両半球に存在することから，Geschwindは利き手と言語野との側性化の関連性を否定する意見を述べている[8]。

　運動および体性感覚，視覚の1次感覚野はいずれも反対側の身体の運動や感覚受容に関与する（聴覚は両側から受容）。すなわち，1次感覚野は機能的な対称構造をなしている。しかし，**高次領域になるほど左右半球の機能的な一側優位性（laterality）が明確となり，機能的非対称性が強くなる**。左半球病変では失語症や，両手に出現する観念運動失行，観念失行といった運動や行為遂行の障害が出現する。左半球には言語によるコミュニケーションや言語記憶，運動の実行系における優位性があることがわかる[9]。一方，右半球病変により左の半側空間無視が生じることから，視空間の情報処理や注意における優位性が支持されている[10]（図5）。また，右半球は情緒的な音色の受容や表出に対し感応するといった報告[11]もあり，情動と右半球との関連性が推定されている。

左半側空間無視
☞ p.130参照

　平沢ら[12]は，健常者の歩行や立位時の重心動揺の特徴から，

● 立位時は左足が右足に比べて支持能力が高いこと，

● 歩行における左足は直立姿勢を維持するのに対し，右足は運動作用の役割を果たしていること

を見出した。すなわち，左足はバランスをとるための機能に対し，右足は運動をコントロールするための機能としての役割があるとしている。そしてこの機能的差異について，左足は遺伝的要因，右足は環境による要因をもつと結論付けている。このことは，沼田ら[13]が，左片麻痺患者の体幹バランスが右片麻痺患者に比べて不安定であることから，右半球がバランスをとるうえでの優位性を示唆していることと一致している。今後，神経学的な裏付けが必要であろう。

図5　左右半球の機能

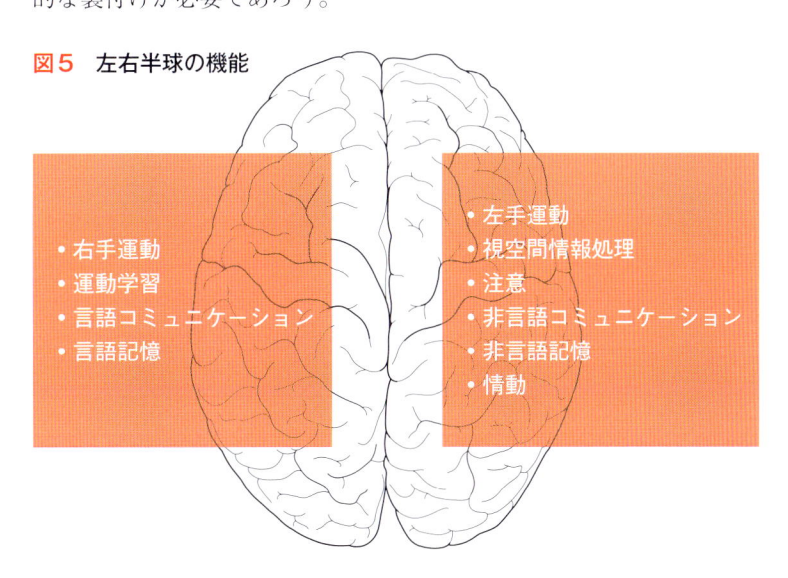

・右手運動
・運動学習
・言語コミュニケーション
・言語記憶

・左手運動
・視空間情報処理
・注意
・非言語コミュニケーション
・非言語記憶
・情動

網様体の上行性経路
☞ p.203参照

髄板内核
☞ p.69参照

3 脳幹網様体の基本的機能構造

　脳幹網様体（reticular formation）は中脳・橋・延髄にかけて網状の連絡線維と神経細胞が散在している構造部分をいう（**図6**）。網様体は上行性経路と下行性経路がある。その上行性投射によって睡眠・覚醒などの覚醒レベルの制御に，また下行性投射によって運動制御に重要な役割を担っている。網様体には視覚をはじめ聴覚や体性感覚などの感覚野からの入力があり，これらの入力は脳幹網様体の抑制および促進作用によって大脳皮質や脊髄に投射され皮質活動や筋活動を調整する役割がある。

　上行性経路の役割の1つは，大脳皮質全体に直接ないし視床（髄板内核）を中継した投射により，広汎性作用として覚醒や睡眠に関与することである。もう1つ重要なことは，前述した皮質の機能を円滑に活動させるための制御機能としての役割である。外界にある多くの刺激のなかから必要で意味のある感覚刺激を選択し注意を向けるには，それに関与する皮質領域を活性化させる必要がある。前頭葉は網様体に働きかけることで，**必要な皮質領域を選択的に活性化し**企図された行為を円滑に実行させる役割を有している[14]。

図6　脳幹網様体の機能

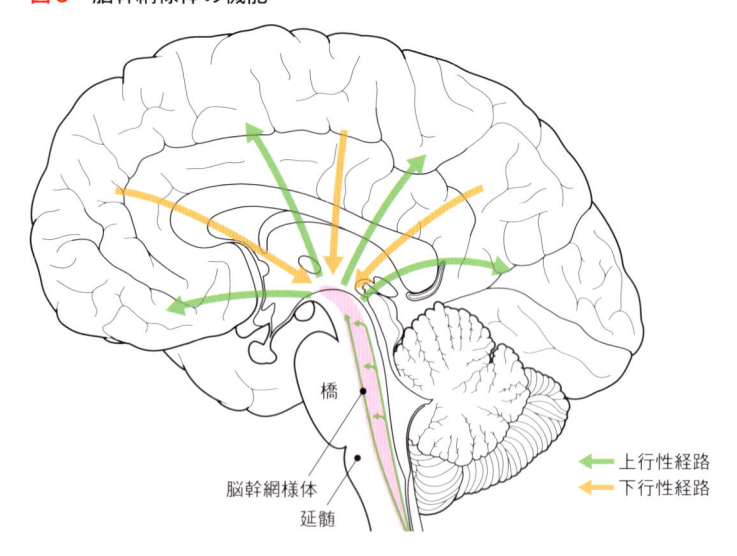

橋

脳幹網様体

延髄

→ 上行性経路
→ 下行性経路

■引用文献

1) 鹿島晴雄, 訳: ルリア神経心理学の基礎－脳のはたらき. 創造出版, 1999.

2) Carpenter MB, 嶋井和世 監訳: CORE TEXT 神経解剖学. 廣川書店, 1994.

3) Penfield W, et al: Somatic motor and sensory representation in the cerebral cortex of man as studied by electrical stimulation. Brain, 60: 369-443, 1937.

4) Penfield W, et al: Epilepsy and the functional anatomy of the human brain. Boston, Little, Brown, 1954.

5) Vogt BA, et al: Cingulate cortex in rhesus monkey I. Cytoarchitecture and thalamic afferents. J Comp Neurol, 262: 256–270, 1987.

6) 丹治　順: 脳と運動－アクションを実行させる脳. 共立出版, 1999.

7) Barr ML, et al: The human nervous system: An anatomical viewpoint. Philadelphia, Harper & Row, 1983.

8) 品川嘉也, 訳: ゲシュヴィント・ガラバルダ（著）. 右脳と左脳－天才はなぜ男に多いか. 東京化学同人, 1991.

9) Kinsbourne M: Asymmetrical function of the brain. Cambridge University Press. Cambridg, 1978.

10) Heilman KM, et al: Right hemisphere dominance for attention: The mechanism underlying hemisphere asymmetries of inattention (neglect). Neurology, 30: 327-330, 1980.

11) Kaupfermann I: Hemispheric asymmetries and the cortical localization of higher cognitive and affective functions. In Kandel ER, Schwartz JH Eds. Principles of neural science 2nd ed, Elsevier. New York. p.673-687, 1985.

12) 平沢彌一郎: Stasiology からみた左足と右足. 神経研究の進歩, 24: 623-633, 1980.

13) 沼田憲治: 左右片麻痺患者間における体幹バランスの差異. 理学療法学. 15: 19-26. 1983.

14) Heilman KM, et al: Nglect and related disorders. In Heilman KM, Valenstein E eds, Clinical neuropsychology 2nd ed. Oxford University Press, New York. 1985.

II

脳の機能的階層構造

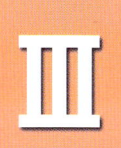

Ⅲ

大脳皮質・皮質下・小脳の機能

1 頭頂葉の機能

沼田憲治

本章では前章までの脳解剖と階層構造を踏まえ，大脳皮質，皮質下，小脳各部位の機能について解説する。Ⅱ章では中枢神経系全体と大脳皮質の階層構造について概観したが，本章では大脳皮質を中心に，皮質下構造と小脳の具体的な機能を解説する。脳卒中患者が示す多様な臨床症候のメカニズムを理解することが本章の目的であり，Ⅵ章のCace studyとの関連を考える際の基礎知識として読み進めていただきたい。

1 1次体性感覚野

3，1，2野，5野

体部位再現
☞ p.21 図2参照

1次体性感覚野（3，1，2野）の受容野の体部位再現は，手指や発語に関与する口唇・舌など繊細な運動を必要とする体部位ほど広い面積を占め，体幹や下肢では狭い特徴がある。3野はさらに3a野とその後方の3b野に区分される（図1）。3a野は関節・筋からの深部感覚情報を受容する。3b野は，狭い皮膚領域の情報を受容するニューロンが集合しているのに対し，後方の1，2，5野にいくに従い，複数の指節にまたがるもの，複数の指にまたがるもの（多指複合型），手掌と指を組み合わせたものが存在するようになる[1]（図2）。また2，5野には両側の手指や上腕，肩などから投射を受ける両側性のニューロンが存在するようになる[2]。こうした体性感覚野に分布する多様な受容様式をもつニューロン群は，触っているものの形や大きさを弁別するための基本的知覚構造を形成していると考えられる。さらに，岩村[3]は物品を触覚で認知するためには受動的に感覚を受容するだけではなく，関節位置覚なども含めた感覚の複合的な組み合わせ情報が必要であるとして，Gibson[4]が提唱した積極的に手を動かし探索するアクティブタッチ（能動的触覚）という仮説との関連性を示した。

その他の1次体性感覚野

その他の1次体性感覚野のニューロンの特徴として，足趾や足部，膝の

COLUMN

アクティブタッチ

アクティブタッチとはGibson[4]が提唱した知覚システムで，手で能動的に物品を触ることによって物品を認知する場合に生じる知覚をいう。これは触覚・温度覚などの表在感覚だけでなく，手の動きに伴う筋・腱・関節などの固有受容器からの運動感覚を含む。従って，アクティブタッチとは，運動系も関与する認知様式であるといえる。

図1　3野の分布

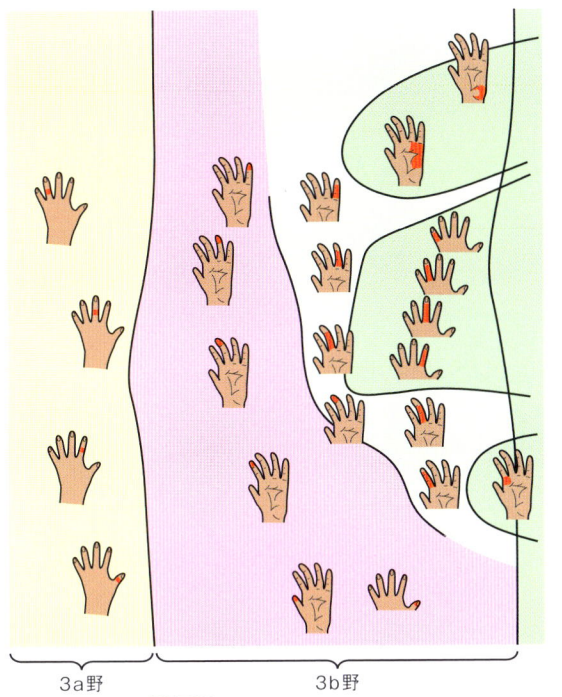

3a野　　3b野

図2　2，5野の分布

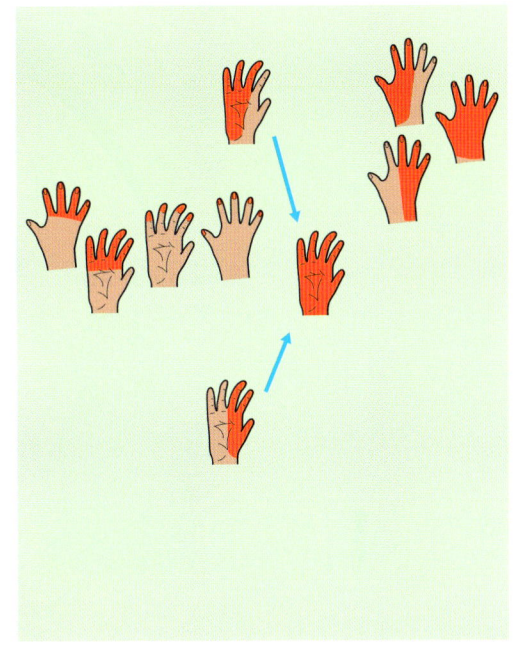

（文献3より改変引用）

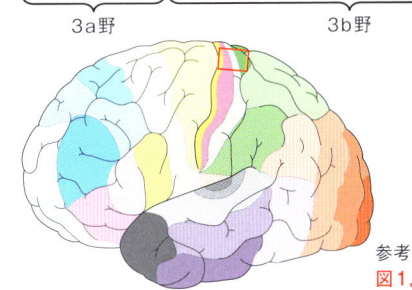

参考としてヒトの脳で
図1，2の位置を示す。

関節の体部位再現には局在性があるが重なりが大きいこと[5]や，顔や体幹は対側のほうが大きいが両側性に反応するものが多いことなどが報告されている[6]。1次体性感覚野は体性感覚の1次領域として重要であるが，その皮質損傷では通常の触覚や痛覚，温度覚，圧覚は障害されない。しかし，物品の形や粗滑，材質などの識別が困難になる素材弁別の障害が生じる[7]。

2　上頭頂小葉

　上頭頂小葉の5野，7野はさらに広い受容野を有する。複数関節の運動，皮膚刺激の動きおよび皮膚刺激と関節運動の組み合わせに反応するニューロンなどが存在し，空間内におけるより複雑な手足の運動制御に関与している。サルでの検討では，5野のニューロンには手首と肘の屈曲に反応するもの（**図3a**），皮膚刺激に方向選択的に反応するもの（**図3e**），一側の

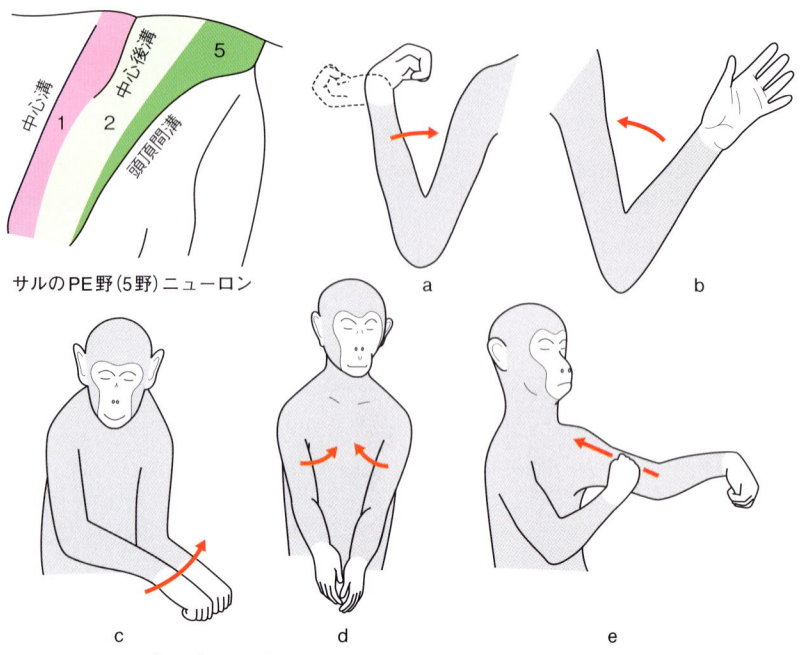

図3　5野の機能

中心溝
中心後溝
頭頂間溝
1
2
5

サルのPE野（5野）ニューロン

a

b

c

d

e

関節運動の組み合わせ・関節運動と皮膚刺激の組み合わせに反応

（文献10より引用）

手で上腕をすり合わせたときにそれぞれ反応するもの（**図3c**）などが報告されている[8]。これらのニューロンは，自分の手足や，それに触れる身体部位の空間的な位置や運動を知覚するときに重要な役割を果たしている。一方，7野は後頭葉から視覚情報を受け，視覚に関連した運動制御にも関与しており[9]，この領域の破壊によって，手運動の視覚的空間制御が障害される。酒田[10]は，上頭頂小葉は主に体性感覚情報を統合し，触覚的な空間位置や身体の姿勢パターン，身体図式の知覚にも関与していることを述べている。

3　1次体性感覚野・上頭頂小葉と運動

　1次体性感覚野と上頭頂小葉のニューロン群は，1次運動野（4野）や運動前野（6野）と密接な線維連絡がある（**図4**）。頭頂葉は力の要素を伴わない空間的運動制御（kinematics）に関与しているのに対し，1次運動野は運動の速度，加速度，力といった運動の力学的制御（kinetics）に関与している。両者は感覚-運動連合として四肢運動の適切な実行に役割を果たしている。アクティブタッチにおいては，操作対象物の感覚情報が感覚系から運動系へ投射されるとともに，運動系からは運動指令のコピー（遠心性コピー，efference copy）[11]が感覚系に投射され，スムーズな運動が実行されるとい

われている。

　中心溝を挟む中心領域（1次運動野と1次体性感覚野を含む領域）の一側の病変によって，麻痺はないかきわめて軽度であるにもかかわらず，対側の手の運動が拙劣となる肢節運動失行[12]とよばれる症候が出現する。肢節運動失行は指の模倣ができない，手袋を上手くはめられない，ペンを上手に握れないなど日常の習熟した動作が拙劣となる。これらは手指失行とよんだほうが妥当であろう。Liepmann[12]は，これを中心領域にある運動記憶心像が障害されたためとした。しかし，中心領域の障害では1次運動野と1次体性感覚野を結ぶ連絡線維（弓状線維）の離断による（**図5**），感覚-運動フィードバックの障害と考えるほうが妥当であろう。中心領域の損傷による肢節運動失行は視覚代償により運動の制御が可能である。

弓状線維
☞ p.12参照

Ⅲ
大脳皮質・皮質下・小脳の機能

図4　1次体性感覚野と4野，6野の線維連絡

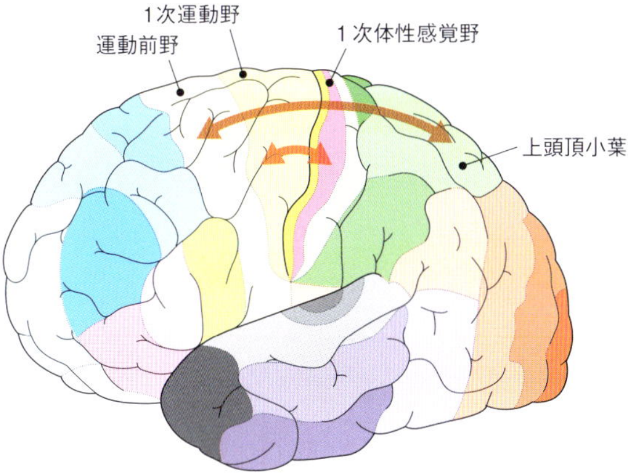

図5　弓状線維の離断

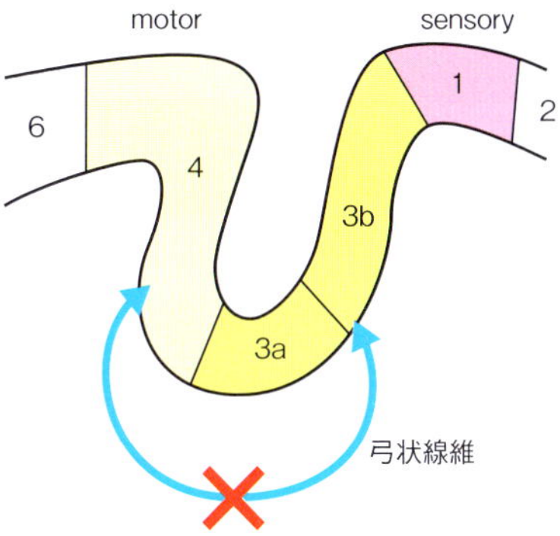

COLUMN

遠心性コピー

　運動を実行する場合，その運動指令が高次運動野から1次運動野に送られる。同時にその運動指令のコピー（複製）は体性感覚野にも送られる。この運動指令のコピーを遠心性コピー（efference copy）という。運動が実行されている際は，運動の感覚フィードバックの情報とともに，高次運動野から体性感覚野に投射される遠心性コピーも同時に利用されると考えられている[11]。運動時の感覚フィードバック情報と遠心性コピーによる運動の予測とを比較することで円滑な運動調整が行われる。

　また，遠心性コピーは触覚的認知におけるアクティブタッチとの関連性が考えられている。すなわち物品を触覚的に認識するために，その物品に関する既知の性質（形状や材質など）を予測した遠心性コピーが頭頂葉（体性感覚野）に送られる。頭頂葉ではその情報が実際の感覚情報と照合されることで物品が認知される[a]。

遠心性コピー ☞ p.76参照

■引用文献
a）村田　哲：触覚認知の生理学－触覚による外界・運動・身体の認知. Clinical Neuroscience, 32: 187-191, 2014.

図6 第2体性感覚野(SⅡ)

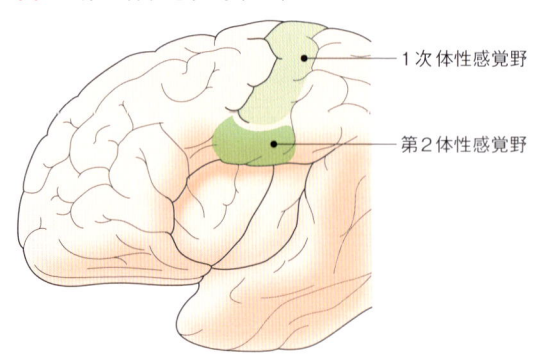

図中ラベル：
- 1次体性感覚野
- 第2体性感覚野

第2体性感覚野

　頭頂弁蓋部には第2体性感覚野(SⅡ)とよばれる領域がある(**図6**)。視床からの直接入力と両側1次運動野からの入力があり，体部位再現が存在する。四肢との対応は対側性であるが強い同側性の賦活がみられる[13]。第2体性感覚野は運動前野との線維連絡があり，運動前野から遠心性コピーを受けとり実行中の運動をモニターしていると考えられる[14]。また，島との神経連絡があり共感にかかわるとする報告がある[15]。第2体性感覚野の障害では軽い知覚障害を起こすのみであるが，触覚的な形の認識が障害される[16]。

4　下頭頂小葉

　下頭頂小葉は角回，縁上回と重なる領域である。ここには複数の感覚情報に反応する多種感覚ニューロンが存在する。サルの研究では，PF野(ヒトの縁上回に相当[10])には視覚情報と体性感覚情報の両方に反応するニューロンがある。**図7**はサルが自分の手を口に持っていくときに反応するニューロンの活動を示す。このニューロンは手が口に触れたとき，手が口のほうに動いているとき，そして実験者の手が近付いてきたときにも反応することから，身体に触れる物を視覚と触覚の両面からとらえる働きがあるといえる[17]。

　サルのPG野のニューロンには(ヒトの角回に相当[10])，視覚刺激用スリット，あるいはサルの身体がいずれも左方向に回転したとき，そして暗室内で身体が同方向に回転したときに反応するニューロンがある(**図8**)。これは視覚と平衡感覚を統合し，自己の身体の回転運動を知覚するニューロンと考えられる[18]。

　そのほか，下頭頂小葉には方向選択性をもった注視ニューロンや，動く目標を目で追跡する視覚的追跡ニューロン，注視点の距離によって反応が変わる奥行き識別ニューロンなどが見出されている[18]。従って，下頭頂

小葉は外的空間や自己身体の空間認識に重要な役割を演じていると考えられる。

　ヒトでは左右の半球による機能的差異が顕著であり，臨床的には左半球の損傷によって観念運動失行，観念失行をはじめ多彩な高次脳機能障害が引き起こされる。

COLUMN

　筆者らは，動く指標を右人差し指で触覚的に追跡させる運動課題時に賦活する領域（触覚追跡運動課題 vs 閉眼自由運動課題）を調べた（図A）。その結果，左の1次運動野・体性感覚野と両側の第2体性感覚野が賦活することを確かめた（未発表）。図AのcS2とiS2はそれぞれ運動手の反対側および同側の第2体性感覚野である。

　Ishidaら[14]は，サルの実験から第2体性感覚野が実行中の運動をモニターしていることを推察しているが，それとの関連性が示唆される。

図A　第2体性感覚野の賦活（fMRIによる検討）

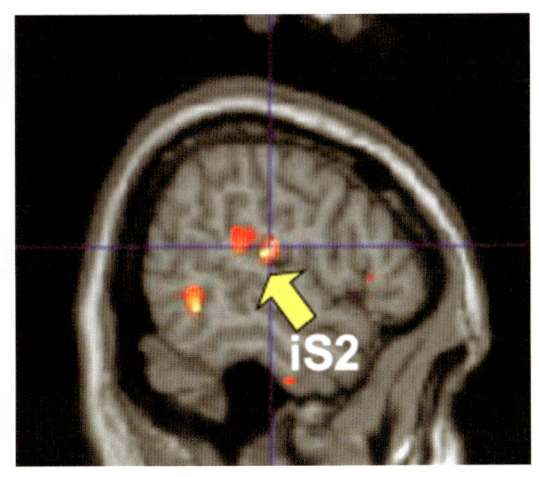
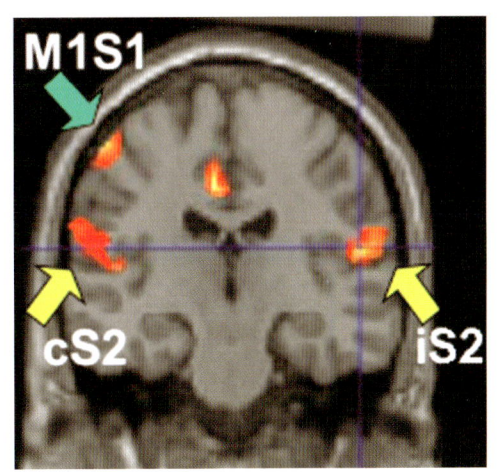
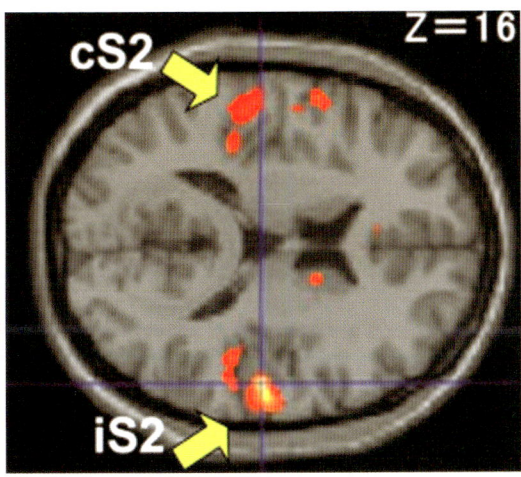
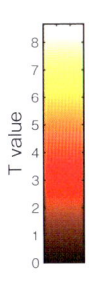

図7　視覚情報と体性感覚情報の両方に反応するニューロン

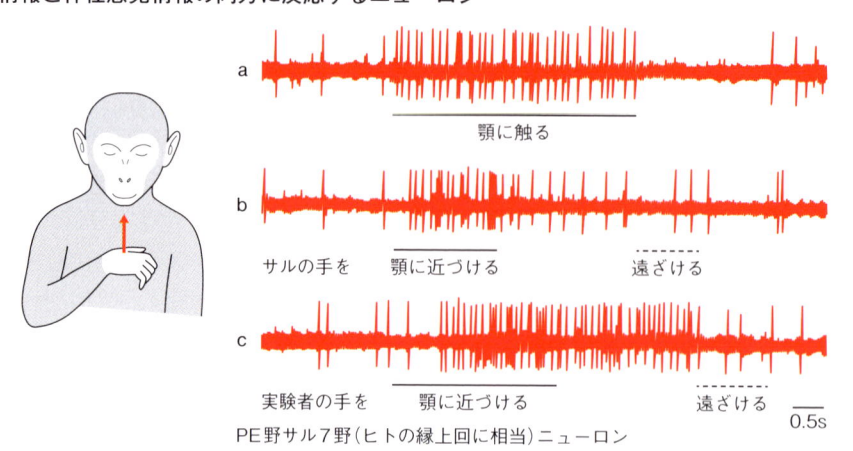

a

顎に触る

b

サルの手を　　　顎に近づける　　　　遠ざける

c

実験者の手を　　顎に近づける　　　　遠ざける　　0.5s

PE野サル7野(ヒトの縁上回に相当)ニューロン

（文献17より引用）

図8　視覚情報と回転運動の両方に反応するニューロン

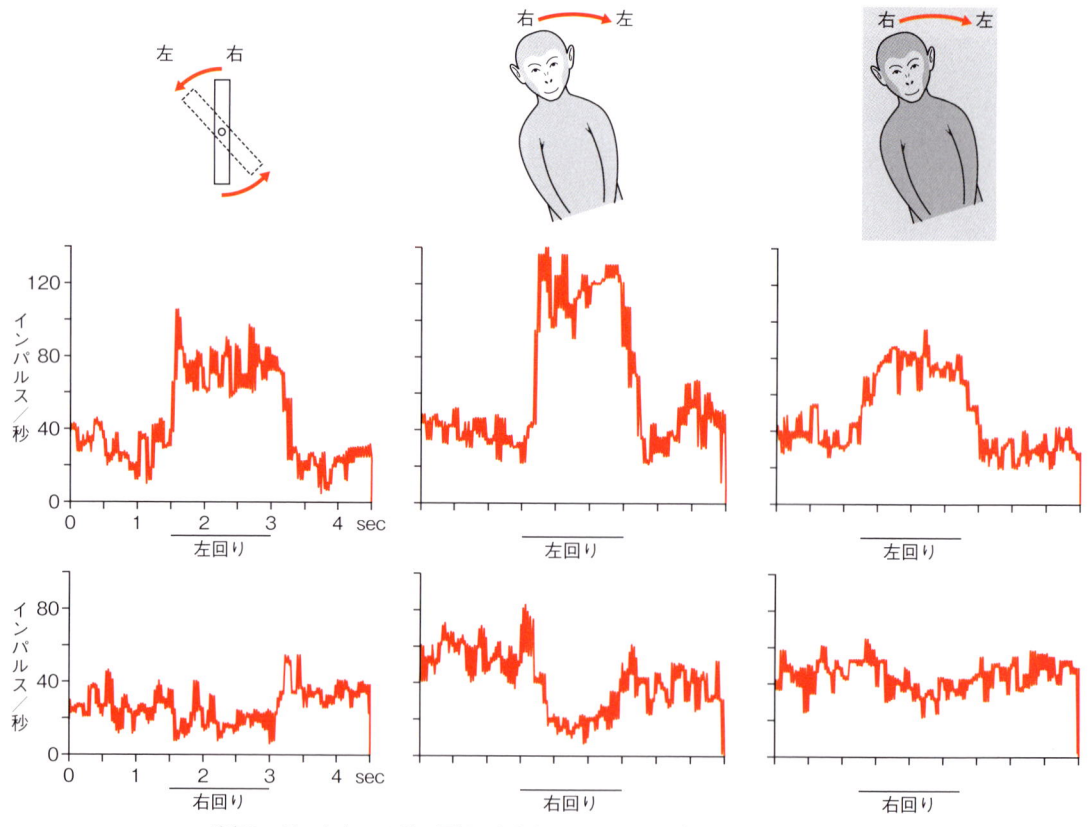

a：垂直のスリットを15°/秒で回転したときのPSTヒストグラム，上が左回り，下が右
回りのときの反応，b：明るい部屋でサルの身体を前額面で左向きに約10°/秒で回転し
たときの反応，c：暗室内でbと同じように回転したときの反応。

（文献18より引用）

観念失行

　Liepmann[12)]は，観念失行（ideational apraxia）とは用意された物品（例：急須や湯飲み茶碗など）の系列的な動作（急須を手にとって，お茶を茶碗にそそぐ）ができなくなる障害であるとした。単一物品の操作の障害も含むとする意見もある[19)]。観念失行は指示された意味を正しく理解していることが前提であり，また両手に出現する。

　左半球の角回には日常使い慣れた物品使用の運動形式がコード化されている[20)]。正常では，左角回は後頭葉から物品の視覚情報を受け，そこから弓状束（図9①）を通して左の運動前野にmotor engram[*1]が送られ，さらに1次運動野から右手の物品使用の運動を実行させる。同時に左の運動前野からは脳梁（図9②）を介して右半球の運動前野に運動記憶を送り，1次運動野によって左手の運動が実行される。従って，左の角回からの運動記憶情報によって両手の物品操作が成立する。しかし，左角回ないし弓状束（図9①）の損傷によって，観念失行が出現する。また，脳梁（図9②）が障害された場合，右半球へは運動記憶が送られなくなるために左手のみの失行（脳梁失行）が生じることになる。

＊1　motor engram
運動の記憶痕跡

観念運動失行

　観念運動失行（ideomotor apraxia）とは，手を振るバイバイの動作やお辞儀などの熟知した習慣的動作，パントマイムなどが上手く遂行できなくなる障害である。Geschwind[21)]は，その責任病巣として縁上回を含む下頭頂小葉を推定している。観念運動失行の定義やメカニズムの仮説には多彩なものがあり，また観念運動失行と観念失行はそれぞれ独立した症候とするか否かについては多くの論議がある。

図9　左角回の機能

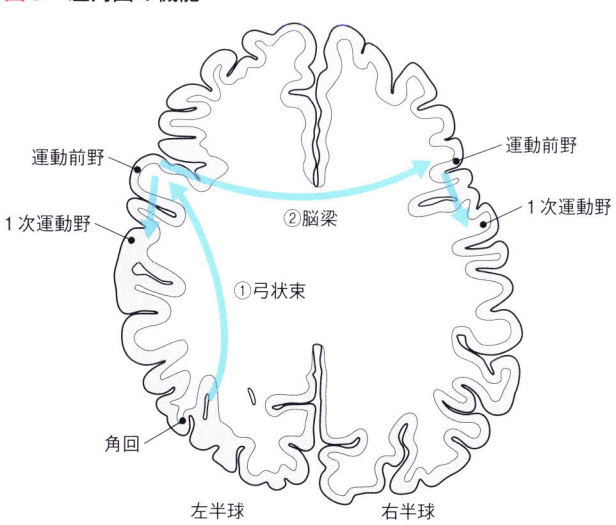

運動前野　　運動前野
1次運動野　　1次運動野
②脳梁
①弓状束
角回
左半球　　右半球

Ⅲ
大脳皮質・皮質下・小脳の機能

ataxie optique
☞ p.142参照

Bálint症候群
☞ p.39 COLUMN参照

Ataxie optique

　ataxie optiqueは左右いずれかの一側の視野内にある対象物を手でつかむことができない症状である。中心視野で注視した物品をつかむことができないBalint症候群の一症候である視覚性運動失調（optische ataxia）とは異なる。

　ataxie optiqueの検査は前方の検者の顔の一点を固視させ，左右いずれか一側の視野内に対象物や検者の指を提示し把持させる。病巣と反対側に呈示した視野内の対象物は把持できないことにより見出される[22]。

　角回には視覚野と体性感覚野からの情報が入力され，視空間と身体の位置が統合されると考えられている[23]。ataxie optiqueは上頭頂小葉皮質下の病巣（**図10①**）によって視覚情報が遮断されるために**身体空間（personal space）と身体外空間（extrapersonal space）の不一致**が生じるために出現すると考えられる。左角回病変では右視野内と右手，右角回病変では左視野内と左右の手に症状がみられる[23]。

　河村ら[24]は，**図10②**の病巣により体性感覚情報が遮断された場合，病巣と反対側の手にataxie optiqueと類似した症候の能動運動覚障害性到達運動障害を報告している。視覚性運動失調（optische ataxia）と異なる点は中心視野，周辺視野にかかわらず出現することである。

その他

　左の角回損傷では，失読・失書が出現する。そのメカニズムは明らかではないが，読むためには視覚情報としての文字を音韻（聴覚表象）に変換する必要がある。また，書くためには音韻を書字の運動感覚表象に変換する。山鳥[25]はこうした読み書きに必要な視覚・体性感覚・聴覚の多種感覚モダリティーが統合される左角回の役割を推定している。

図10　ataxie optique

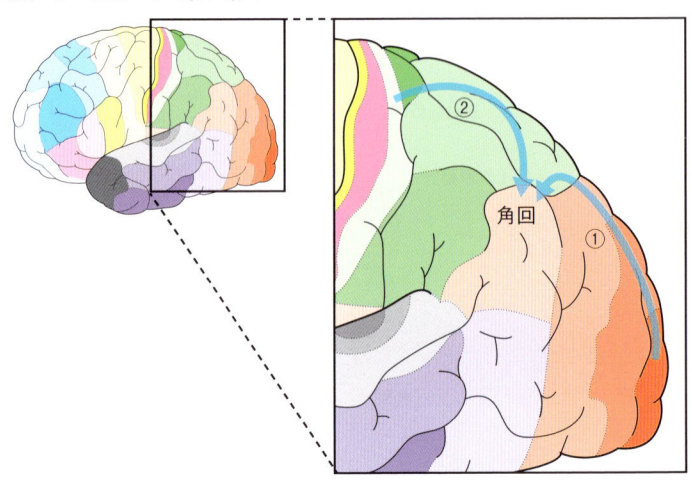

角回と後頭葉の移行部の損傷では，Gerstmann症候群（失算，失書，左右障害，手指失認）などが生じることが知られているが，それぞれの症候が独立して存在するか否かについても論議があり，メカニズムについても明らかではない。

右下頭頂小葉の障害

左半側空間無視
☞ p.130参照

右の角回と縁上回は注意機能と深いかかわりがあるとされ，その部位の損傷により**左半側空間無視**が出現する[26]。注意に関する神経経路は頭頂葉，前頭前野，帯状回，線条体，視床が想定されており，それら領域の損傷によっても左半側空間無視は出現する[27]。半側空間無視のメカニズム仮説は多数あるが，視空間認知の右半球優位説（right hemisphere dominance for attention）（**図11**）は，外界に対する注意の方向が右半球では両側視空間であるのに対し，左半球では右の視空間に対してのみであるためとする[28]。また，左右半球における左右方向への運動性の違いによるものとする directional hypokinesia説[29]などが示されている。半側空間無視の生起は，

III
大脳皮質・皮質下・小脳の機能

COLUMN

Bálint症候群

Bálint症候群（1909）はBálintにより初めて記載された症候群で，精神性注視麻痺，視覚性注意障害，視覚性運動失調（optische ataxia）の3徴候からなる症状である。責任病巣は両側の下頭頂小葉（主に角回），後頭葉背側吻部（19野）の損傷とされる（**図B**）。視野障害や眼球運動障害はないことが前提である。ataxie optiqueは左右いずれかの半側視野内であるのに対し，視覚性運動失調は中心視野でとらえている物品をうまく手でつかむことができない点で相違がある。精神性注視麻痺は1つの対象を注視するとそれに固着し，自発的に視線をほかに向けることができない。視覚性注意障害は同時に1つ，あるいは対象の一部しか自覚できない。これらの3徴候は独立したものであるか否かについても論議がある。

図B　Balint症候群の責任病巣

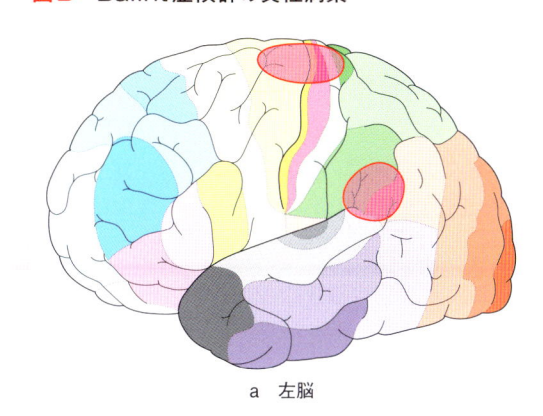
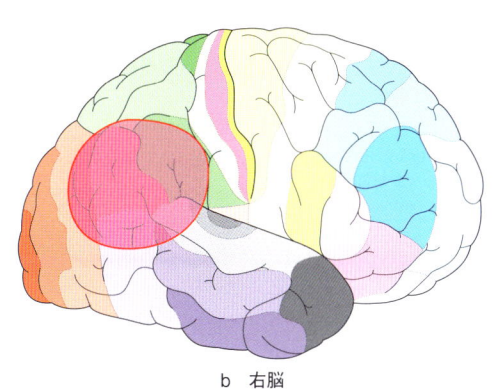

a　左脳　　　　　　b　右脳

図11　半側空間無視のメカニズム

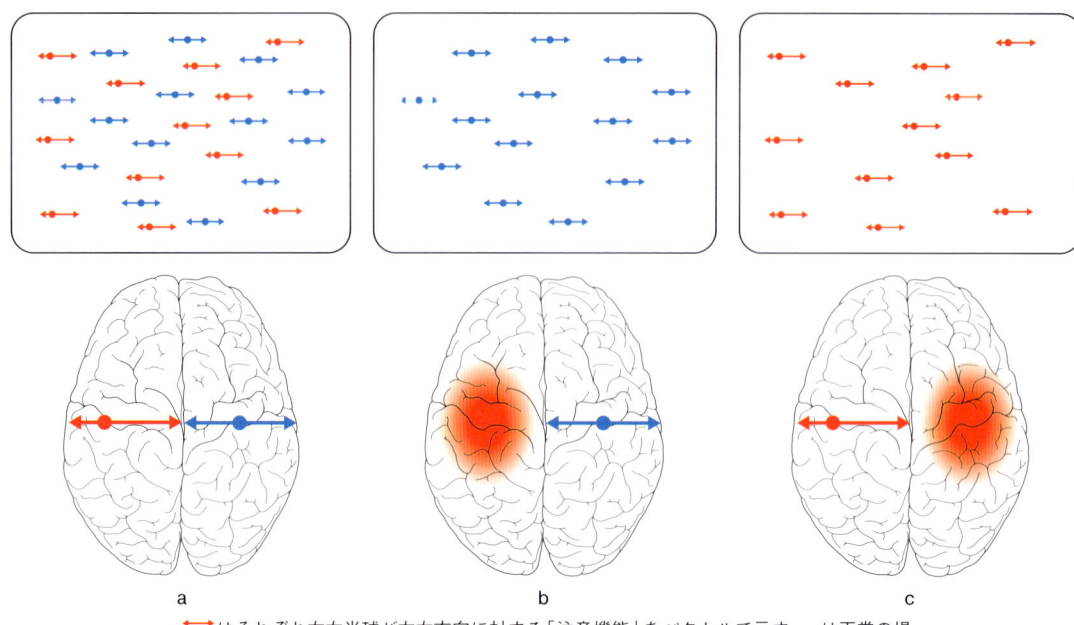

⟷ はそれぞれ左右半球が左右方向に対する「注意機能」をベクトルで示す。aは正常の場合。bの左半球損傷では，右半球の注意が両側に向けられるため無視は生じない。しかし，右半球の損傷では左半球が左側に向ける注意機能が弱いため左視空間の無視が生じる。

必ずしも単一の要因に帰するものではなく[30]，頭頂葉の障害では刺激の認識過程で生じる可能性や，前頭葉の障害では行為の実行過程で生じる可能性などが考えられる。

その他

着衣失行
☞ p.133参照

着衣失行（dressing apraxia）は右半球頭頂葉が責任病巣と考えられている。その機序は外界の空間軸と自身の身体軸の照合・融合が障害されるためとする説もあるが明らかではない。

5 頭頂間溝

頭頂葉外側面には頭頂間溝がある。サルの頭頂間溝の前方は頭頂間溝吻側部（AIP野）とよばれる領域，頭頂間溝の外側部のLIP野，尾側部のCIP野に区分されている。これらの領域はヒトの頭頂間溝でもほぼ類似した機能であるとされる[31]（**図11**）。

AIP : anterior intraparietal
LIP : lateral intraparietal
CIP : caudal intraparietal

サルのAIP野は，運動前野と密接な線維連絡がある。AIP野には，操作対象の道具の形や大きさなどを識別する視覚信号と，道具を操作する腹側運動前野からの運動性入力（遠心性コピー）を統合し，道具を適切に操作するために重要な役割を果たしている。AIP野には対象物品の形に選択的な

遠心性コピー
☞ p.33参照

手の操作運動ニューロンがある[32]。ヒトがある道具をつかもうとするときは，あらかじめその道具の形に合わせて手の形が整えられる。これをプレシェイピングとよび[33]，AIP野が関与している。

LIP野には視覚関連のニューロンが多く存在する。静止した物品の注視時に反応する細胞のほかに，周辺視野に提示された目標へのサッケード時に反応する細胞，視覚的注意や視覚的追跡時に反応する細胞などが報告されている[34]。

CIP野は，視覚情報が多く入力され，軸や面の三次元的傾きや奥行きを識別するニューロンが見出されている。この領域は空間の三次元的知覚に関与していると考えられている[34]。

COLUMN

拮抗失行

「右手でドアを開けようとすると左手が同時にドアを閉めようとした」など，右手の意図的動作に触発されて出現する左手の右手動作を妨げる異常動作である。左手の動作は必ずしも反対目的の動作とは限らないとする報告も多い[b]。責任病巣は脳梁体部後端部から膨大部にかけて病変があることが多い[c]。脳梁体部後半は両側半球の上頭頂小葉を結ぶ交連線維（図C④，⑤）が走行しており，左半球の上頭頂小葉からの情報が途絶することが要因と考えられているが明らかではない（図C）。

拮抗失行 ☞ p.222参照

図C　拮抗失行が起こる責任病巣

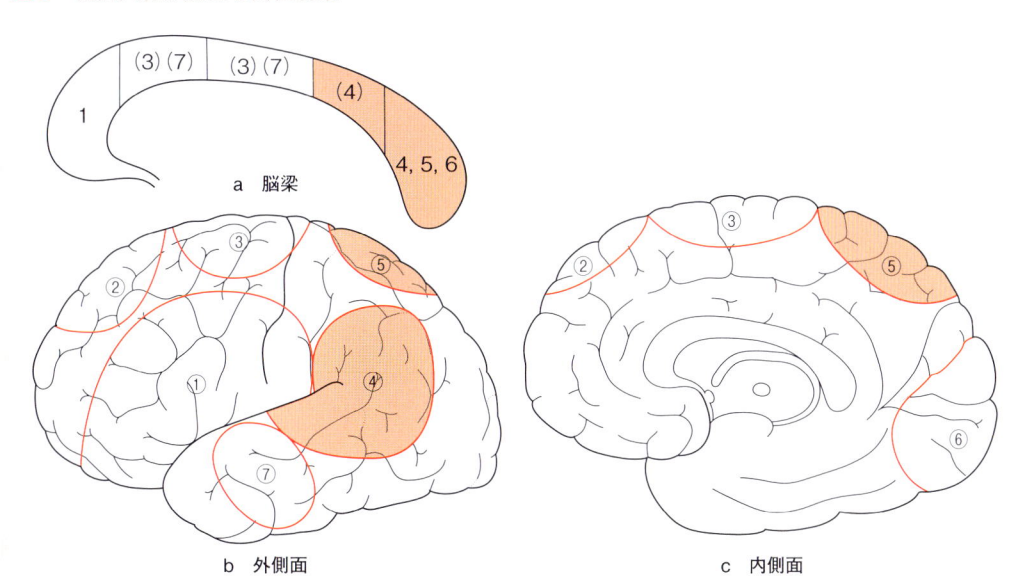

a　脳梁

b　外側面

c　内側面

■引用文献

b）Tanaka Y, et al: Diagonistic dyspraxia: Case report and movement-related potentials. Neurology, 40: 657-661, 1990.
c）田中康弘, ほか: 運動障害の臨床像 − 他人の手徴候を中心に. BRAIN MEDICAL. 6: 69-75, 1994.

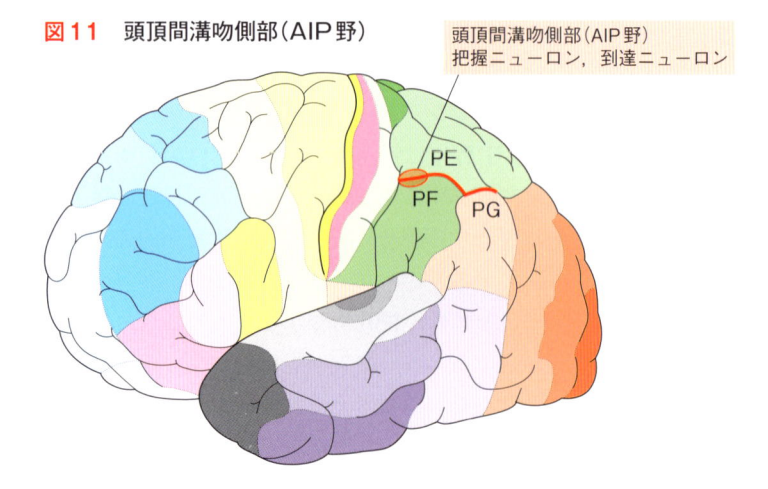

図11 頭頂間溝吻側部（AIP野）

頭頂間溝吻側部（AIP野）
把握ニューロン，到達ニューロン

PE
PF PG

COLUMN

頭頂間溝吻側部（AIP野）とミラーセラピー

ミラーセラピーは片麻痺の治療方法として用いられている。筆者は被験者に運動している右手の鏡像を観察させ，脳の賦活領域を調べた（左手は被験者には見えない状態で安静をとらせている）。その結果，右の頭頂間溝吻側部（AIP野）に強い賦活がみられた（**図D**）。AIP野は腹側運動前野と密接な線維連絡があることから，腹側運動前野から1次運動野へと運動に結びつくものと考えられる[d]。

図D　ミラーセラピー

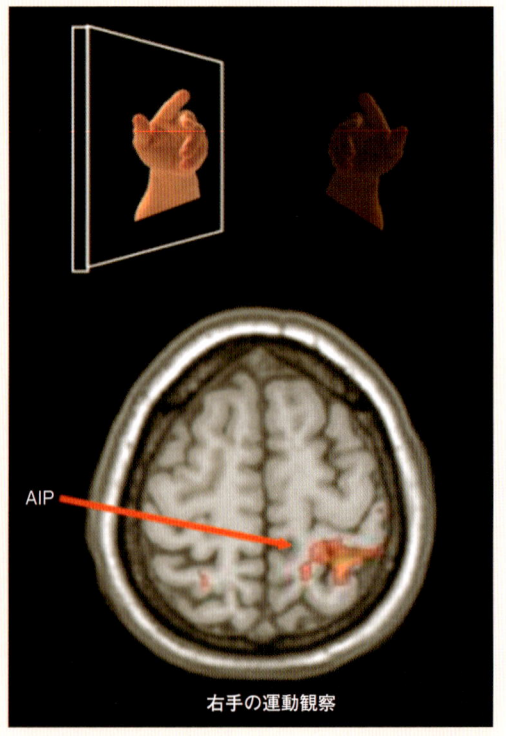

AIP

右手の運動観察

（文献dより引用）

■ 引用文献

d）Numata. K: Mirror observation of finger action enhances activity in anterior intraparietal sulcus: a functional magnetic resonance imaging study. J Jpn Phys Ther Assoc, 16: 1-6, 2013.

COLUMN

頭頂葉と運動前野

　頭頂葉と運動前野は強い結びつきがある。Desmurgetら[e]は，脳手術を受けている7名の患者に，覚醒状態でこの2領域にそれぞれ電気刺激を加えたときの運動および運動意識について次のような興味深い報告をしている。

①まず右の下頭頂部（角回39野，縁上回40野）を刺激すると反対側の手，腕または足を動かしたいという強い運動の意思が生じ，左の下頭頂部の刺激では口と舌を動かして話がしたいという意思が引き起こされた。

②さらに刺激強度を高めた場合，実際には動いていないのに，彼らはこれらの運動が実際に生じる錯覚が起こった。

③次に，運動前野（6野）の刺激では，反対側肢と口に実際の運動が誘発されたが，彼らはそれらの運動が起きたことを認識していなかった。

としている。以上のことから，意識上にのぼる運動の意思や運動の錯覚の発現は運動開始前に頭頂葉において生じるとしている。ミラーセラピーや本能性把握反応の背景にはこうした頭頂葉における機能的特徴との関連性が推察される。

頭頂間溝のネットワーク

　Donnaら[f]は，手の認識に関して興味深い報告をしている。閉眼で右手を体幹の正中線を交叉して左側に置いたとき，fMRIでは右の腹側頭頂間溝（ventral intraparietal area：VIP）が賦活した（**図E左**）。次にその状態のまま開眼させたとき，賦活領域は左の腹側頭頂間溝，内側頭頂間溝（medial intraparietal area：MIP），角回，運動前野などの左頭頂・前頭のネットワークに移行した（**図E右**）。この開眼における賦活領域のネットワークは，手の位置の認識に多感覚が関与することを示している。一方，閉眼の場合，触覚刺激によって仮想の腕に対応する視覚脳領域が優先的に応答することを示している。ヒトの手足の位置は空間内で常に変化するが，脳は**視覚と固有感覚の情報を必要に応じて柔軟にコントロールし統合する**ことで，正確に四肢の位置を認識することがわかる。

図E　ヒトの頭頂間溝のbimodal neuron activationの模式図

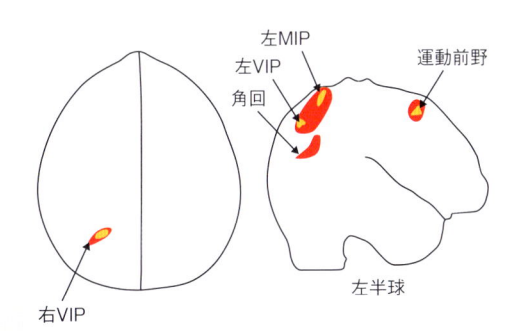

左MIP　左VIP　角回　運動前野　左半球　右VIP

■ 引用文献

e）Desmurget M, et al: Movement intention after parietal cortex stimulation in humans. Science, 324: 811-813, 2009.

f）Donna M, et al: Multisensory representation of limb position in human premotor cortex. Nature neuroscience, 6: 17-18, 2003.

■引用文献

1) Iwamura Y, et al: Functinal subdivision representing different finger region in area 3 of the first somatosensory cortex of the conscious monkey. Exp Brain Res, 51: 315-326, 1983.
2) Iwamura Y, et al: Comparison of the hand and finger representation in areas 3, 1 and 2 of the monkey somatosensory cortex. In Rowe M, Willis D (eds): Neurobiology 14: Development, Organization, and Processing in somatosensory Pathways. p.239-245, Alan R Liss, New York, 1985.
3) 岩村吉晃: タッチ(山鳥重, ほか編: 神経心理学コレクション). 医学書院, 2002.
4) Gibson JJ: The senses considered as perceptual systems. Houghton Mifflin, Boston. 1966.
5) Kapreli E, et al: Lower limb sensorimotor network: issues of somatotopy and overlap. Cortex, 43: 219-232, 2007.
6) Tamura Y, et al: Oral structure representation in human somatosensory cortex. Neuro Image, 43: 128-135, 2008.
7) Randolph M, et al: Behavioral consequences of selective subtotal ablations in the postcentral gyrus of Macaca mulatta. Brain Res, 70: 55-70, 1974.
8) Sakata H, et al: Somatosensory properties of neurons in superior parietal cortex (area 5) of the rhesus monkey. Brain Res, 64: 85-102, 1973.
9) Iwamura Y, et al: Bilateral hand representation in the postcetral somatosensory cortex. Nature, 369: 554-556, 1994.
10) 酒田英夫: 新生理科学体系 (12). 高次脳機能の生理学. 鈴木寿夫, 酒田英夫 (編). 電気生理学的研究, 医学書院, p.22-35, 1988.
11) Von Holst E: Relation between the central nervous system and peripheral. J Animal Behav, 2: 84-91, 1953.
12) Liepmann H: Apraxie. Ergb Gesante Med, 1: 516-513, 1920.
13) Carpenter MB, 嶋井和世, 監訳: CORE TEXT 神経解剖学. 廣川書店, 1994.
14) Ishida H, et al: Somato-motor haptic processing in posterior inner perisylvian region (SⅡ/pIC) of the macaque monkey. PLoS One, 8: e69931, 2013.
15) Keysers C, et al: Somatosensation in social perception. Nat Rev Neurosci, 11: 417-428, 2010.
16) Ridley RM, et al: Impaired tactil learning and retention after removals of the second somatic sensory projection cortex (SⅡ) in the monkey. Brain Res, 109: 656-660, 1976.
17) Leinonen L, et al: Functional properties of neurons in lateral part of associative area 7 in awake monkey. Exp Brain Res, 34: 299-320, 1979.
18) 酒田英夫: Clinical Neuroscience (頭頂葉の働き). 頭頂葉－そのしくみと病気, 3: 22-29, 1985.
19) Kleist K: Konstruktive (optische) Apraxie. In: Gehirn Pathologie fornehmlich auf Grund der Kreigserfahrungen (Kleist K, ed). Verlag von Johann Amgrosius Barth, Leipzig, p.483-491, 1934.
20) Heilman KM, et al: Two forms of ideomotor apraxia. Neurology, 32: 342-346, 1982.
21) Geschwind N: The apraxias: Neural mechanisms of disorders of learned movement. American Scientist, 63: 188-195, 1975.
22) 村山尊司, 沼田憲治, ほか: 頭頂葉の機能的役割とその損傷に起因する全身性の運動障害. 脳科学とリハビリテーション, 5: 25, 2005.
23) 平山惠三, ほか: 視覚性運動失調 (ataxie optique)－症候学的検討と考察. 臨床神経, 23: 605-612, 1983.
24) 河村 満, ほか: 中心領域 (Liepmann) の限局病変による肢節運動失行. 臨床神経, 26: 20-27, 1986.
25) 山鳥 重: 神経心理学入門. 医学書院, 1985.
26) Heilman KM, et al: Localization of lesion in neglect. "Localization in Neuropsychology" ed by Kertesz A. Academic Press, New York. 1983.
27) Mesulam MM: A cortical network for directed attention and unilateral neglect. Ann Neurol 10: 309-325, 1981.
28) Shulman GL, et al: Right hemisphere dominance during spatial selective attention and target detection occurs outside the dorsal fronto-parietal network. J Neurosci, 30: 3640-3651, 2010.
29) Heilman KM, et al: Directional hypokinesia: prolonged reaction times for leftward movements in patients with right hemisphere lesions and neglect. Neurology, 35: 855-859, 1985.
30) Watson RT, et al: Nonsensory neglect. Ann Neulol, 3: 505-508, 1978.
31) 泰羅雅登: 視覚のイメージング: 前頭葉. 神経研究の進歩, 48: 214-221, 2004.
32) Taira M, et al: Parietal cortex neurons of the monkey related to the visual guidance of hand movement. Exp Brain Res, 83: 29-36, 1990.
33) 泰羅雅登: 頭頂連合野の機能－運動制御と奥行き情報処理. 脳科学とリハビリテーション, 3: 1-9, 2003.
34) 泰羅雅登: 高次視覚野の神経生理: Dorsal pathway. Clinical Neuroscience (Vision-new perspective), 30: 879-882, 2012.

2 前頭葉の機能

沼田憲治

前頭葉は運動に直接関連した1次運動野（4野），高次運動野とよばれる運動前野（6野），補足運動野，そしてヒトの最も高次な精神機能である理性，思考，創造性，行動の計画，感情，意欲などの中心的役割を果たす前頭前野に分けられる（図1）。

1 運動の1次領域

1次運動野（4野）

1次運動野（primary motor cortex）は皮質脊髄路（corticospinal tract，錐体路）の起始領域であり，反対側の身体部位の筋活動を支配し関節運動の

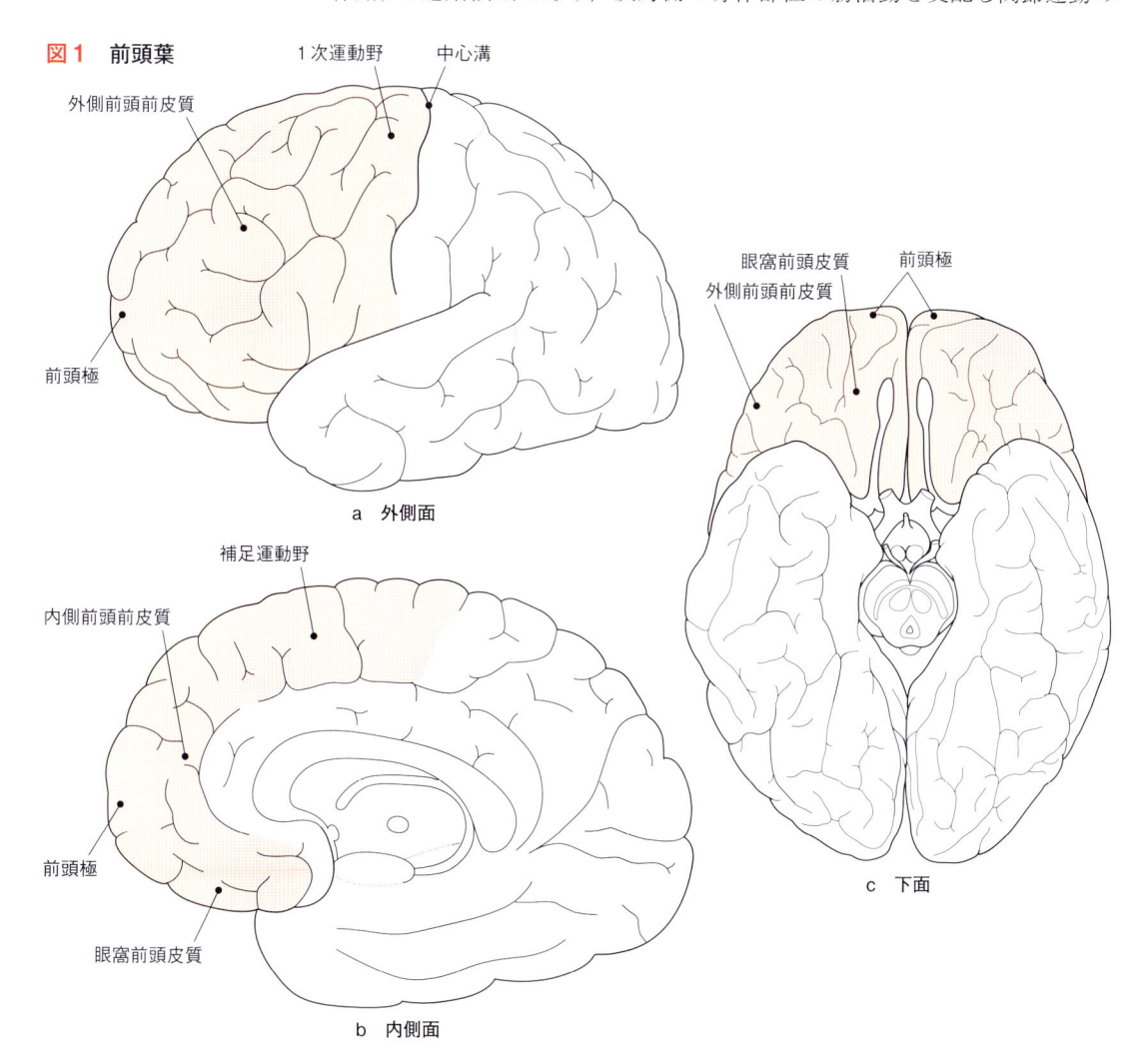

図1　前頭葉

a　外側面

（ラベル：1次運動野，中心溝，外側前頭前皮質，前頭極，眼窩前頭皮質，前頭極）

b　内側面

（ラベル：補足運動野，内側前頭前皮質，前頭極，眼窩前頭皮質）

c　下面

（ラベル：眼窩前頭皮質，外側前頭前皮質，前頭極）

実行系として機能している。皮質脊髄路ニューロンは脊髄前角にある α 運動ニューロンに直接シナプスを形成する。

　また，皮質延髄路は脳幹にある脳神経（三叉，顔面，舌咽，迷走，副，舌下神経）の運動神経核とシナプスを形成し，顔，首，舌，眼の運動に関与する。1次運動野からはほかにも線条体や赤核に投射する経路があり，いずれも運動の調整に関与している[1]。一側の1次運動野の損傷により，反対側の運動麻痺，腱反射亢進，Babinski反射といった，いわゆる錐体路徴候が出現する。

　1次運動野への情報入力は，1次体性感覚野（3, 1, 2野）および2次体性感覚野（5野）から，身体の皮膚や筋・関節の感覚情報の入力がある。1次運動野とこれらの領域間は密接な感覚-運動フィードバックにより身体運動の補正や空間誘導に関与する[1]（図2）。両者間の連絡が途絶えることで肢節運動失行が生じることはすでに述べた。また，1次運動野へは高次運動野（運動前野，補足運動野，帯状皮質運動野）からと，視床外側腹側核（VL）を介した小脳からの強い入力があり，いずれも運動の制御機構として重要な働きをしている。

肢節運動失行
☞ p.33参照

2 高次運動野

　運動前野（premotor cortex）は外側部のBrodmann areaの6野に相当する。運動前野は背側運動前野（PMd）と腹側運動前野（PMv）に区別され，**両者への入力源は異なるとともに運動における役割も異なっている**。運動前野は外的刺激で開始された運動に対して反応する細胞が多いとされる[2]。半球内側部の6野は補足運動野とよばれ，同じ6野である運動前野とは区別される。

PMd : dorsal premotor cortex
PMv : ventral premotor cortex

図2　1次運動野

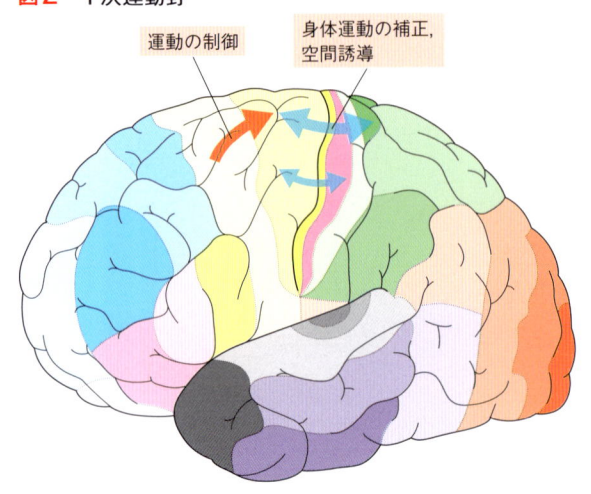

運動の制御

身体運動の補正，空間誘導

背側運動前野

　背側運動前野は，上頭頂小葉と補足運動野から入力を受ける（**図3**）。背側運動前野は外的刺激に対する運動発現の準備期および運動中に活動することが知られている[3]。蔵田ら[4]は，この領域には，運動の大きさや方向，空間における運動軌跡などkinematicsに関連した運動パラメータがプログラムされており，これらが統合され目標とすべき運動が実行されるとしている。

腹側運動前野

　腹側運動前野は下頭頂小葉と頭頂間溝からの入力を受け（**図4**），**視覚誘導性の動作遂行時に強く反応**するニューロンが多く存在する。そして，腹側運動前野には，特定の物品に対して特定の動作を行うときにだけ活動するニューロンがあることから，視覚認知-運動における両領域の密接な関係が推定されている[5]。

図3　背側運動前野と上頭頂小葉の連絡

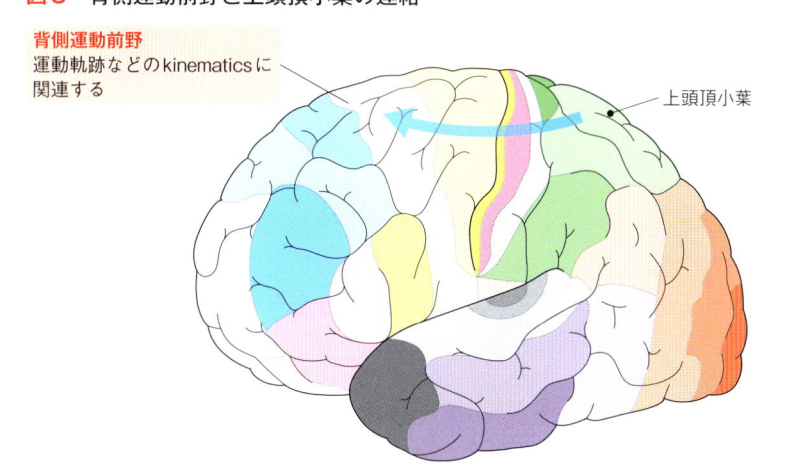

背側運動前野
運動軌跡などのkinematicsに関連する

上頭頂小葉

図4　腹側運動前野と下頭頂小葉の連絡

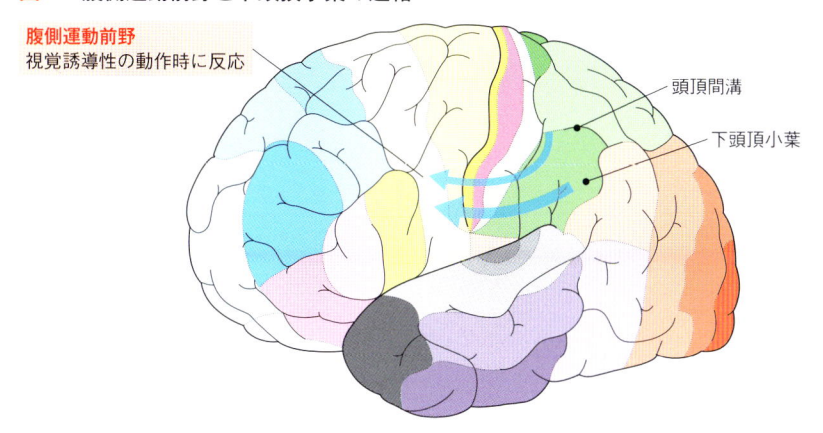

腹側運動前野
視覚誘導性の動作時に反応

頭頂間溝

下頭頂小葉

腹側運動前野は歯状核を介して小脳からの入力を受ける。歯状核の細胞も視覚誘導性の上肢連続運動に選択的に活動を示す細胞が多いことが知られていて，腹側運動前野は**視覚情報を運動指令に変換**する役割を有している[6]。

　運動前野からは赤核，被殻，網様体への投射があり，姿勢のコントロールにも関与している[7]。

補足運動野

　運動前野は外的刺激で開始された運動に反応する細胞が多いのに対し，補足運動野(SMA)は内的に開始された運動に反応するニューロンが多い[7]。

　補足運動野の大部分のニューロンは**運動の開始前に活動し，運動の準備に関与する。**そして機能的活動として，単純な運動では反対側肢の運動に関与するが，同側ないし両側肢の運動時にも関与する[8]。訓練などで単純動作を長期間繰り返し行うと，補足運動野の活動がみられなくなるなどの特徴がある[9]。

　補足運動野は，新たに前方の前補足運動野(preSMA)と尾側の固有補足運動野(SMA-proper，以下，補足運動野)に分けられる。補足運動野は1次・2次体性感覚野から濃密な入力を受けているのに対し，前補足運動野ではそれが希薄である(**図5**)。前補足運動野と補足運動野には視床を経由し小脳と基底核からの入力がある。前補足運動野は下頭頂小葉や連合野関連からの入力を受けるのに対し，補足運動野は上頭頂小葉や運動関連領域からの入力を受ける[10]。以上のように**前補足運動野と補足運動野はまったく異なった神経結合を有しており，その果たす役割も異なっている。**

　補足運動野の障害によって麻痺は生じないが，左右手の協調動作や習熟

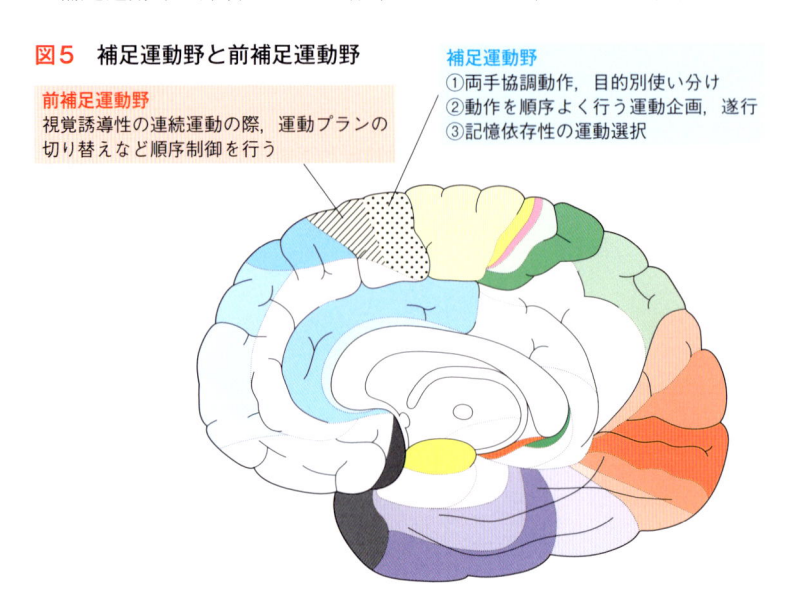

図5　補足運動野と前補足運動野

前補足運動野
視覚誘導性の連続運動の際，運動プランの切り替えなど順序制御を行う

補足運動野
①両手協調動作，目的別使い分け
②動作を順序よく行う運動企画，遂行
③記憶依存性の運動選択

運動開始困難
☞ p.109参照

病的把握現象
☞ p.100参照

した動作が拙劣なものとなる。また，意思どおりに運動が生じない運動開始困難や，自分の意思とは無関係に目の前にある物品をつかんだり使用してしまう病的把握反応などが出現する[10]。

●補足運動野（固有補足運動野）

補足運動野は1次運動野に直接投射があり，1次体性感覚野からは密な入力を受けている。補足運動野にも体部位再現（somatotopy）が存在するが恒常的なものではなく，**訓練によって体部位再現が大幅に変化する**とされる[11]。補足運動野の主な機能は，
①両手の協調動作と目的別の使い分け
②一連の手順を含む動作を次々と順序よく行う運動の企画と遂行
③**記憶依存性**の運動選択
などが挙げられる[12]。

●前補足運動野

前補足運動野は，運動の準備期に活動し記憶に基づいた連続運動に関与する。前補足運動野からは1次運動野への直接の出力はなく補足運動野と運動前野への出力がある。前補足運動野へは前頭連合野のほかに帯状回からの投射がある。また，補足運動野と異なり，前補足運動野は1次・2次体性感覚野からの入力が希薄である[13]。前補足運動野は視覚刺激に反応する細胞が多く，**新たな視覚誘導性の順序課題の遂行に先だって活動**がみられる。従って，この領域の損傷により運動の開始困難が生じる。また，視覚誘導性の連続運動を行う際の順序プログラムの実行の内的過程に関与する。すでに準備されたいくつかの運動のプランの更新や切り替えといった高次な順序制御に関与することが推定されている[14]。例えば，ある目的をもった作業をしているときに，それを妨げる予測外のことが生じた際，それを解決するために前補足運動野はそれまで行っていた作業から別の作業に切り替えるときに活動する。

帯状皮質運動野

帯状皮質運動野（cingulate motor area）は帯状溝に埋もれており表面からはほとんど見えない。前後2カ所にあり，それぞれ吻側および尾側帯状皮質運動野とよばれる[15]（図6）。帯状皮質運動野からの出力は1次運動野，前補足運動野，運動前野へ投射している。帯状皮質運動野は前頭葉眼窩面のほか，大脳辺縁系を構成する帯状回や扁桃体と密接な線維連絡があり，注意，動機などの内的刺激と関係が深い。また，帯状皮質運動野には側頭連合野や下頭頂小葉からの情報入力もあることから，外的情報と情動・内的欲求を統合し，さらに前頭前野の情報も統合・調整して行動を選択する

運動開始困難

　画像所見（**図A**）は補足運動野を含む前頭葉内側面の皮質および皮質下病巣を認める。本症例は右下肢の随意運動の発現が困難となる運動開始困難が認められた（**図B**）。歩行では最初の歩き出しが困難であるが，いったん歩き出すと歩行可能となる。右に方向転換しようとすると，再び右足が止まってしまう（**図Bb**）。この現象は前補足運動野の障害により，方向転換に伴う右足の運動の切り替えが困難になったためと考えられる[a]。

図A　運動開始困難症例の画像所見

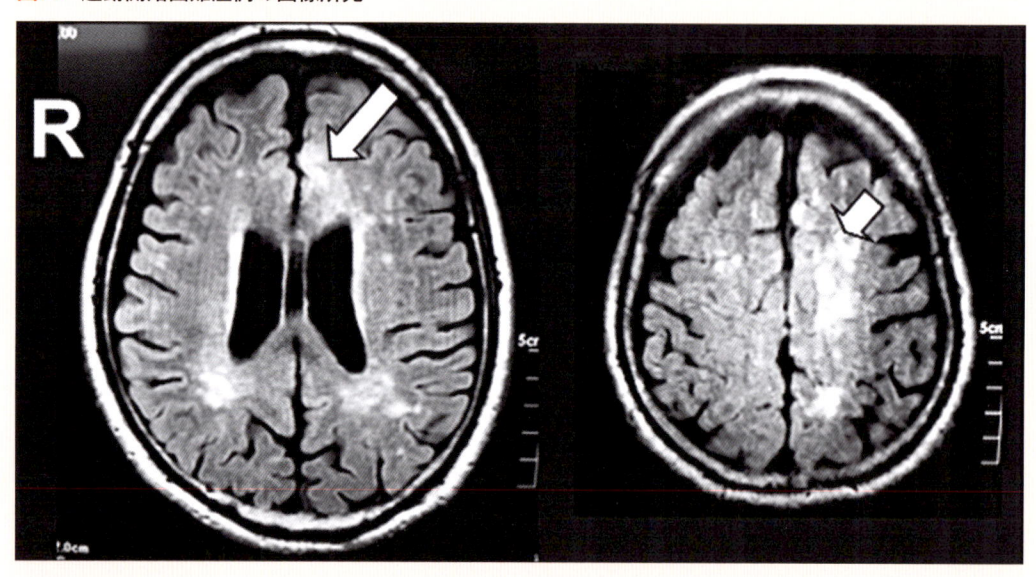

図B　運動開始困難

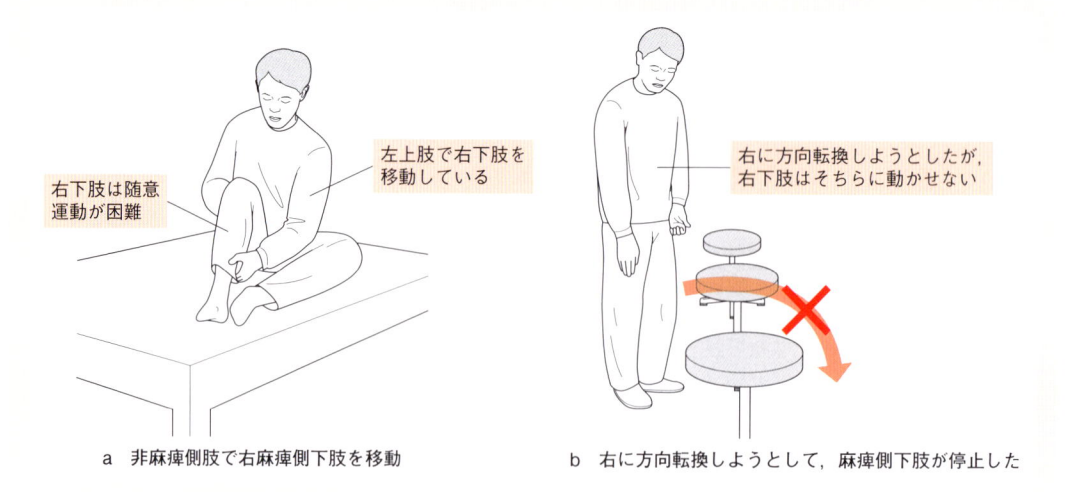

　a　非麻痺側肢で右麻痺側下肢を移動　　　　b　右に方向転換しようとして，麻痺側下肢が停止した

■ 引用文献

a）Numata K, et al: Effect of modified constraint induced movement therapy on lower extremity hemiplegia due to a higher-motor area lesion. Brain Injury, 22: 898-904, 2008.

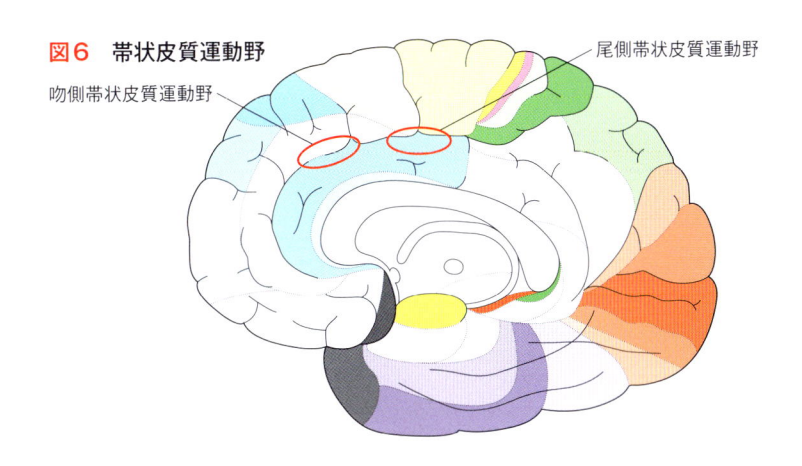

図6　帯状皮質運動野

吻側帯状皮質運動野

尾側帯状皮質運動野

機能があると考えられる[16]。

　補足運動野と帯状皮質運動野を含む前頭葉内側面の広範な障害では，日常にある特定の物品（メガネなど）を見せることで，本人の意思にかかわらずその物品を使用してしまう道具の強迫的使用が出現する。

道具の強迫的使用
☞ p.100参照

前頭眼野

　ヒトの前頭眼野（frontal eye field，8野）を電気刺激すると，眼球は反対方向へ強い共同偏位を引き起こす。この皮質領域は眼球の随意運動の中枢とされるが，視覚刺激とは関係がない。この領域における眼球運動は，右あるいは左を見るように指示されることで引き起こされる[9]。

3　前頭前野（前頭連合野）

　前頭前野（prefrontal cortex）はヒトが日常の生活を送るために必要な認識，学習，記憶，判断，予期，ワーキングメモリといった最も高次の心理・精神機能を支えている。従って，連合野における最も高次の中枢といえる。前頭前野は頭頂連合野，側頭連合野，後頭連合野との間で双方向性の連絡がある。

　前頭前野は外側前頭前皮質（lateral prefrontal cortex），眼窩前頭皮質（orbitofrontal cortex）と内側前頭前皮質（medial prefrontal cortex）に分けられる[17]（**図7**）。

外側前頭前皮質

　外側前頭前皮質は認知情報を超様式的に分析・処理し行動の企画・組織化・制御に関与する。外側前頭前皮質はさらに背外側前頭前皮質（dorso-lateral prefrontal cortex，8，9，46野）と腹外側前頭前皮質（ventrolateral prefrontal cortex，12，47，44，45野）に分けられる。

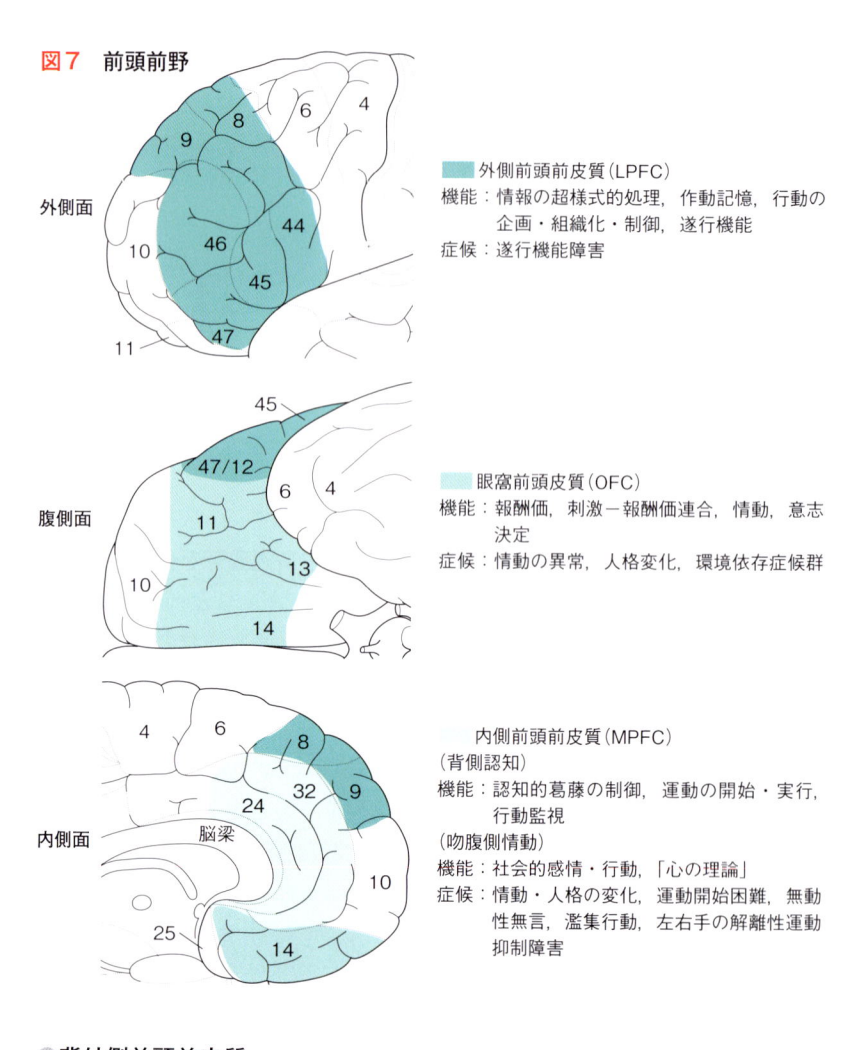

図7　前頭前野

外側面

外側前頭前皮質（LPFC）
機能：情報の超様式的処理，作動記憶，行動の
　　　企画・組織化・制御，遂行機能
症候：遂行機能障害

腹側面

眼窩前頭皮質（OFC）
機能：報酬価，刺激—報酬価連合，情動，意志
　　　決定
症候：情動の異常，人格変化，環境依存症候群

内側面

内側前頭前皮質（MPFC）
（背側認知）
機能：認知的葛藤の制御，運動の開始・実行，
　　　行動監視
（吻腹側情動）
機能：社会的感情・行動，「心の理論」
症候：情動・人格の変化，運動開始困難，無動
　　　性無言，濫集行動，左右手の解離性運動
　　　抑制障害

●背外側前頭前皮質

　目標を達成するために，認知情報と内的情報を意識上に保持して統合・監視・操作し行動を適切にコントロールする，いわゆる「遂行機能」の最高次中枢とされる[18]。46野は作動記憶（working memory）*1 をつかさどる領域として重要である[19]。

●腹外側前頭前皮質

　情報の能動的想起や選択といった一次的な遂行過程に関与している。44，45野はBroca野（運動言語中枢）として知られている。

　外側前頭前皮質の障害によって，能動性の欠如や無関心などが生じる。また，いったん始めた運動・行為を繰り返す，いわゆる保続（motor perseveration）をはじめ，いったん抱かれた概念や心の構えが状況の変化に応じて転換が困難で柔軟な思考ができなくなるといった，保続のより高次な水準の遂行機能障害が出現する[20]。

*1　作動記憶（working memory）

例えば，暗算をするとき，一時的にその数字を記憶し答えを出した後，その記憶は不要となり消去される。暗算以外にも会話や料理など，ヒトの営みのすべてのなかで情報を一時的に保持することは欠かせない。このような記憶様式を作動記憶（ワーキングメモリ）という。

44, 45野はBroca野として運動言語中枢として知られている。近年、サルの腹側運動前野（F5領域）とよばれる領域から、他者の動作を見ているときに反応し、また自分がそれと同じ動作をするときにも反応するミラーニューロンとよばれる単一の神経細胞が発見された[21]。ヒトの44野にも同様のニューロンが存在することが明らかとなっている[22]。ミラーニューロンは脳卒中患者のリハビリテーションにおいて、運動学習の観点から麻痺回復に向けた効果的なリハビリテーションの開発などが期待される。

COLUMN

ミラーニューロン

ミラーニューロンは、Rizzolattiらのグループによってサルの腹側運動前野（F5領域）とよばれる領域から発見された（図C）。ミラーニューロンは他者の動作を見ているときに反応し、また自分がそれと同じ動作をするときにも反応する単一の神経細胞である。ヒトでは44野（Broca野）と下頭頂小葉（角回、縁上回）、頭頂間溝吻側部（anterior intraparietal sulcus : aIPS）でミラーニューロンと同等のシステムが存在することが確かめられており、ミラーニューロンシステムとよばれている[22]。

ミラーニューロンは、視覚情報に基づいて他者を認知・理解するための神経基盤であり、他者の意図を理解し行動学習するための重要な手段となる。すなわち、ヒトが社会性を形成するための基本的要素である[b]。ミラーニューロンネットワークの機能障害は、コミュニケーション能力の発達障害を症状とする自閉症との関連性を示唆する報告もある[c]。また、行動に伴う音（聴覚情報）とその行動をマッチングさせるミラーニューロンも発見されている[d]。

図C　ミラーセラピー

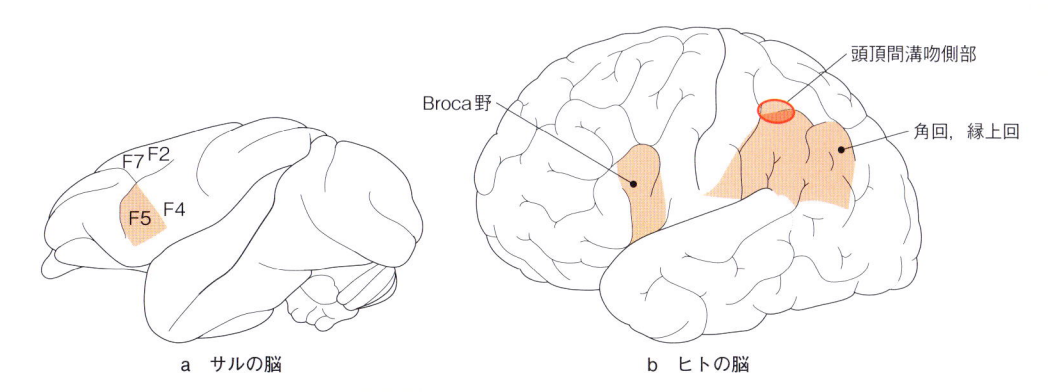

a　サルの脳　　　　b　ヒトの脳

Broca野　　頭頂間溝吻側部　　角回，縁上回

■引用文献

b）Gazzola V, et al: Empathy and the somatotopic auditory mirror system in humans. Current Biology, 16: 1824–1829, 2006.

c）Antonia F: Reflecting on the mirror neuron system in autism: A systematic review of current theories. Developmental Cognitive Neuroscience, 3: 91-105, 2013.

d）Kohler E, et al: Hearing sounds, understanding actions: action representation in mirror neurons. Science, 297: 846-848, 2002.

眼窩前頭皮質

眼窩前頭皮質（11, 13, 14野）は扁桃体などの辺縁系と強い結びつきがある。ここでは経験から得られた報酬価に対する情動反応により，適切な意思決定や行動選択がなされる。この領域の障害では人格変化や感情鈍麻・多幸・無関心などを示す。そのほかにも，一側または両側の前頭葉眼窩部の損傷で，指示や命令がないのに目の前の人の動作を模倣してしまう模倣行動（imitation behavior）現象などが出現する[23]。

模倣行動
☞ p.114参照

内側前頭前皮質

内側前頭前皮質（24, 25, 32野）は前部帯状回を中心とした領域で，背外

C OLUMN

前頭極と眼窩前頭皮質

前頭極（10野）と眼窩前頭皮質を中心に損傷（図D）したPhineas Gageは，知的水準は保たれていたにもかかわらず，物事を計画的に遂行することができず，わがままで粗野で気まぐれな性格に変貌するなどの症状を呈し，社会に適応できないまま生涯を過ごしたとされる[e]。

図D　前頭極と眼窩前頭皮質の損傷

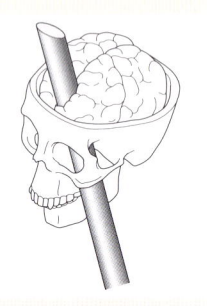

アフォーダンス

Gibson（1979）はアフォーダンス（affordance：afford「提供する」という意味の造語）という概念を提起した。アフォーダンスとは「人間と環境の相互依存性に関係した概念であり，知覚することと行為との連動性に関係している」とする仮説である[f]。すなわち「環境」自体に行為を促すさまざまな情報が存在すると考えるものである。補足運動野に障害を受けた患者が，本人の意思とはかかわりなく，目の前にある物品をつかむ，または使用してしまう本能性把握反応や道具の強迫的使用は，知覚された物品がつかむ・使用する行為をaffordしている現象を裏付けたものかもしれない。

図E　情報を提供する環境

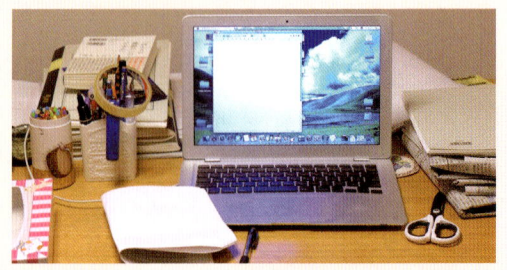

机の上にあるさまざまな物品がヒトに行為を促す情報をもっている。

■ 引用文献
e）アントニオ ダマシオ，田中三彦，訳: 生存する脳. 講談社, 2001.
f）鳥居修晃: ギブソンの理論−情報の抽出とアフォーダンス. 脳科学とリハビリテーション, 1: 4-13, 2001.

側前頭前皮質や眼窩前頭皮質，扁桃体との結合があり，社会とのかかわりにおける感情・行動に関与しているとされる[24]。また，補足運動野，運動前野と強い結合があり，これらの領域からの情報を処理して外界・社会に向けた行動が表出される。

内側前頭前皮質の障害では，32野の血流低下と自閉症との関連性が指摘されていること[25]や，補足運動野と結びつきがある帯状回背側部の損傷では運動開始困難や本能性把握反応，道具の強迫的使用などが生じる[26]。

■ 引用文献

1) 酒田英夫: 新生理科学体系12 高次脳機能の生理学. 鈴木寿夫, 酒田英夫（編）. 電気生理学的研究. 医学書院, p.22-35, 1988.
2) Kurata RN, et al: Premotor cortex of rhesus monkeys: set-related activity during two conditional tasks. Exp Brain Res, 69: 327-343, 1989.
3) Hocherman S, et al: Effect of hand movement path on motor cortical activity in awake, behaving rhesus monkey. Exp Brain Res, 83: 285-302, 1991.
4) 蔵田　潔: 運動前野背側部と運動準備活動. 神経研究の進歩（手の運動の制御と学習）. 42: 59-67, 1998.
5) Rizzolatti G, et al: Functional organization of inferior area 6 in the macaque monkey. Area F5 and the control of distal movements. Exp Brain Res, 71: 491-507, 1988.
6) Mushiake H, et al: Preferential activity of dentate neurons during limb movements guided by vision. J Neurophysiol, 70: 660-664, 1993.
7) Daube JR, et al: Medical Neurosciences: An approach to anatomy, pathology and physiology by systems and levels. Little Brown, Boston, 1978.
8) Tanji J, et al: Relation of neurons in the nonprimary motor cortex to bilateral hand movement. Nature, 327: 618-620, 2004.
9) Carpenter MB, 嶋井和世, 監訳: CORE TEXT 神経解剖学. 廣川書店, 1994.
10) 丹治　順: 脳と運動－アクションを実行させる脳. 共立出版, 1999.
11) Aizawa H, et al: Reorganization of activity in the supplementary motor area associated with motor learning and functional recovery. Exp Brain Res, 84: 668-671, 1991.
12) Tanji J: The supplementary motor area in the cerebral cortex. Neurosci Res, 19: 251-268, 1994.
13) Luppino G, et al: Corticocortical connections area F3（SMA-proper）and area F6（pre-SMA）in the macaque monkey. J Comp Neurol, 338: 114-140, 1993.
14) Tanji J: Sequential organization of multiple movements: involvement of cortical motor areas. Annu Rev Neurosci, 24: 631-651, 2001.
15) Dum RP, et al: The origin of corticospinal projections from the premotor areas in the frontal lobe. J Neurosci, 11: 667-689, 1991.
16) Morecraft RJ, et al: Convergence of limbic input to the cingulate motor cortex in the rhesus monkey. Brain Res Bull, 45: 209–232, 1998.
17) Petrides M, et al: Comparative architectonic analysis of the human and the macaque frontal cortex. In: Boller F, Grafman J, editors. Handbook of neuropsychology. Vol.9. Elsevier, Amsterdam, p.17-58, 1994.
18) Pribram KH: The primate frontal cortex -executive of the brain. In: Pribram KH, Luria AR, editors. Psychophysiology of the frontal lobes. Achademic Press, New York, p.293-314, 1973.
19) 久保田　競: 前頭葉の構造と機能局在. 神経精神薬理, 15: 409-420, 1993.
20) 菊池大一, ほか: 前頭前野. Clinical Neuroscience（Body Image）, 29: 909-914, 2011.
21) Rizzolatti G, et al: The mirror-neuron system. Ann Rev Neurosci, 27: 169-192, 2004.
22) Antonia F: Reflecting on the mirror neuron system in autism: A systematic review of current theories. Dev Cogn Neurosci, 3: 91-105, 2013.
23) Lhermitte F: "Utilization behavior" and its relation to lesions of the frontal lobe. Brain, 106: 237-255, 1983.
24) Hornak J, et al: Changes in emotion after circumscribed surgical lesions of the orbitofrontal and cingulate cortices. Brain, 126: 1691-1712, 2003.
25) Ohnishi T, et al: Abnormal regional cerebral blood flow in childhood autism. Brain, 123（Pt9）: 1838-1844, 2000.
26) 森　悦郎: 前頭葉の神経心理学と行動神経学. 神経研究の進歩, 49: 608-617, 2005.

Ⅲ 大脳皮質・皮質下・小脳の機能

前頭葉内側面の補足運動野の障害によって運動の開始が困難になることは前述した。そのほかにも左半球のこの領域の障害により病的把握現象といわれる本人の意思と無関係に運動・行為を行う症候が出現する。手掌に加わった触覚刺激により把握反射（grasp reflex）が誘発されるが，さらに脳梁膝部周囲の前部帯状回吻側部を含む障害によって目の前にある物品を無批判につかんでしまう本能性把握現象，それに加えて帯状皮質運動野の障害を含むとつかんだ道具を使用する，道具の強迫的使用（compulsive manipulation of tools），利用行動（utilization behavior）といった症候が出現する[g]（図E）。こうした動作は右手自体で止めることができず，左手で押さえつけることなどで止めようとする。

一方，右半球の同領域の損傷では，左手が衣服の一部やボタンをまさぐるように触れるなど，不随意で無目的な動作を行う現象が現れ，他人の手徴候（alien hand sign）とよばれる[h]。これは左半球の角回にmotor engramが存在することに起因したものと考えられる。

道具の強迫的使用　☞ p.100参照
利用行動　☞ p.114参照

図E　道具の強迫的使用のメカニズム

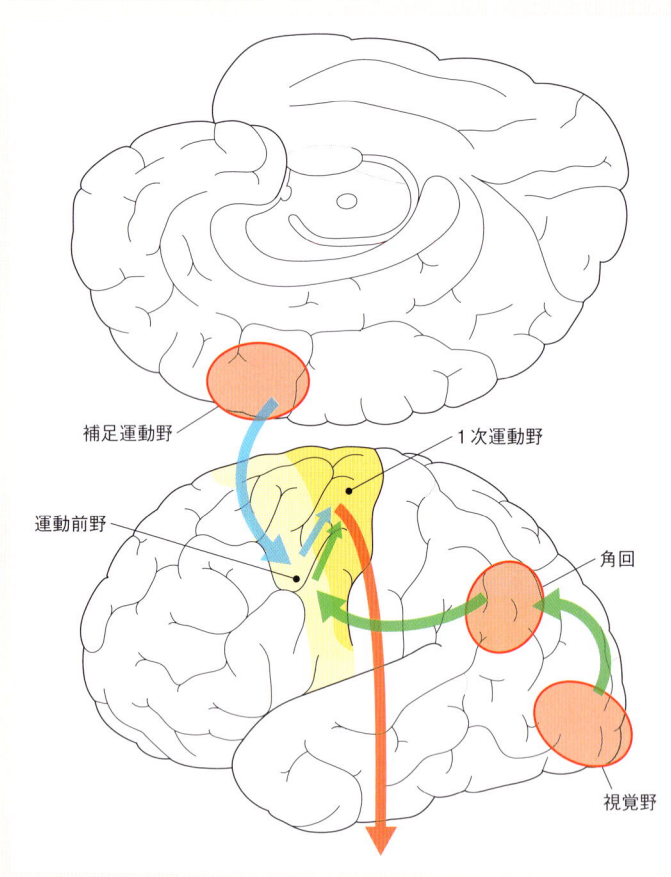

補足運動野

1次運動野

運動前野

角回

視覚野

■ 引用文献
g）森　悦郎, ほか: 前頭葉と行為障害. 神経進歩, 127-138, 1993.
h）平山惠三: 前頭葉病変と行為障害. 神経心理学, 9: 2-12, 1993.

3 側頭葉の機能

沼田憲治

側頭葉の外側面は上および下側頭溝によって上・中・下側頭回に分けられる。側頭葉の最前方は側頭極（38野）とよばれる。Sylvius裂で隠れている上側頭回の上面（側頭弁蓋部）は横側頭回（Heschl回，41野）とその後に，側頭平面（42野）が並ぶ[1]（図1）。内側面は海馬傍回（parahippocampal gyrus，36野），鉤（uncus）があり，その内部には海馬（hippocampus），扁桃体（amygdala）がある。海馬傍回の後方は側副溝を境にして舌状回（lingual gyrus）がある。側頭葉には聴覚や視覚認知をはじめ記憶や情動など多彩な機能をつかさどる領域が存在する。

本項では側頭葉の聴覚情報処理と視覚認知について解説するが，情動に関することはⅢ章5「辺縁系の機能」（p.64）で触れる。

1 聴覚情報処理領域

横側頭回は1次聴覚野で聴覚情報が内側膝状体を経由し，最初に到達する皮質領域である。側頭平面は左側で大きいことから言語の左半球優位性との関連が考えられる。一側の耳からの聴覚情報はほぼ両側の1次聴覚野に入力されるが，反対側からの入力がやや強い[2]。従って，この領域の両側損傷では，いわゆる音が聞こえない皮質聾が生じる。一方，上側頭回（22野）は聴覚情報の高次領域であり，左半球では上側頭回の後方1/3が

図1　側頭平面

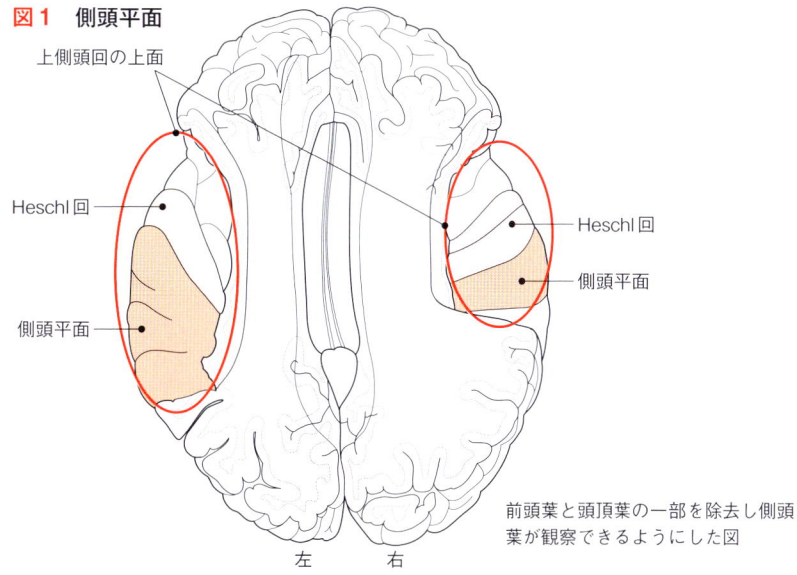

上側頭回の上面

Heschl回

側頭平面

Heschl回

側頭平面

前頭葉と頭頂葉の一部を除去し側頭葉が観察できるようにした図

左　右

側頭平面（▱）の大きさには左右差があり，左側のほうが大きいといわれる。

（文献1より改変引用）

Wernicke野とよばれる言語理解に重要な役割を担う領域である（**図2**）。この領域の損傷では言語了解が障害されるWernicke失語が生じる。一方，右半球の同名領域の損傷では，生活環境音や音楽などの非言語音の理解の障害が生じるとされるが論議がある。

　サルでは後頭−側頭の境には聴覚の音源定位に特異的な細胞群が見出されていて，聴空間の知覚の関与が推定されている[3]。

2 視覚認知領域

　顔の認知には紡錘状回（fusiform gyrus，37野），舌状回が重要な役割を担っている（**図3**）。サルの側頭葉では顔細胞が見出されている[4]。ヒトの顔を見て誰かわからなくなる**相貌失認**は同領域の両側の損傷で出現するが，一側の場合は右半球の損傷で出現するとされる[5]。相貌失認は顔を見て誰かがわからないが，声を聴いて人物が判断できる。紡錘状回における顔の認知情報はさらに側頭極に送られる。側頭極は多種感覚統合の領域であり過去の経験に基づく連想や意味記憶にかかわっており，意味記憶情報と顔の情報とが照合され，馴染みの場合は特定の人物の顔として理解される。

図2　聴覚の皮質領域

図3　相貌失認と街並失認の病巣

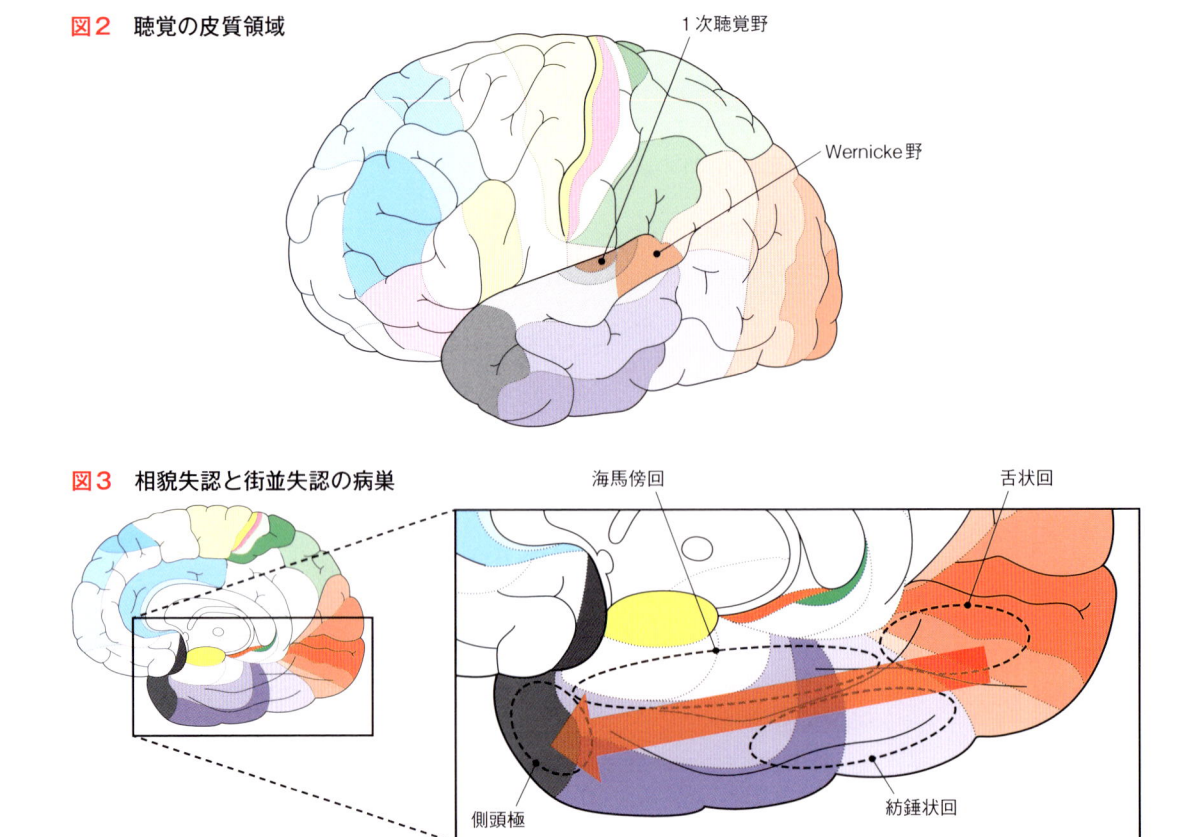

側頭極を含む紡錘状回の損傷により，声を聴いても人物を判別できない相貌失認が出現する。

　海馬傍回と舌状回は街並の認知に関与しており，その損傷により熟知した自宅付近の建物や場所がわからなくなり道に迷ってしまう**街並失認**が出現する[6]。顔と街並の認知はいずれも外界からの環境刺激であり，不特定のなかから特定の顔や街並を認知することから，記憶が関与した類似の神経機構であると考えられる[5]。両者の責任病巣は近接することから，合併して出現することがある。両側の紡錘状回後部および舌状回の病変では色覚失認が起こる。

■引用文献
1) 山鳥　重: ヒトはなぜことばを使えるか-脳と心のふしぎ. 講談社現代新書, 1998.
2) Geschwind N: Specialization of the human brain. Scientific American, 241: 180-199, 1979.
3) 鈴木寿夫, 編: 新生理科学体系(12). 高次脳機能の生理学. 医学書院, p.51-53, 1988.
4) Freiwald WA, et al: Functional compartmentalization and viewpoint generalization within the macaque face-processing system. Science, 330: 845-851, 2010.
5) 高橋信佳: 熟知視覚像の失認-相貌失認と街並失認. 昭和医会誌, 65: 14-18, 2005.
6) Takahashi N, et al: Pure topographical disorientation-the anatomical basis of landmark agnosia. Cortex, 38: 717-725, 2002.

COLUMN

　脳梁膨大後皮質（29，30野），頭頂葉内側部（楔前部）（**図A**）の病巣により道順失認（道順障害ともいう）が出現する。道順失認は街並失認と同様に目的の場所に到達できなくなる。しかし，街並失認とは異なり，道順失認は熟知した建物などの認知が可能であるが，そこからどの方向に向かって進めばよいかがわからなくなってしまう症候である。同領域は前頭葉，海馬，海馬傍回と密接な線維連絡をもっており，離れた2地点間の方角の記銘に関与している可能性が考えられている[a]。

　道順失認と街並失認は既知の場所で道に迷うという現象は同じであるが，異なった機能的メカニズムが背景となっていることに留意する必要がある。　道順失認 ☞ p.148参照

図A　道順失認の病巣

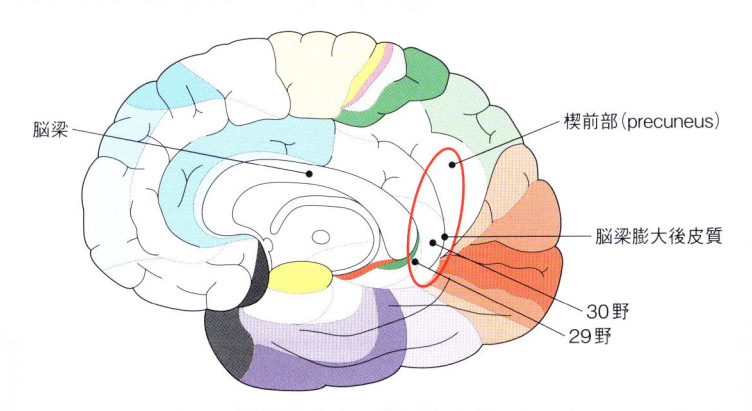

脳梁　　楔前部（precuneus）
脳梁膨大後皮質
30野
29野

■引用文献
a) Katayama K, et al: Pure topographical disorientation due to right posterior cingulate lesion. Cortex, 35: 279-282, 1999.

4 後頭葉の機能

沼田憲治

1 膝状体経路

　網膜で受容した視覚情報は外側膝状体から視放線を経由し1次視覚野(17野)に投射される。これは膝状体経路(geniculostriate system)とよばれる視覚経路である(**図1**)。膝状体経路は，外界の左視野からの情報は右後頭葉へ，右視野からの情報は左の後頭葉へ投射される。さらに，上下の視野情報も鳥距溝を境に反転して1次視覚野(17野)に投射される。1次視覚野では外界からの視覚刺激が直線や曲線といった刺激様式にのみ特異的に反応する細胞に受容される。1次視覚野からの情報はさらに視覚連合野(18, 19野)に送られ，視覚的記憶として貯蔵される[1]。

図1　膝状体経路

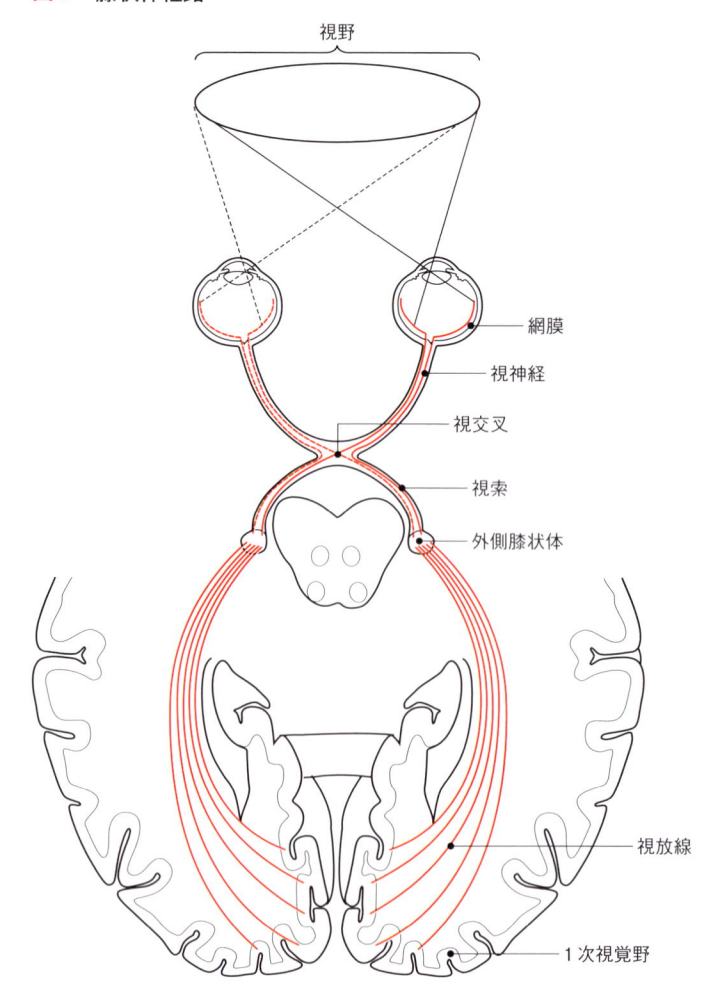

2 背側視覚経路と腹側視覚経路

　膝状体経路は後頭葉皮質からさらに2つの処理経路に分かれる。1つは「空間視Where」に関与し**背側視覚経路**とよばれる。背側視覚経路は頭頂連合野に向かい空間の位置や動きを認識する経路である。もう1つは「形態視What」に関与し**腹側視覚経路**とよばれる（**図2**）。腹側視覚経路は側頭葉下部に向かい，物体の形や色を認識する経路である。この2つの経路は並列処理される[2]。

　Goodale[3]は，サルの頭頂間溝に運動性信号と視覚性信号の両方に反応するニューロンや操作対象の形状の識別に関与するニューロンが存在することをつきとめた。また，腹側経路が障害されて形状を認識できないはずの患者が問題なく手の操作ができた臨床例などから，背側視覚経路は「運動のための視覚情報処理How」の経路でもあるという仮説を提唱した。

　皮質下の脳血管障害で網膜から後頭葉までの膝状体経路中のどこかに障害が生じた場合，同名半盲（hemianopsia）が出現する。低酸素脳症や中毒などで両側の後頭葉皮質が障害された場合は皮質盲（cortical blindness）が出現する。皮質盲はまったく見えない状態で明暗の弁別もできず瞬目反射も起こらない症候である。皮質盲の患者のなかには自分の盲を否認し，あたかも見えているかのような言動がある（もちろん，目前の対象物を認知できず，つかむなどの行為はできない）。これはAnton症候群とよばれ病態失認を伴っている場合をいう[4]。

皮質盲
☞ p.160参照

Anton症候群
☞ p.63 COLUMN参照

III
大脳皮質・皮質下・小脳の機能

図2　背側視覚経路と腹側視覚経路

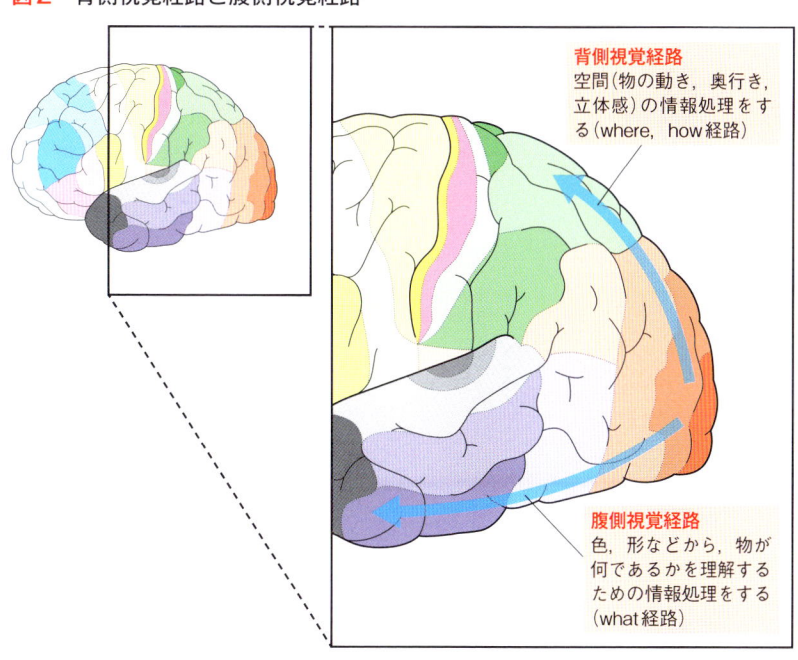

背側視覚経路
空間（物の動き，奥行き，立体感）の情報処理をする（where，how経路）

腹側視覚経路
色，形などから，物が何であるかを理解するための情報処理をする（what経路）

3 非膝状体経路

　膝状体経路以外にも網膜から上丘，視床枕を経由し頭頂葉や前頭葉など
に投射する非膝状体経路（extrageniculostriate system）が存在する（図3）。
非膝状体経路は，視力には直接関係しない[3]。しかし空間視に関与すると
され，視野内にある動的目標を関知すると眼球の指標追跡運動が惹起され，
眼球を動かすことができる[5]。Anton症候群は動いている対象物に目を向
け知覚することができることから，非膝状体経路の関与が示唆される。

図3　非膝状体経路

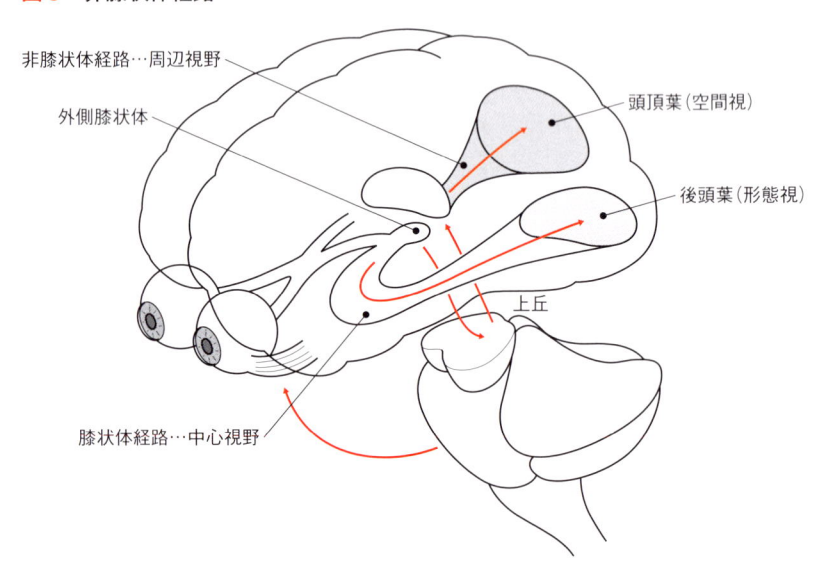

■引用文献
1）Doube JR, et al: Medical neurosciences: An approach to anatomy, pathology and physiology by systems and levels. Little Brown, Boston, 1978.
2）Ungerleider LG, et al: Two cortical visual systems. "Analysis of visual behavior". MIT Press, Cambridge, 1982.
3）Goodale MA, et al: Separate visual pathways for perception and action. Trends Neurosci, 15: 20-25, 1992.
4）田崎義昭, ほか: ベッドサイドの神経の診かた. 南山堂, p.322, 2016.
5）筒井　純: 非膝状体系の臨床的意義. 神経進歩, 35: 439-444, 1991.

COLUMN

Anton症候群とRiddoch現象

図Aは筆者が経験したAnton症候群を呈した症例のSPECT画像である。両側後頭葉の血流低下が認められる。本症例は目の前に置かれたボールを知覚しつかむことができない（図B）。これは後頭葉の機能低下により，中心視野から静的な視覚情報を知覚することができない，いわゆる膝状体経路の障害を示す。しかし自分に向かって飛来してくるボールには正確に手で捕まえることがで

きた。これは非膝状体経路による動的な視覚情報を受容する機能が残存したことによる頭頂葉の空間認知の関与が考えられる。非膝状体経路の機能は，健常人では通常膝状体経路に隠れて存在するため，その機能を直接確かめることはできないが，膝状体系機能が障害されると非膝状体系機能が明瞭に出現するとされる。この症候はRiddoch現象とよばれる[a]。

図A　Anton症候群のSPECT画像

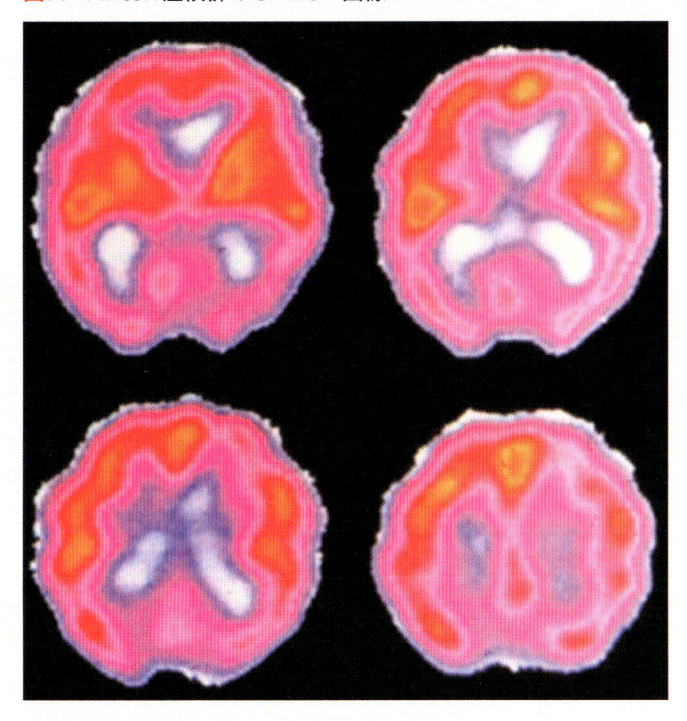

図B　Anton症候群

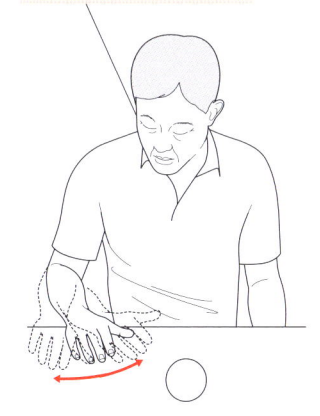

置かれたボールを知覚することができずに，手探りをしている

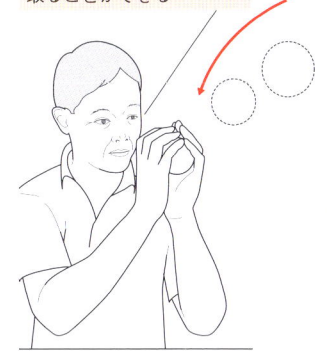

飛んでくるボールはつかみ取ることができる

■引用文献

a）Riddoch G: Dissociation of visual perception due to occipital injuries, with especial reference to appreciation of movement. Brain, 40: 15-57, 1917.

5 辺縁系の機能

沼田憲治

1 側頭葉内側面と大脳辺縁系

　側頭葉内側面には大脳辺縁系（limbic system）に属する海馬傍回（36野），側頭極のほかに，記憶に関連する海馬や情動行動に関連する扁桃体がある。

海馬

　海馬は記憶回路であるPapezの回路（海馬 → 脳弓 → 乳頭体 → 乳頭体視床束 → 視床前核 → 内包 → 帯状回 → 海馬）を構成する要素である。海馬の両側損傷では重度の前向性健忘が生じることが知られている。この場合，逆行性健忘や即時記憶，手続き記憶の障害は伴わない。左の海馬損傷では，言語性記憶が障害され，右損傷では視覚性記憶が障害されるとしている[1]。

扁桃体

　扁桃体はYakovlevの回路（扁桃体 → 視床背内側核 → 眼窩前頭皮質・前部帯状回 → 側頭極 → 扁桃体）を構成する要素である。記憶にかかわる回路ともされるが，情動の形成と情動記憶に重要な役割を担っている。ヒトでは恐怖，怒り，幸せなどの基本的感情だけではなく罪悪感，羞恥，嫉妬など社会行動にかかわる社会的感情に関与する[2]。

　扁桃体には視覚，聴覚，体性感覚，味覚，嗅覚など，すべての感覚モダリティーから直接的あるいは感覚連合野などを経由した領域からの入力がある。扁桃体はそれらの感覚刺激と情動との間の連合学習による感覚刺激の価値評価や意味認知に基づく快・不快情動の発現に関与する[3]。扁桃体からの出力は前部帯状回や視床下部，下位脳幹へ投射され接近，逃避，攻撃などの情動行動として出力される。眼窩前頭皮質は，情動系における上位中枢として位置付けられ，過去の情動体験に基づいて高次なレベルでの運動調整に関与する[4]。

　サルの両側の扁桃体を破壊することで，Klüver Bucy症候群とよばれる，次のような症候が出現する。

①物品の意味認知ができない（物体失認）
②周囲にある物を手当たり次第口に入れる（口唇傾向）
③恐れていたヘビなどに恐怖を抱かなくなる（恐怖情動の欠如）
④同性や異種動物への交尾（性行動の亢進）
⑤過食（食欲亢進）

しかし，ヒトの両側扁桃体の障害では情動反応の低下は著明ではなく，扁桃体を含む広範な領域の障害によって起こると考えられる[5]。

側頭極

　側頭極は多種感覚統合に基づく連想・記憶にかかわっていると考えられている[5]。例えば，日常よくある音を聴いたとき，それがどのような形であるかを連想することや，言語表象化することができる。両側の側頭極の損傷により言葉（単語）の意味が理解できなくなる意味性認知症（semantic dementia）が出現することが知られている[6]。

2　帯状皮質

　帯状回は入出力と機能的側面から4つの領域に区分される。24野前部，25野および32野は扁桃体と密接な連絡を有し，情動領域として本能行動に関与する（**図1**）。24野後部は，運動関連領野と密接なつながりをもち，認知領域として運動の選択やモニタリングに関与する。29，30野は記憶に関連する海馬や側頭葉内側部，前頭葉背外側部（46野）との間に豊富な出入力があり，記憶領域としての役割を有する。腹側帯状皮質（23野）は空間認知領域として頭頂葉後部と密接な連絡がある[7]。

3　島皮質

　島皮質（insular）は前頭葉，側頭葉，頭頂葉，大脳辺縁系など脳の広範な領域と線維連絡がある。特に帯状回，扁桃体との結びつきが強い[8]。島皮質は細胞構築学的に前・中・後部の3領域に分けられ，各領域間で密な線維連絡がある。島皮質中後部は視床を介して視覚，聴覚，体性感覚，味覚，

COLUMN

辺縁系

　辺縁系（limbic system）とは，帯状回，海馬傍回，側頭極，海馬（前頭眼窩野，島皮質を含む場合もある）などの辺縁葉（limbic lobe）（**図A**）とPapezの回路やYakovlevの回路などを構成する扁桃体，視床前部，視床下部，乳頭体，中隔などといった皮質下核を包括した領域を指す[a]。辺縁系は大脳皮質感覚連合野と双方向の結合があり，主として記憶，情動，行動に関与している。

図A　大脳辺縁系

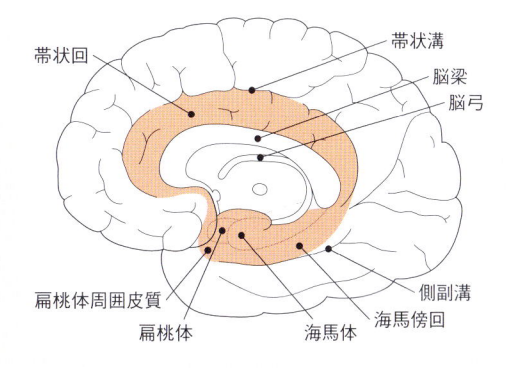

帯状回　帯状溝　脳梁　脳弓　側副溝　海馬傍回　海馬体　扁桃体　扁桃体周囲皮質

■ 引用文献

a）Barr ML, et al: The human nervous system: An anatomical viewpoint. Philadelphia, Harper & Row, 1983.

図1　帯状回

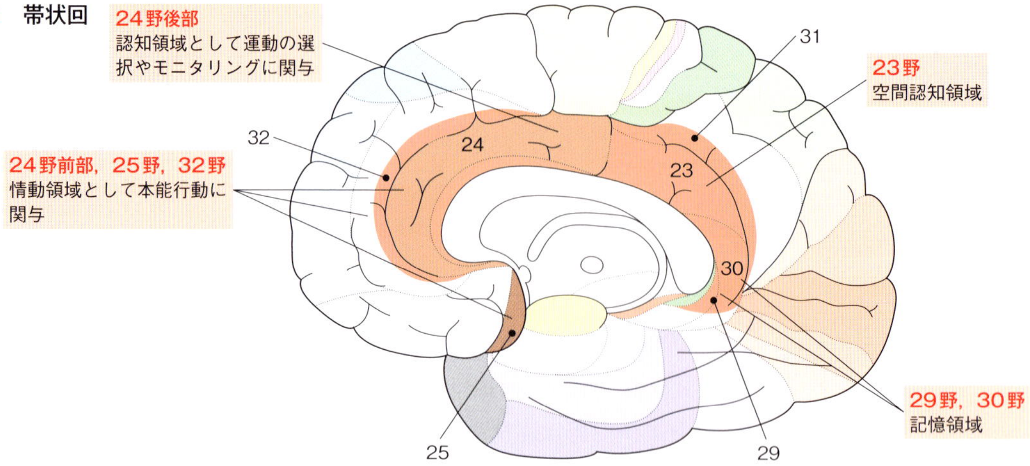

24野後部
認知領域として運動の選択やモニタリングに関与

24野前部，25野，32野
情動領域として本能行動に関与

31

23野
空間認知領域

32

24

23

30

29野，30野
記憶領域

25

29

嗅覚など身体状態に関連する情報を受ける。島皮質前部と帯状回前部とは双方向の密接な線維連絡がある。島皮質後部では多種感覚情報の統合に重要な役割が考えられている。この統合された感覚の包括的な情報が島皮質前部に送られ，さらに帯状回前部に送られることで，知覚によって生じた感情および行動に対する動機付けが生成される可能性が推定されている[8]。

島損傷の患者では逃避行動といった痛みに対する基礎的な情動と行動が消失するいわゆる**痛覚失認**が出現するといった報告[9]や，右島損傷では意欲低下や，外的刺激に対し無視が生じることなどが報告されている[10]。

■引用文献

1) Scoville WB, et al: Loss of recent memory after bilateral hippocampal lesions. J Neurol Neurosurg Psychiat, 20: 11-21, 1957.
2) 磯尾綾子, ほか: 側頭葉機能のイメージング研究. 神経進歩, 48: 205-213, 2004.
3) 永福智志, ほか: 情動を発現するニューロン機構－感情と行動の仕組み. 脳を知る（細胞工学別冊, 久野 宗, 監修). 秀潤社, p.117-128. 2000.
4) Hornak J, et al: Changes in emotion after circumscribed surgical lesions of the orbitofrontal and cingulate cortices. Brain, 126: 1691-1712, 2003.
5) 上野照子, ほか: 側頭葉と情動. CLINICAL NEUROSCIENCE, 10: 24-28, 1996.
6) Hodges JR, et al: Semantic dementia. Progressive fluent aphasia with temporal lobe atrophy. Brain, 115: 1783-1806, 1992.

COLUMN

痛覚失認（asymbolia for pain）は痛み刺激に対し，正しい運動・情動反応ができないと定義される。その責任病巣は第2体性感覚野，頭頂弁蓋部，島などとする報告があるが明らかではない。Berthierら[9]は痛覚失認を伴う6名の脳損傷患者（感覚障害なし）を対象に，「今から強くつねりますよ」などの脅し言葉や，「眼に針を刺す」ジェスチャーなどによる視覚的脅しを行い，そのときの逃避反応や驚きなどの情動行為を観察した。6名の患者はいずれの刺激に対しても情動的反応がみられなかった。そして6名に共通の病巣は島であった。このことから痛覚失認は島の障害によって体性感覚野と辺縁系との連絡が分断（sensory-limbic disconnection）されたことが要因と推察した。

7) 小林　靖: 霊長類における帯状回の機能解剖学. CLINICAL NEUROSCIENCE, 10: 1226-1230, 2005.
8) Mufson EJ, et al: Insular interconnections with the amygdala in the rhesus monkey. Neuroscience, 6: 1231-1248, 1981.
9) Berthier M, et al: Asymbolia for pain: A sensory-limbic disconnection syndrome. Annals of Neurulogy, 24: 41-49, 1988.
10) Manes F, et al: Neuropsychiatric effects of insular stroke. J Nerv Ment Dis, 187: 707-712, 1999.

COLUMN

情動とリハビリテーション

ヒトの意図的行動や随意運動の発現に関与する神経経路には，大脳皮質感覚連合野を中心とした外的刺激（視覚・聴覚・体性感覚など）を統合し直接行動・運動に関与する外的回路（external circuit）と，大脳辺縁系における情動（社会的情動）によって行動・運動に関与する内的回路（internal circuit）がある（図B）[b]。この2つの経路からの情報は前頭前野において，その場に適応すべく状況判断に基づいた行動が選択されると考えられる。

Nishimuraら[c]は，サルによる研究で外側皮質脊髄路に損傷を与え，PETにより麻痺が生じた手指の回復過程における神経活動の変化を調べた。PETでの評価は運動中の局所脳血流を指標とした。麻痺の回復に伴って，1次運動野（M1）と前部帯状回（ACC），眼窩前頭皮質（OBF），腹側線条体（VSt），脚橋被蓋核（PPTN），腹側被蓋野（VTA）との間に神経活動の相関が認められた（図C）。これらの領域は，動機付けや報酬系といった情動にかかわる脳の領域であることから，モチベーションと運動回復に関連した神経ネットワークであることを推察した。

Dobkinら[d]は，脳卒中患者の歩行訓練中，単なる歩行速度の結果を告げた場合に比べ，褒め言葉や励ましの声かけを加えた場合のほうが歩行スピードの向上に結びつくことを報告した。情動に伴う学習・記憶の神経回路はヒトにおいて重要な機能の1つである。リハビリテーションのアプローチにおいて，患者の情動を考慮することは重要な因子として認識する必要があるだろう。

情動に伴う学習，動機付け ☞ p.245参照

図B　内的回路と外的回路

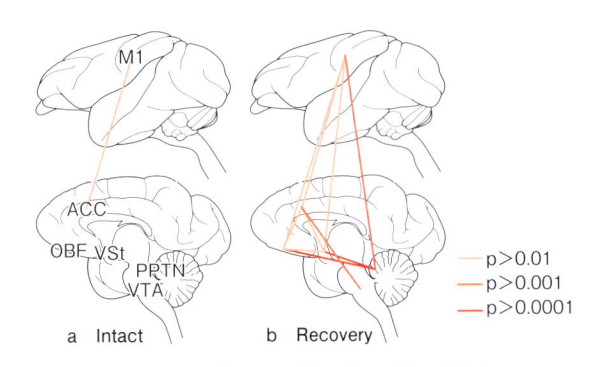

internal circuit 辺縁系 → 前頭前野
external circuit 感覚情報 → 前頭前野

前頭前野 → 行為・随意運動

（文献bより改変引用）

図C　1次運動野と辺縁系の神経活動の相関

M1
ACC
OBF VSt
PRTN
VTA

a　Intact
b　Recovery

p＞0.01
p＞0.001
p＞0.0001

線の色はp値による連結の強さの違いを示す

（文献cより改変引用）

■ 引用文献
b) Mano Y, et al: Cortical reorganization in training. J Electromiogr Kinesiol, 13: 57-62, 2003.
c) Nishimura Y, et al: Neural Substrates for the Motivational Regulation of Motor Recovery after Spinal-Cord Injury. PLoS ONE, 6: 1-8, 2011.
d) Dobkin BH, et al, SIRROWS Group: International randomized clinical trial, stroke inpatient rehabilitation with reinforcement of walking speed (SIRROWS), improves outcomes. Neurorehabil Neural Repair, 24: 235-242, 2010.

6 皮質下構造の機能

沼田憲治

1 視床

　視床は大脳皮質・大脳基底核・扁桃体・脳幹・小脳・脊髄などから感覚・運動系の情報を受け，大脳皮質・線条体・扁桃体に投射する。視床-皮質間は相互性神経連絡がある。視床に入力された情報は，介在ニューロンと視床網様核による制御を受け，皮質に投射される。視床の機能は入力の選択，出力の調整，皮質活動の同期化と非同期化，感覚信号の並列処理，運動活動を修飾する入力の統合などの皮質機能の調節を行っている。従って，**視床は単なる中継核とはいえない**[1]。視床核の区分と皮質投射の関係は図1に示すように，大脳皮質機能の大部分に関与しているため視床病変により実に多彩な臨床症状が伴う。

　視床核群は機能面，大脳皮質との連絡様式から特殊核・非特殊核・連合核に分けられ，以下のような線維連絡と機能的役割を有する[2]。

特殊核群

　運動野や感覚野など皮質の限局した領域と相互線維連絡がある核群をいう。

●知覚核

VPL : ventral posterolateral nucleus
VPM : ventral posteromedial nucleus

- 後外側腹側核（VPL）と後内側腹側核（VPM）：後索-内側毛帯系（触覚，振動覚，深部覚），外側脊髄視床路（痛覚，温度覚，圧覚）から感覚情報を受け，大脳皮質の1次体性感覚野（3, 1, 2野）へ投射する（図1①）。

LGB : lateral geniculate body

- 外側膝状体（LGB）：視覚の中継核で網膜からの入力を受け，出力は1次視覚野（17野）へ投射する（図1②）。

MGB : medial geniculate body

- 内側膝状体（MGB）：聴覚野と神経結合がある（図1③）。

●運動核

VL : ventral lateral nucleus

- 外側腹側核（VL）：小脳からの情報を受け，1次運動野に投射される（図1④）。この部位の損傷では一側の運動失調が出現する。

VA : ventral anterior nucleus

- 前腹側核（VA）：大脳基底核や上丘から入力を受け運動前野・補足運動野，前頭前野，前頭眼野に投射される（図1⑤）。これらの領域は多様な運動ループを形成している。

非特殊核群

　皮質の特定の領域に投射するのではなく，広範な皮質領域に投射する核

群である。

網様体
☞ p.26参照

髄板の内核群は意識レベルを調整する中脳網様体と密接な結合があり，大脳皮質の広い範囲に投射し皮質の賦活に関与している（**図1**）。

連合核（辺縁視床）

皮質連合野と相互性線維連絡を形成する核群で辺縁系に関連した領域である。

DM：dorsal medial nucleus

- ●背内側核（DM）：側頭葉内側面（嗅内皮質）・側頭極・扁桃体などから入力があり，前頭前野との間に相互の線維連絡がある。情動に伴う学習・記憶の神経回路と考えられている（**図1⑥**）。

A：anterior nucleus

- ●前核群（A）：辺縁系の線維連絡路である帯状回・乳頭体・海馬からの入力がある（**図1⑦**）。

● 視床枕（pulvinar）

視床枕核（P）は，眼球運動や視覚的外界のなかから，意味ある対象に注意を向ける役割を担っている（**図1⑧**）。

Ⅲ 大脳皮質・皮質下・小脳の機能

図1　視床核

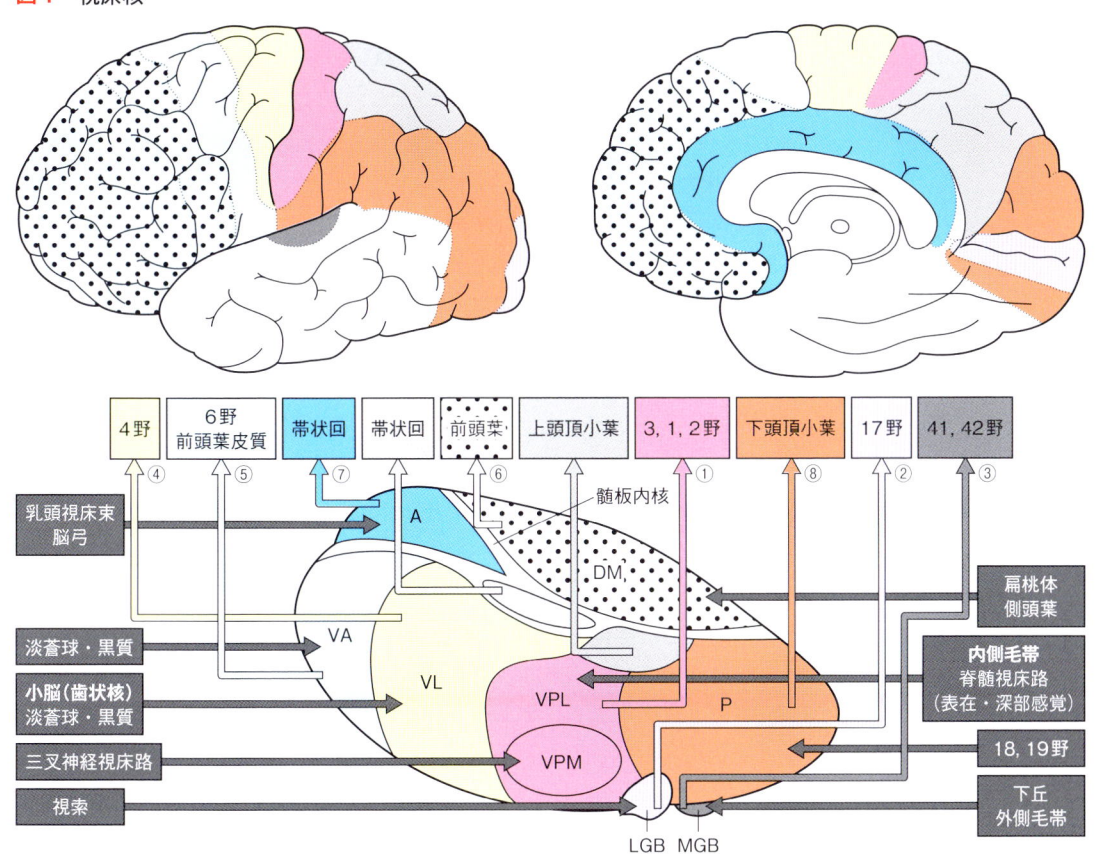

2 大脳基底核

　大脳基底核（basal ganglia，以下，基底核）は線条体（被殻，尾状核）・淡蒼球（内節と外節）・視床下核および黒質（網様部と緻密部）からなる。基底核は，食事や着替えなどのADL動作をはじめ，寝返り・起き上がり動作，歩行などといった日常の生活のなかで習慣化・自動化された動作の遂行に関与する。これらの動作は認知との関連や情動，動機との関連性の指摘があり[3]，状況に応じて適切な運動が選択され実行される。

大脳皮質 – 基底核 – 視床 – 大脳皮質のループ

　基底核は大脳皮質の広範な領域と線維連絡があり，大脳皮質 – 基底核 – 視床 – 大脳皮質のループを形成している。このループは大きく運動系ループ，連合系ループ，辺縁系ループに分類される[4]。運動系ループは運動野・感覚野から起こり運動の制御に関与する。1次運動野（4野）から被殻への投射は両側性投射であるが，同側からのほうが豊富である。運動前野は尾状核と被殻の両者に同側性に投射する。連合系ループは前頭連合野・頭頂連合野から起こり認知機能に関与する。辺縁系ループは辺縁皮質，扁桃体，海馬から起こり情動行動に関与する。従って，基底核は単に運動の制御だけではなく，**認知や記憶そして情動に基づいて状況に即した行動を選択する**という側面が大きい[1]。

運動系ループ

　図2は運動系ループ回路にかかわる基底核内の神経回路を示す。大脳皮質からの情報は線条体と視床下核に出力する。そして基底核からは，淡蒼球内節・黒質網様部に投射する直接経路と，視床下核を経由する間接経路による投射がある。基底核の機能を理解するうえで重要なポイントは，**基底核のもつ強力な抑制作用と脱抑制**である。黒質緻密部からはドパミン作動性ニューロンを線条体に投射する。ドパミンは線条体にある直接経路の出力ニューロンには興奮性に，間接経路の出力ニューロンには抑制性に作用する。いずれの経路も基底核の出力ニューロンは黒質網様部/淡蒼球内節には抑制性の効果を及ぼし，視床VL核を介して1次運動野，運動前野，補足運動野へ向かう経路と，脳幹の中脳歩行誘発野（MLR）を介して姿勢・歩行運動などを制御する2つの経路の興奮性出力を調整する[4]（**図2a**）。直接経路は適切な運動パターンを選択し，間接経路はそれ以外の不適切あるいは不要な運動を抑えることで，状況依存的に目的に適した運動が実行される[5]。Parkinson氏病では（**図2b**），黒質緻密部からのドパミン作動性ニューロンの作用が弱まることで，黒質網様部/淡蒼球内節からの抑制ニューロンの作用が強まる。その結果，視床VL核と中脳歩行誘発野が抑

MLR：midbrain locomotor region

中脳歩行誘発野（MLR）
☞ p.88参照

制され，大脳皮質の活性化の低下による無動と姿勢，歩行障害が出現する。

　着替えなど1つの動作を行う場合，複数の運動の順序とタイミングが一連の運動として実行される。複数の運動からなる順序に選択的に活動する細胞は補足運動野や前補足運動野で多く存在することが知られている[6]。同様の細胞は基底核のニューロンでも複数見出されているが，基底核では報酬依存的な活動を示すことから，特定の運動や行為を一連の順序立てた運動プランに形成し実行することに関与すると考えられる[7]。

　基底核には大脳の連合野を含む広範な皮質領域からの入力があることはすでに述べた。基底核ニューロンの特徴として，刺激の意味（文脈）に応じて強く反応する[8]ことや，刺激出現前に活動（予期的活動）することが報告されている[9]。基底核はより高次なレベルでの運動制御に関与している可能性がある。

補足運動野，前補足運動野
☞ p.49参照

Ⅲ
大脳皮質・皮質下・小脳の機能

図2　運動系ループ回路

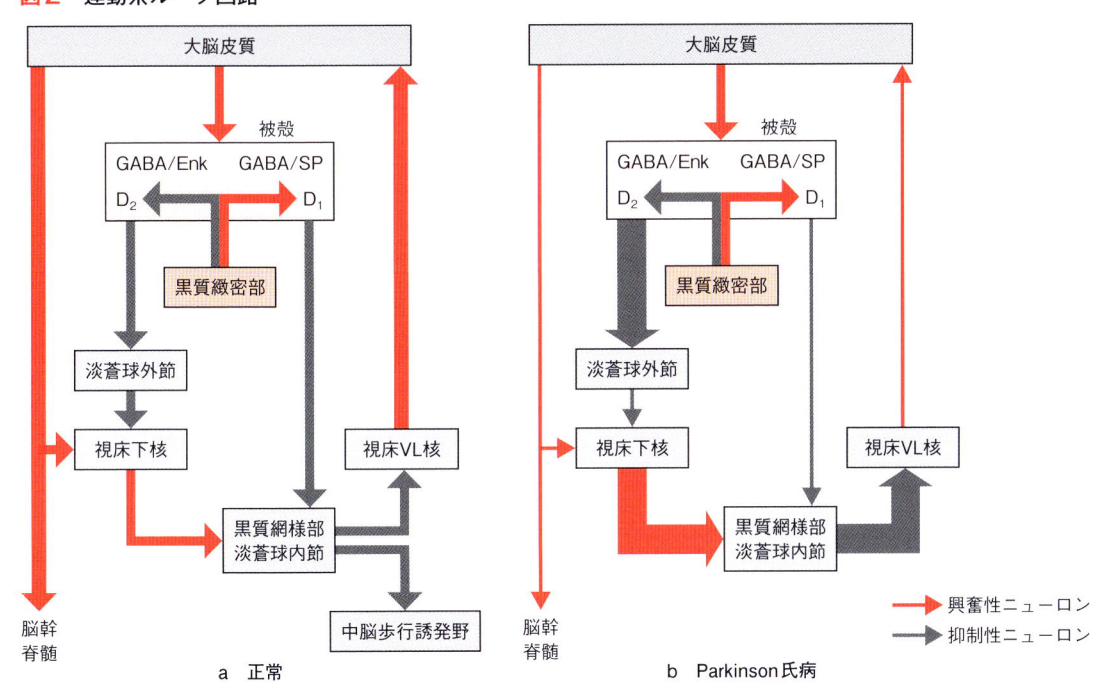

a　正常　　　　　　　　　　　b　Parkinson氏病

3 内包

　内包（internal capsule）は前脚，膝，後脚に分けられ，上行性線維と下行性線維が通過する部分である（図3）。上方は放線冠（coronal radiata），下方は大脳脚に連なる。内包膝部は皮質延髄路が，後脚部は皮質脊髄路が通過するため，この領域の損傷では痙性麻痺が生じる。また，内包には上行性の視床皮質路が通過しているため感覚障害も出現する。

図3　内包の解剖

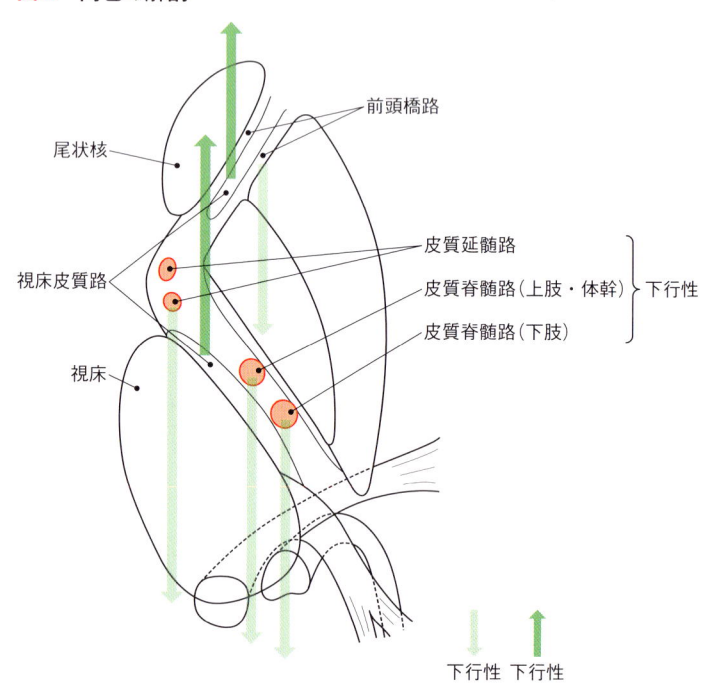

■引用文献

1) Carpenter MB, 嶋井和世, 監訳: CORE TEXT 神経解剖学. 廣川書店, 1994.
2) 中野勝磨: 視床の構造形態面から. CLINICAL NEUROSCIENCE, 18: 18-21, 2000.
3) Alexander GE, et al: Functional architecture of basal ganglia circuits: neural substrates of parallel processing. TINS, 13: 266-271, 1990.
4) Alexander GE, et al: Functional architecture of basal ganglia circuits: neural substrates of parallel processing. Trends Neurosci, 13: 267-271, 1990.
5) Kato M, et al: Function of the indirect pathway in the basal ganglia oculomotor system; visuo-oculomotor activities of external pallidal neurons. "Age-related Dopamine Dependennt Disorders" ed by Segawa M, Nomura Y. Karger Basel, p.178, 1995.
6) Shima K, et al: Role for cells in the presupplementary motor area in updating motor plans. Proc Natl Acad Sci USA, 93: 8694-8698, 1996.
7) Kimura M: Bihavioral modulation of sensory responses of primate putamen neurons. Brain Res, 578: 204-214, 1992.
8) Hikosaka O, et al: Visual and oculomotor functions of monkey substantia nigra pars reticulate. Ⅰ. Relation of visual and auditory responses to saccades. J Neurophysiol, 49: 1230-1253, 1983.
9) Hikosaka O, et al: Functional properties of monkey caudate neurons. Ⅲ.Activities related to expectation of target and reward. J Neurophysiol, 61: 814-832, 1989.

7　小脳の機能

沼田憲治

　小脳は虫部と半球に分かれる。半球は第1裂を境に四肢や体幹の運動制御に関与する前葉と，運動企画や非運動性の機能に関与する後葉に分かれる。さらに後外側裂により片葉小節葉に分けられる（**図1**）。小脳皮質は3層構造（表層側から分子層，プルキンエ細胞層，顆粒細胞層）をなしている。小脳皮質へは，下オリーブ核から出力しプルキンエ細胞を興奮させる**登上線維**と，前庭・脊髄・橋から出力し顆粒細胞を興奮させる**苔状線維**がある。小脳髄質（白質）には，室頂核，中位核（球状核，栓状核），歯状核の小脳核群がある[1]（**図2**）。

　小脳からの出力はプルキンエ細胞から小脳核になされる（**図3，4**）。小脳からの出力は交叉し反対側半球の運動野に投射されるため，一側の小脳損傷では損傷側と同側の上下肢に運動障害が出現する。小脳は機能的に次の脊髄小脳，橋小脳，前庭小脳の3つに区分される[1]。

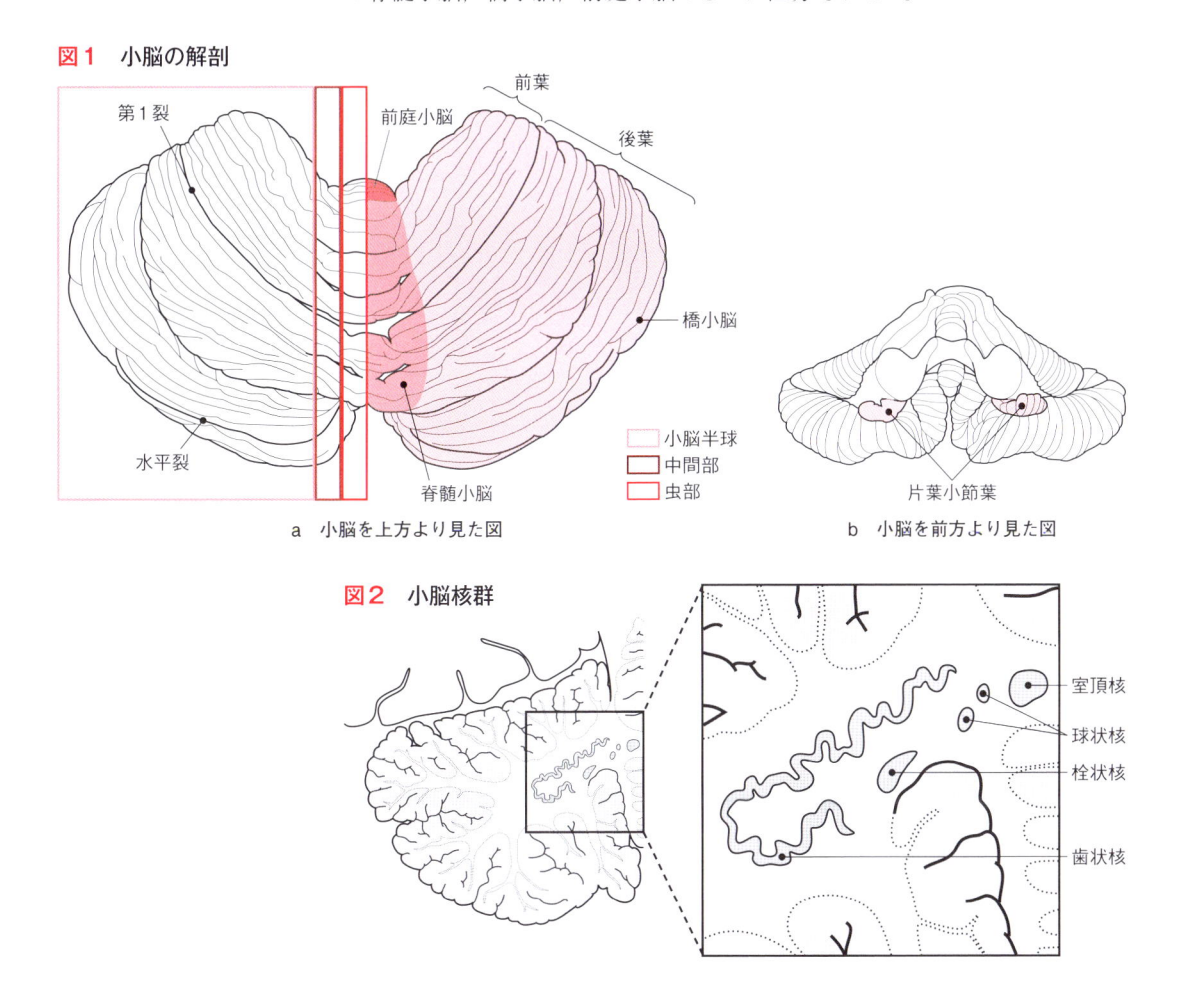

図1　小脳の解剖

第1裂　　前庭小脳　　前葉　　後葉　　橋小脳

水平裂　　脊髄小脳

小脳半球　中間部　虫部

a　小脳を上方より見た図

片葉小節葉

b　小脳を前方より見た図

図2　小脳核群

室頂核
球状核
栓状核
歯状核

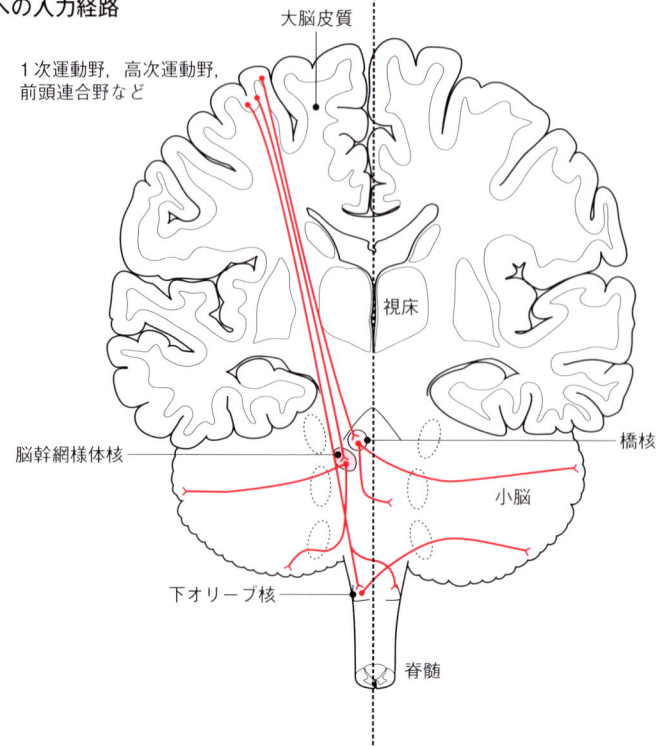

図3　小脳への入力経路

1次運動野，高次運動野，前頭連合野など

大脳皮質

視床

脳幹網様体核

橋核

小脳

下オリーブ核

脊髄

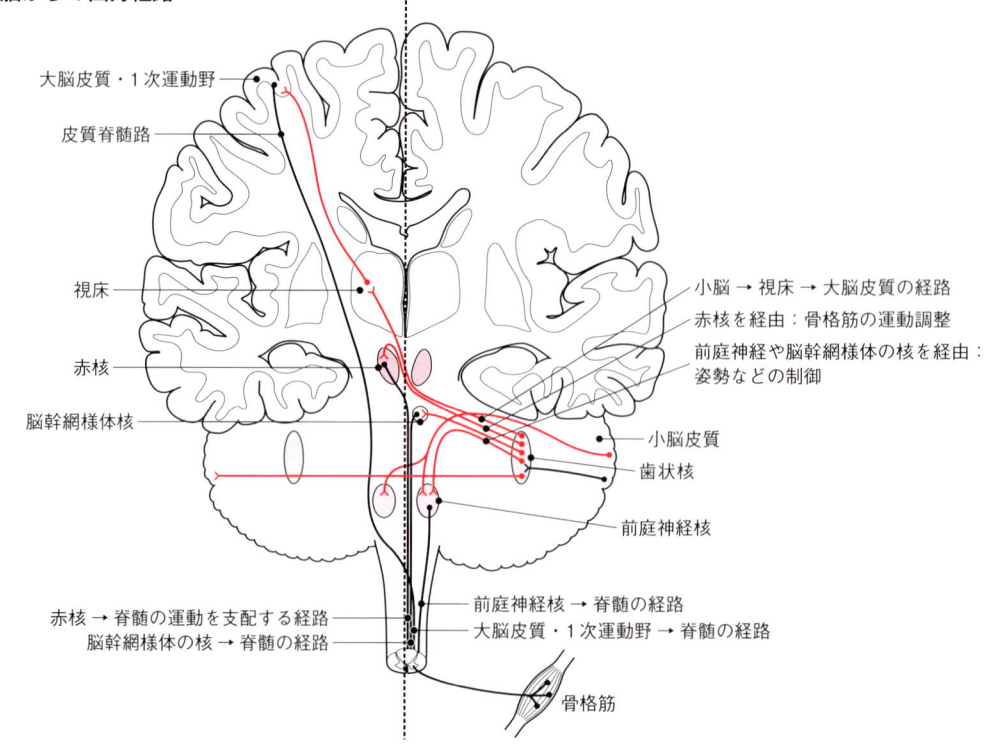

図4　小脳からの出力経路

大脳皮質・1次運動野

皮質脊髄路

視床

赤核

脳幹網様体核

小脳 → 視床 → 大脳皮質の経路

赤核を経由：骨格筋の運動調整

前庭神経や脳幹網様体の核を経由：姿勢などの制御

小脳皮質

歯状核

前庭神経核

赤核 → 脊髄の運動を支配する経路

脳幹網様体の核 → 脊髄の経路

前庭神経核 → 脊髄の経路

大脳皮質・1次運動野 → 脊髄の経路

骨格筋

1 脊髄小脳（虫部および半球中間部）

　小脳における姿勢制御は主として小脳虫部が担っている。小脳虫部は頭・頸部，体幹から，半球中間部は四肢の筋，腱，皮膚などから感覚情報を受ける。小脳皮質からは室頂核と中位核を経由し，前庭神経核，脳幹網様体，赤核を介して脊髄へ送られ姿勢や運動の制御に関与する。小脳における姿勢制御はエラーを検出しながら修正するfeed backのみならず，feed forward制御の存在が示唆されている。例えば，手を伸ばして身体から離れた位置にある物品を取ろうとしたときに生じる重心移動に対し，事前にそれを予測し姿勢を安定化する予測的姿勢制御（anticipatory postural adjustments）である[2]。このようなメカニズムに小脳虫部が重要な役割を担っていると考えられている。

2 橋小脳（大脳小脳連関）

　橋小脳には橋核を介して大脳皮質のほぼ全域から入力がある。1次運動野や高次運動野，前頭連合野からの入力はとりわけ顕著である。一方，橋小脳のプルキンエ細胞からの情報は歯状核，視床VL核を経由し反対側の大脳皮質に投射される（**図5**）。

　大脳皮質と小脳皮質間は運動ループ回路（**大脳皮質 → 橋核 → 小脳 → 視床 → 大脳皮質**）を形成している。これは大脳小脳連関とよばれており，四肢の運動制御に重要な役割を果たす。

図5　大脳小脳連関

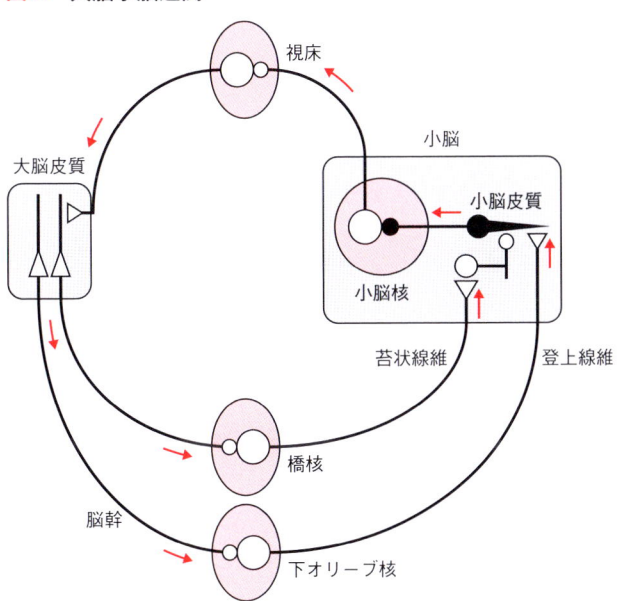

小脳は直接筋活動を制御するのではなく，運動調整は大脳小脳連関でなされる。随意運動は皮質運動野から錐体路（皮質脊髄路）を下行して筋活動を生じさせるが，同時に皮質運動野からは小脳に遠心性コピー（efference copy）が皮質橋路・橋小脳路を通じて伝えられる。実際の筋活動は脊髄小脳路によって上行性に小脳に送られ，先の遠心性コピーと照合される。そこで生じた運動中の誤差情報は視床を経由して運動野に送られ，運動補正の指令によって運動が修正される[3]（**図6**）。

図6　大脳小脳連関による運動調節

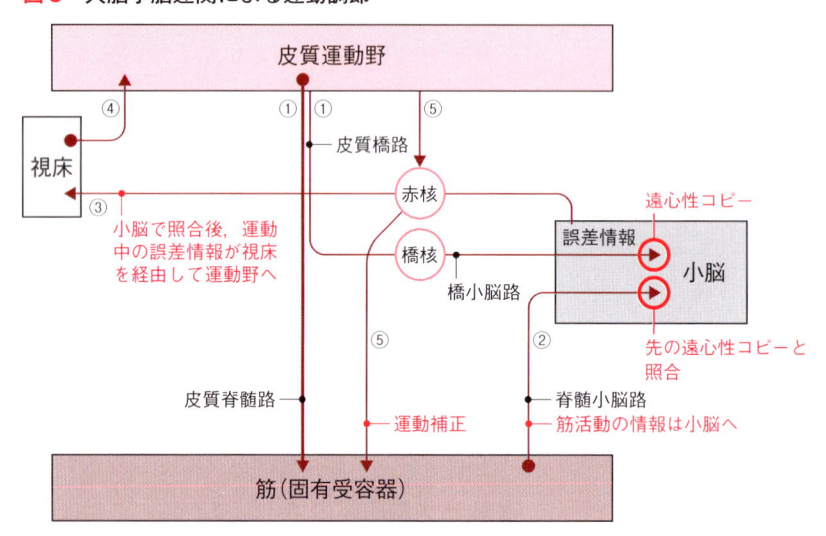

COLUMN

小脳のfeed forward制御

　小脳における運動制御は予測的なfeed for-ward制御によって行われると考えられている[2]。予測的制御のためには運動実行系の筋力，筋に加わる負荷，骨関節の力学的特性など多様なパラメータをあらかじめ知っておく必要がある。大脳小脳連関にはこうした予測のための内部モデルが生成されている可能性がある[a]。

小脳による運動学習

　小脳は運動の制御とともに運動学習にもかかわっている。運動学習には小脳皮質の長期抑圧（long-term depression：LTD）とよばれるシナプス伝達可塑性が関与する。LTDとは，運動練習中に生じた誤った運動による誤差信号がプルキンエ細胞に伝えられ，誤った運動にかかわったシナプス伝達が持続的に抑制される現象をいう。ある運動の練習を繰り返すことによって，次第に必要なシナプスのみが働くようになり滑らかで正確な運動の学習が成立する[b]。

シナプス伝達可塑性 ☞ p.92参照

■ 引用文献
a）Kawato M: A computational model of four regions of the cerebellum based on feedback-error learning. Biol Cybern, 68: 95-103, 1992.
b）永雄総一：運動学習における小脳脳の役割. BRIN MEDICAL, 19: 35-38, 2007.

3 前庭小脳（片葉小節葉）

前庭小脳は前庭神経を通して前庭器からの情報を受け取る。前庭小脳からの出力は前庭神経核を経由し，頸部の筋や外眼筋の運動ニューロンに出力され，歩行や姿勢の維持，眼球運動の制御に関与する。

4 小脳と認知

小脳損傷による認知機能低下
☞ p.188参照

CCAS : cerebellar cognitive affective syndrome

近年，小脳は認知ループ回路の存在により情動や記憶，視空間認知，計画，言語などの制御にも関与していることが明らかになってきた。小脳出血の急性期には多くの場合，明らかな認知機能低下をきたすことが報告されている。Schmahmann[4] は小脳損傷によって出現したこれらの障害をまとめて，小脳性認知・情動症候群（CCAS）という概念を提唱した。CCASとして情動障害や性格変化，認知の障害などの出現[4] や，プランニング，セット転換の障害，抽象的思考といった前頭葉機能の低下[5] が報告されている。

COLUMN

ヒトの前庭領野

前庭からの感覚出力は前頭葉，頭頂葉，側頭葉のいくつかの皮質領野に投射している。

Dieterich[c] は，健常者のガルバニック刺激時のfMRI賦活領域から，皮質前庭領野は島後部，上側頭回，下頭頂小葉，頭頂間溝の深部，中心後回，中心前回，島前部，下前頭回近傍，前帯状回，楔前部，海馬で，ほぼ両側性に対称的に存在するとしている。

菊池ら[d] は，これらの領域は前庭信号だけを処理するのではなく，視覚や体性感覚などほかの感覚も収束する多種感覚領野であると述べた。そして，ヒトの運動や姿勢制御には前庭からの情報をはじめ視覚，体性感覚の皮質領野間の抑制的相互関係があり，例えば1つの感覚入力がほかの感覚と矛盾する場合には，**どちらかを抑制して，運動や姿勢，空間識の破綻を防いでいる**と推測している。また，大脳皮質における前庭情報処理は，脳幹や小脳における運動と姿勢反射をより高いレベルから制御，修飾し，ほかの感覚との調整を図ると位置づけることができると述べている。

■ 引用文献

c) Dieterich M, et al: Functional brain imaging of peripheral and central vestibular disorders. Brain, 131: 2538-2552, 2008.
d) 菊地正弘，ほか: fMRI（functional MRI：磁気共鳴機能画像法）前庭情報と空間識の皮質処理機構 − fMRI による知見. Equilibrium Res, 69: 66-75, 2010.

■引用文献

1）Carpenter MB, 嶋井和世 監訳: CORE TEXT 神経解剖学. 廣川書店, 1994.
2）Cordo PJ, et al: Properties of postural adjustments associated with rapid arm movements. J Neurophysiol, 47: 287-302, 1982.
3）平井俊作, ほか: 神経疾患のリハビリテーション. 南山堂, p.113-127, 2005.
4）Schmahmann JD, et al: The cerebellar cognitive affective syndrome. Brain, 121: 561-579, 1998.
5）Grafman J, et al: Cognitive planning deficit in patients with cerebellar atrophy. Neurology, 42: 1493-1496, 1992.

IV

大脳皮質および脳幹による運動制御

1 投射線維

沼田憲治

　大脳皮質および脳幹を起源として，脊髄に向けて投射される神経線維は多様なものがあり，運動の随意的要素が強く反映するもの，あるいは自動化要素の強いものなど運動に果たす役割も大きく異なっている。ヒトの身体運動はこれらの神経経路の協調的な作用が背景となっていることを知る必要がある。

　主に1次運動野を起源とする投射線維として，皮質脊髄路（corticospinal tract），皮質延髄路（corticobulbar tract）および赤核脊髄路（rubrospinal tract）などの**外側群**と，脳幹を起源とする網様体脊髄路（reticulospinal tract），前庭脊髄路（vestibulospinal tract），視蓋脊髄路（tectospinal tract）などの**腹内側群**とに分けられる。前者は主に手・足の遠位筋の随意運動に関与し，後者は姿勢や歩行，体幹と四肢の協調運動に関与する。

1 外側群

　皮質脊髄路の起始は，運動野（4，6野）から多く投射される（**図1**）が，体性感覚野（3，1，2野，5野）にある錐体細胞からの投射もある。皮質脊髄路は放線冠，内包後脚，中脳（大脳脚）を通り，延髄の錐体で反対側に交叉する（錐体交叉）。従って，錐体路ともよばれる。錐体では90〜95％の神経線維が交叉し，その後，外側皮質脊髄路を形成し下行する。皮質脊髄路は脊髄前角で運動ニューロンや介在ニューロンとシナプス接続し，手・足の遠位筋の運動制御に重要な役割を果たす。一方，錐体で非交叉の線維（5〜10％）は同側の脊髄を下行する前皮質脊髄路を形成し，両側の頸・頭部や体幹，手・足の近位筋の運動制御に関与する[1]。

近位筋の運動制御
☞ p.201 参照

　皮質延髄路（**図1**）は錐体路と同様，放線冠，内包膝部を経て脳幹部にある脳神経の運動核（Ⅴ，Ⅵ，Ⅸ，Ⅹ，Ⅺ，Ⅻ脳神経）とシナプス結合し顔面や口などの運動に関与する。

　中脳の赤核へは運動野と小脳からの入力がある。赤核脊髄路（**図1**）は赤核から起始し，皮質脊髄路と同様，反対側の手・足の運動制御に関与している。

図1　1次運動野に関与する運動ニューロン（外側群）

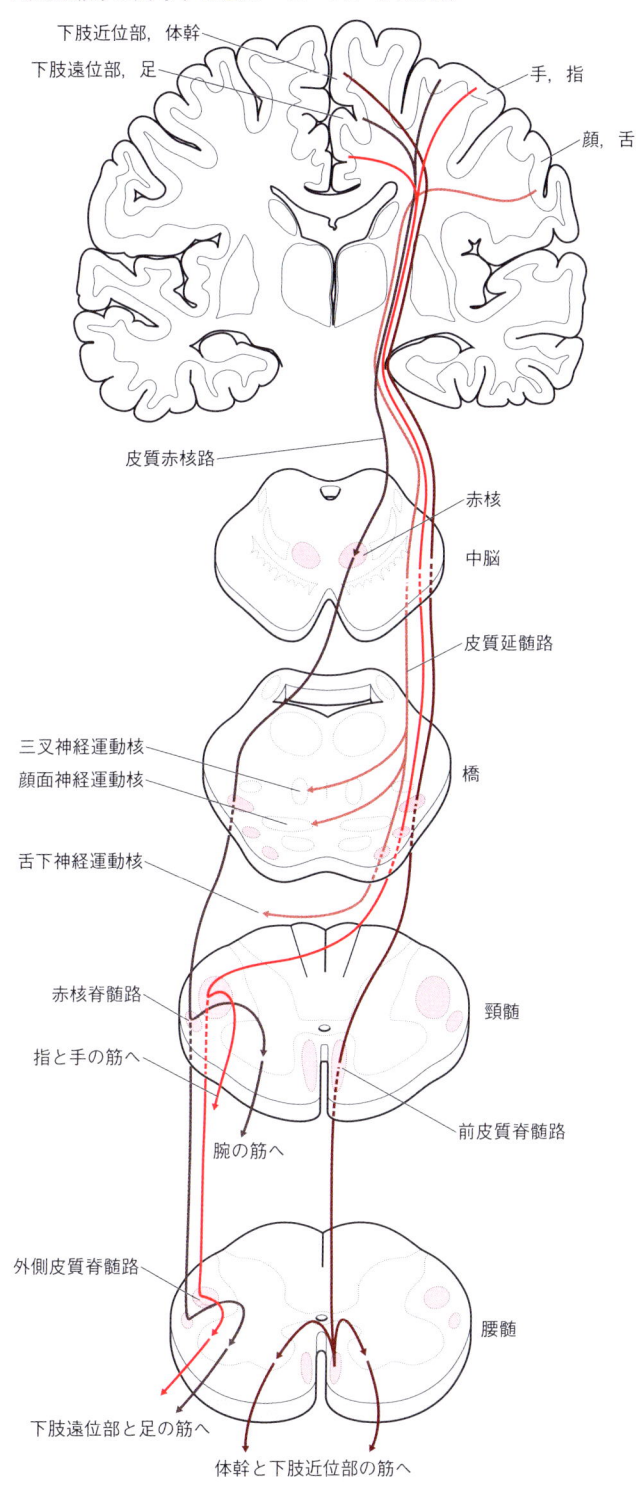

下肢近位部，体幹

下肢遠位部，足

手，指

顔，舌

皮質赤核路

赤核

中脳

皮質延髄路

橋

三叉神経運動核

顔面神経運動核

舌下神経運動核

赤核脊髄路

指と手の筋へ

腕の筋へ

頸髄

前皮質脊髄路

外側皮質脊髄路

腰髄

下肢遠位部と足の筋へ

体幹と下肢近位部の筋へ

錐体路と錐体外路

本項で述べたように，大脳皮質運動野から脊髄運動ニューロンに至る皮質脊髄路は延髄錐体で交叉することから錐体路とよばれている。皮質脊髄路は放線冠，内包後脚，中脳前脚を通過する。従って，脳画像ではこれらのポイントから錐体路障害を予測することができる（図A）。この経路の障害（錐体路障害）によって運動麻痺が出現する。また，もともとParkinson氏病に代表される不随運動や筋緊張の異常が主体である基底核の障害が錐体外路障害とよばれていたが，近年では，錐体路以外の脳幹にある起始核を起源とする下行路すべてを錐体外路とよばれることが多い。しかし，これらの神経経路にも赤核脊髄路のように大脳皮質から直接あるいは間接的な入力と，遠位筋の運動制御に関与するものがあり，錐体路，錐体外路の区別は適切ではなくなっている。

図A　画像における皮質脊髄路の位置

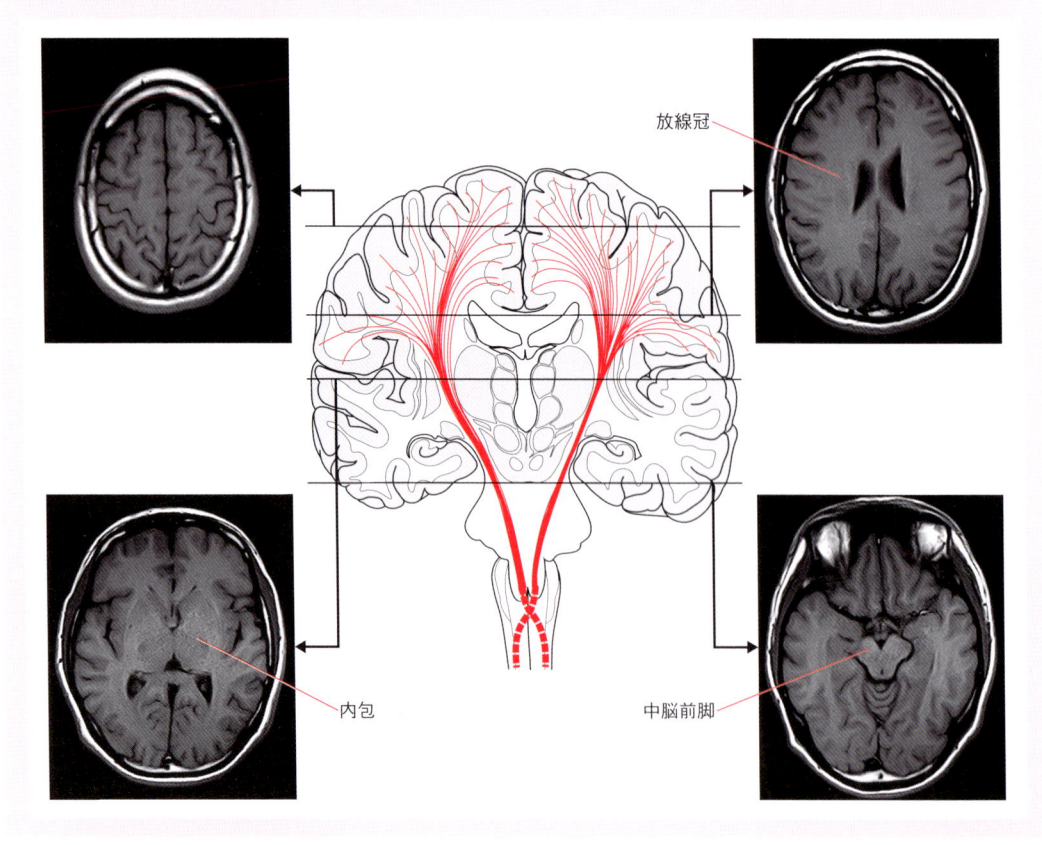

放線冠

内包

中脳前脚

2 腹内側群

　脳幹の網様体，前庭核，視蓋（上丘）を起源とする神経経路（brain stem pathway，脳幹経路）があり，それぞれ網様体脊髄路，前庭脊髄路，視蓋脊髄路とよばれている（図2）。

　網様体，前庭核，視蓋には体幹と四肢の近位筋に関与する1次運動野からの入力がある。これらの神経経路は同側および反対側の脊髄を下行し脊髄前角の運動ニューロンや介在ニューロンを介し，体幹と四肢の近位筋の制御に関与する。

　網様体脊髄路には補足運動野や運動前野，基底核などから豊富な投射がある。脊髄全長にわたり，両側の脊髄灰白質に軸索側枝を送り，体幹と両上下肢近位筋の協調的な運動や姿勢を制御するという，きわめて重要な役割を担っている。また，網様体脊髄路は歩行運動の下行伝導路としての役割もある。

歩行運動
☞ p.88参照

図2　1次運動野に関与する運動ニューロン（腹内側群）

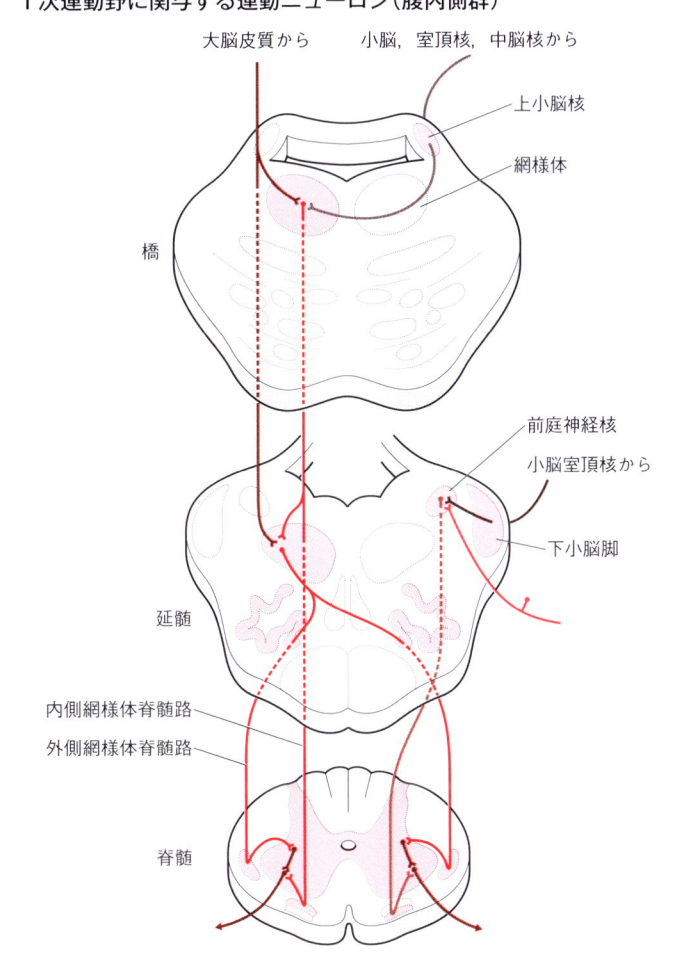

大脳皮質から　　小脳，室頂核，中脳核から

上小脳核

網様体

橋

前庭神経核

小脳室頂核から

下小脳脚

延髄

内側網様体脊髄路

外側網様体脊髄路

脊髄

IV　大脳皮質および脳幹による運動制御

83

前庭脊髄路は前庭神経核から起始し姿勢制御に重要な役割を果たす。

　　視蓋脊髄路は上丘から起始し，頭部と体幹の運動を眼球運動と協調させることに関与している[1]。

　　これらの神経経路は，網様体における統合された感覚情報をもとに介在ニューロンを介した直接的，間接的な運動制御と，緊張性頸反射や緊張性迷路反射，立ち直り反射などの姿勢反射といった感覚・運動反射中枢としての役割がある[2]。

姿勢反射
☞ p.17参照

■引用文献
1）泰羅雅登, ほか監訳: カールソン神経科学テキスト. 丸善, 2006.
2）Massion J, et al: Diagonal stance in quadrupeds: a postural support for movement. Prog Brain Res, 50: 219-226, 1979.

84

COLUMN

身体の一側支配と両側支配

　手・足の遠位部は皮質脊髄路から交叉性支配を受けているために，一側半球の病変で麻痺は重度となる（**図Ba**）。しかし，**体幹や四肢の近位筋は両側支配が強い**ため一側半球の病変では麻痺は比較的軽度である（**図Bb**）。しかし，両側半球の病変ではとりわけ体幹は重度に障害されることになる（**図Bc**）。病巣が両側半球にまたがる多発性脳梗塞では，手・足の麻痺は比較的軽度であっても**体幹の強い筋緊張に伴う機能低下**が生じる。

図B　一側支配，両側支配と障害

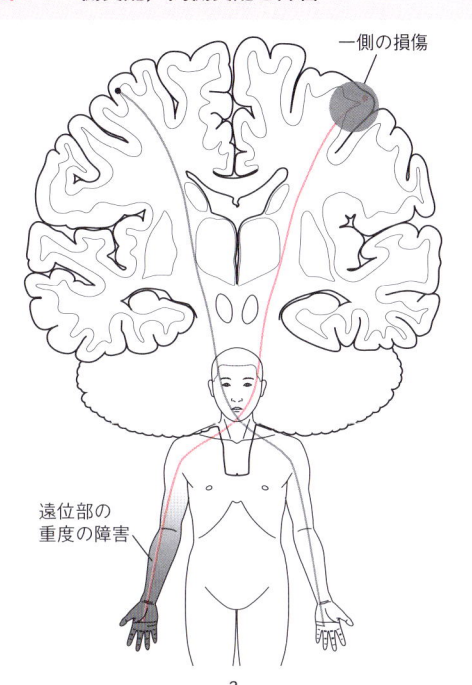

一側の損傷

遠位部の
重度の障害

a

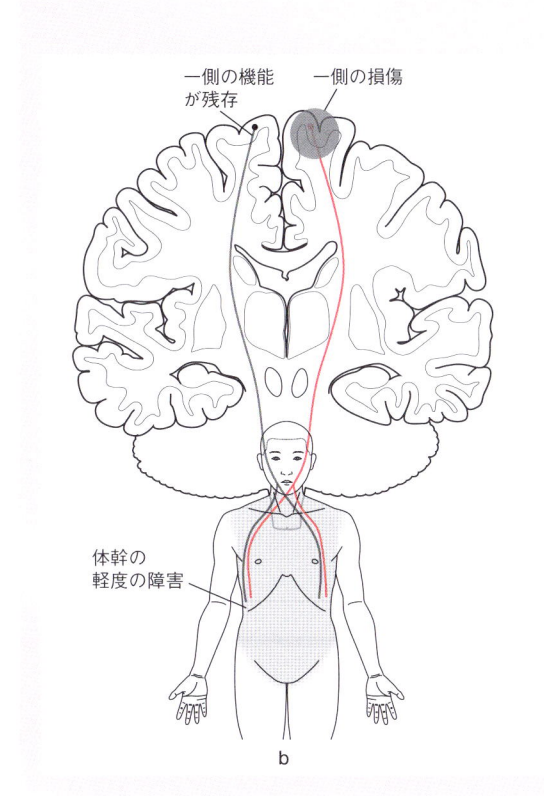

一側の機能
が残存　　　一側の損傷

体幹の
軽度の障害

b

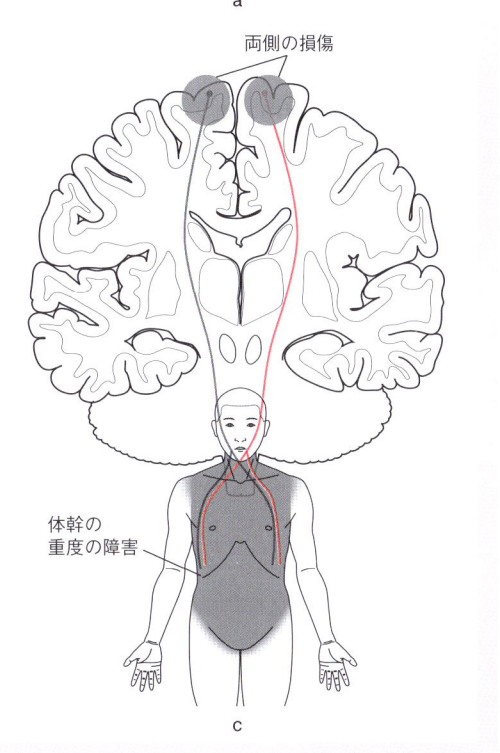

両側の損傷

体幹の
重度の障害

c

仮性球麻痺と球麻痺

　軟口蓋・咽頭・喉頭・舌などの運動に関与する舌咽（Ⅸ），迷走（Ⅹ），舌下（Ⅻ）神経は，両側に核上性支配を受けているため，一側の上位ニューロンの障害では構音障害と嚥下障害は軽度である（**図C**）。しかし，両側半球の障害では仮性球麻痺とよばれ，重度な障害となる（**図C**）。仮性球麻痺は多発性脳梗塞やびまん性のラクナ梗塞の患者にみられることが多い。上位ニューロンの障害であることから下顎反射亢進などの錐体路徴候が出現する。一側の下位ニューロンの損傷では同様に構音障害と嚥下障害が生じ，球麻痺とよばれる。これは弛緩性麻痺となり反射消失や著明な舌萎縮が生じる。

図C　仮性球麻痺と球麻痺

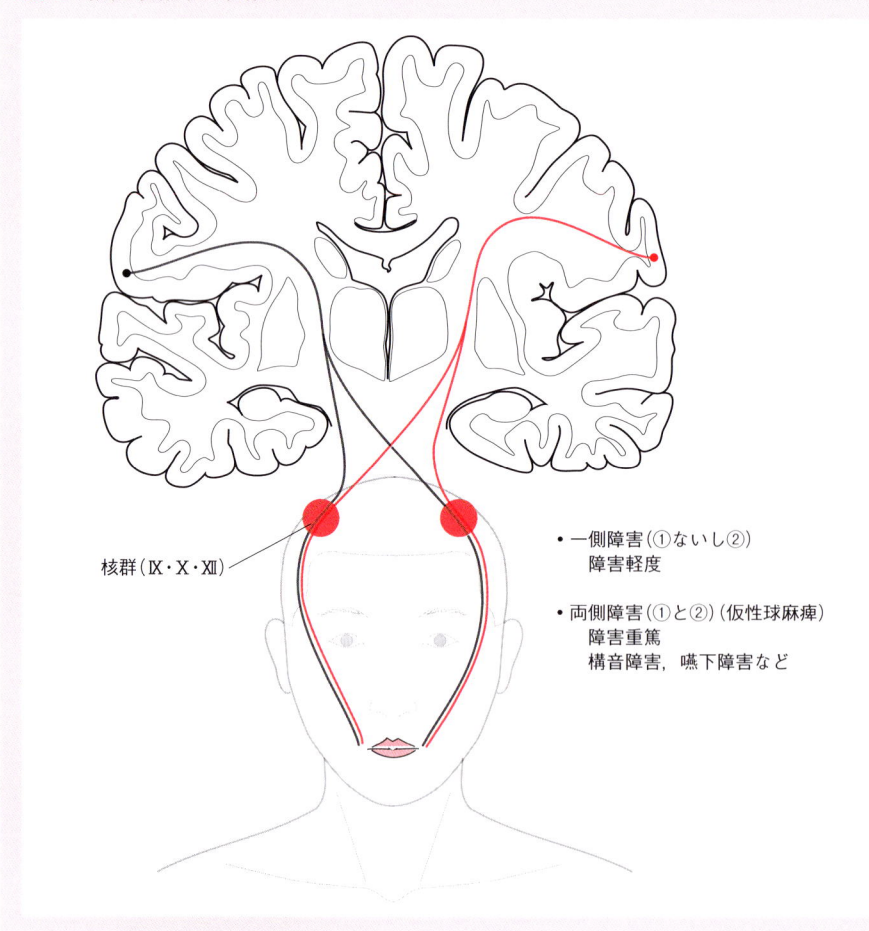

核群（Ⅸ・Ⅹ・Ⅻ）

• 一側障害（①ないし②）
　障害軽度

• 両側障害（①と②）（仮性球麻痺）
　障害重篤
　構音障害，嚥下障害など

COLUMN

感覚経路

　運動を制御するためには身体からの感覚情報は欠かせない。大脳皮質の1次体性感覚野や小脳に投射される皮膚感覚や関節包・筋・腱など深部感覚情報は，直接的あるいは間接的に1次運動野に送られ運動が制御される（図D）。従って，感覚路の障害では感覚障害のみならず運動が正しく制御されず運動失調が生じることになる。

図D　感覚経路

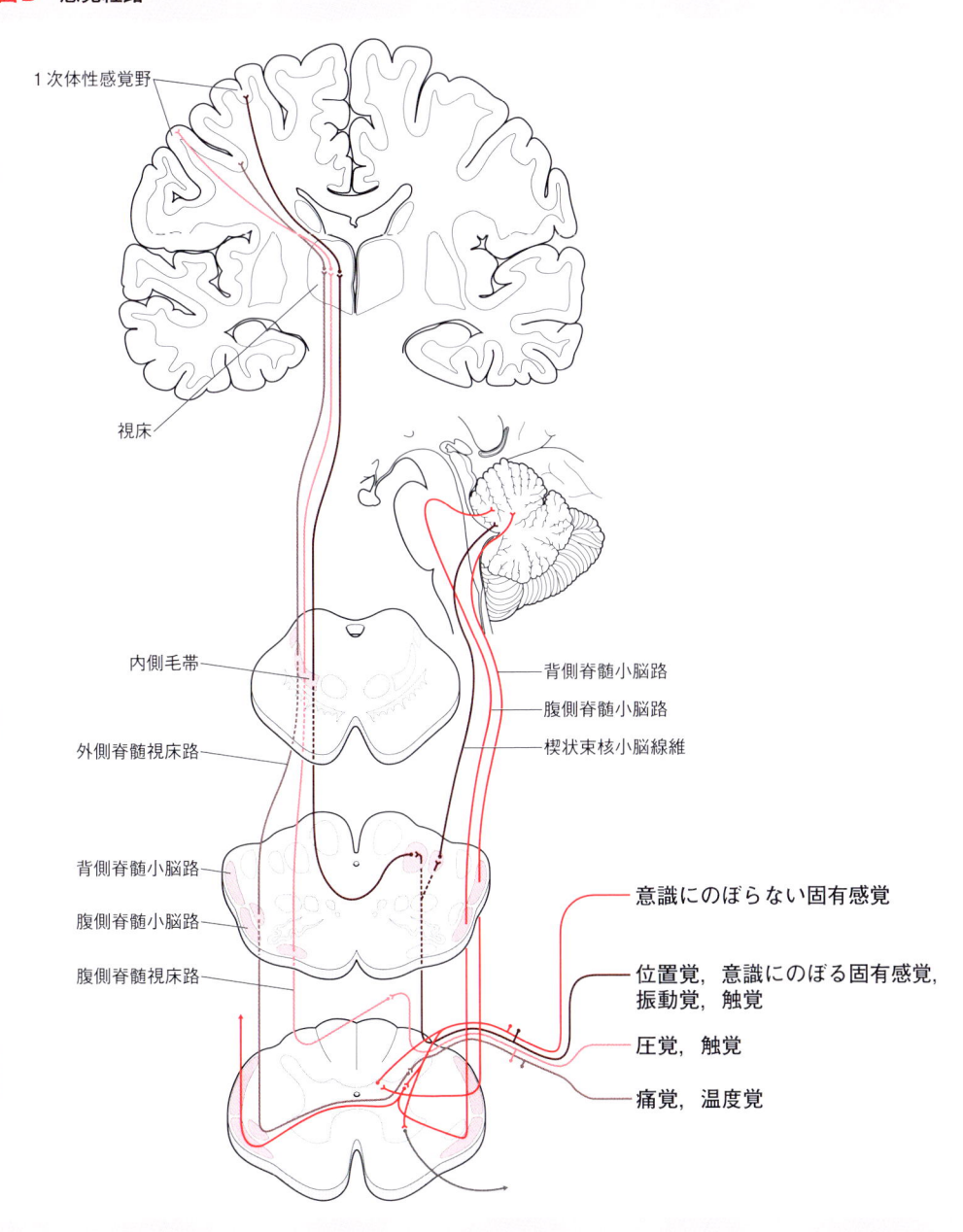

1次体性感覚野

視床

内側毛帯

外側脊髄視床路

背側脊髄小脳路

腹側脊髄小脳路

腹側脊髄視床路

背側脊髄小脳路

腹側脊髄小脳路

楔状束核小脳線維

意識にのぼらない固有感覚

位置覚，意識にのぼる固有感覚，振動覚，触覚

圧覚，触覚

痛覚，温度覚

2 脳幹と歩行

沼田憲治

1 歩行に関する3つの神経機構

　高草木[1]は，歩行には3つの側面があるとして次のように説明している。第1の側面は，歩行の開始や停止，方向転換，障害物の回避などにおける場合で，大脳皮質の制御が関与する随意的プロセスである。第2は，情動行動の1つとしての捕食や逃避，逃走などの場合で，辺縁系や視床下部から脳幹への投射が関与する情動プロセスである。第3は，無意識かつ自動的に遂行される場合であり，脳幹と脊髄により制御される自動プロセスをいう。従って，歩行運動には大脳皮質をはじめ脳幹，基底核，小脳，脊髄など広範な神経機構が関与する。

2 脳幹における歩行機能

MLR : midbrain locomotor region
SLR : subthalamic locomotor region
CLR : cerebellar locomotor region
CPG : central pattern generator
CPG
☞ p.112参照

　脳幹には基本的な歩行運動を誘発するための神経中枢が生得的に存在する。除脳ネコの実験（図1）では，丘直下に中脳歩行誘発野（MLR），視床下部に位置する視床下部歩行誘発野（SLR），そして小脳歩行誘発野（CLR）が見出されている[2]。これらの領域からの情報は橋・延髄網様体に入力され，下行する網様体脊髄路と脊髄の介在ニューロンからなる中枢歩行パターン生成機構（CPG）に送られ，歩行パターンが生成される[1]。

　静止立位の状態から歩行開始の計画は前頭前野で行われるが，その指令は補足運動野や運動前野（6野）に投射される。6野からは脳幹網様体へ投射され網様体脊髄路を下行し随意的な一歩の姿勢調整と踏み出しが実行される[1]。

　Moriら[3]は，中枢無傷ネコのSLRを刺激すると，警戒しながらの用心深い歩行が出現するなど特徴的な歩行運動が出現することを報告している。従って，脳幹の歩行中枢は単に自動的な歩行運動の誘発にとどまらず，**さまざまな状況に適応するための行動の中枢**ともいえる。

　網様体脊髄路は四肢・体幹の協調運動に関与していることから，斜面の歩行などの際に四肢の筋活動を柔軟に調節し，歩行環境に適応する運動調整も行っていると考えられている[4]。また，赤核脊髄路はCPGの活動に直接影響はないが，歩行中に障害物を乗り越える際などにおいて，四肢の運動調整に関与していると考えられている[5]。

図1 歩行誘発野（除脳ネコによる実験）

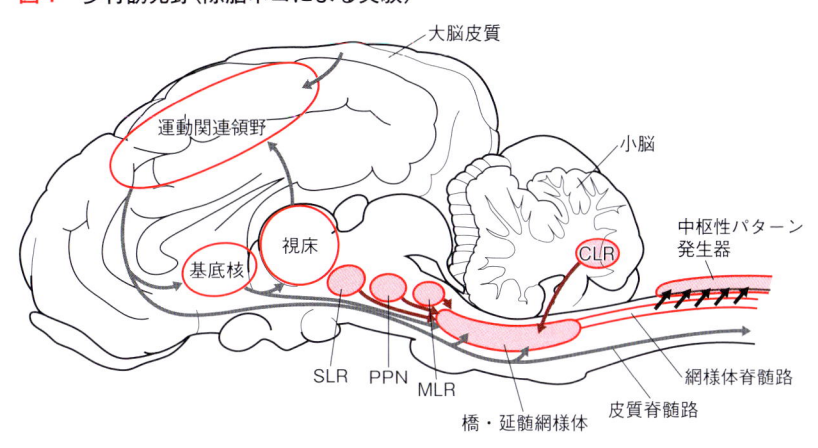

■ 引用文献

1）高草木　薫：歩行の制御機構 Review. BRAIN MEDICAL, 19: 7-15, 2007.
2）Orlovsky GN, et al: Neuronal control of locomotion: from molluse to man. New York, Oxford University Press, 1999.
3）Mori S, et al: Sit-specific postural and locomotor changes evoked in awake, freely moving intact cats by stimulating the brainstem. Brain Res, 505: 66-74, 1989.
4）Matsuyama K, et al: Vestibulospinal and reticulospinal neuraonal activity during locomotion in the intact cats. Ⅱ. Walking on an inclined plane. J Neurophysiol, 84: 2257-2276, 2000.
5）Lavois S, et al: Discharge characteristics of neurons in the red nucleus during voluntary gait modifications: a comparison with the motor cortex. J Neurophysiol, 88: 1791-1814, 2002.

Ⅳ

大脳皮質および脳幹による運動制御

V

脳の可塑性

1 脳の可塑性とリハビリテーション

沼田憲治

　ニューロン説を提唱しノーベル生理学・医学賞を受賞した神経解剖学者のSantiago Ramón y Cajal（1852-1934）は「脳の神経細胞が新しく造られることはない」と述べた。以来，中枢神経のその概念は長く信じられてきた。しかし，近年における脳の可塑性（neuroplasticity）に関する研究によって，そのメカニズムが徐々に明らかになりつつある。脳の可塑性はとりわけリハビリテーション分野において大きな進展をもたらしている。

　脳の可塑性とは，学習に応じて**構造的（structural），機能的（functional）に再構成する能力**のことであり，シナプスの可塑性・神経回路網の可塑性・発芽・神経増殖などがある。脳の可塑性の多くは健常者の脳で生じるものであり，新たな技術の習得やスポーツにおける技の向上などに関与する。そして，脳損傷患者においては機能回復のメカニズムの根拠となっている[1]。脳に関連するリハビリテーションの意味は不明確であったが，脳の可塑性は現在この領域のリハビリテーションの根拠として非常に重要な考え方である。

1 シナプスの可塑性

　実験的に電気刺激する頻度を変化させることでシナプス伝達効率が変化する現象として，長期増強（LTP）と長期抑圧（LTD）が誘発される。LTPはシナプス伝達効率が増加するものであり，海馬における記憶や学習との関連，またLTDは伝達効率が逆に低下するものであり，小脳における運動学習の基礎過程と考えられている。ラットによる検討で，このとき強い刺激を受けたシナプスほどスパイン（棘突起）が形態的に大きくなるとともに受容体の数も増し，それに応じて伝達効率が高くなるとしている[2]。

　LTPとLTDの持続時間は数時間程度とされるが，さらに神経成長因子（NGF）が関与することで長期化する。NGFとは，神経細胞の生存，維持・強化や分化にかかわる分泌タンパク質の総称であり，特に脳由来神経栄養因子（BDNF）がリハビリテーションにおける神経可塑性との関連で注目されている。**道具使用の学習**によりBDNFの発現量が増加することが報告されている[3]。

LTP : long-term potentiation
LTD : long-term depression

NGF : nerve growth factor

BDNF : brain-derived neuro-trophic factor

2 豊富な環境

　Biernaskie[4]はBDNFの増加には自由にかつ興味をもって運動したか否か（motivation）が重要な因子であると述べた。Biernaskie[4]はラットの

motivationを高めるためにケージ内にラットが好む玩具や餌そして遊び相手として数匹のラットなどを入れた豊富な環境（enriched environment）をつくり，上肢の運動・感覚野に損傷を加えたラットを入れた（図1）。そこではラットが多様な感覚-運動刺激や認知刺激を受けることにより麻痺肢の運動を含め積極的な運動（リハビリテーション）が誘導された。図2はラットの皮質第V層の錐体細胞を示す。リハビリテーションをした損傷ラット（IE）（図1b）は，リハビリテーションをしなかったラット（IS）やshamラット（SE，MCA領域に生理食塩水を注入）に比べて樹状突起の成長がよく密になっている。同様の実験で，豊富な環境におけるラットはスパインの数や大きさにおいて著しい成長がみられたとする報告がある（図3）[5]。

ラットが好む玩具

図1　enriched environmentとリハビリテーション

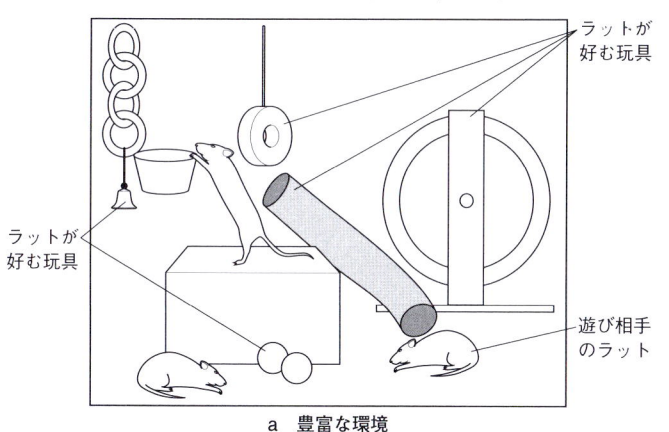
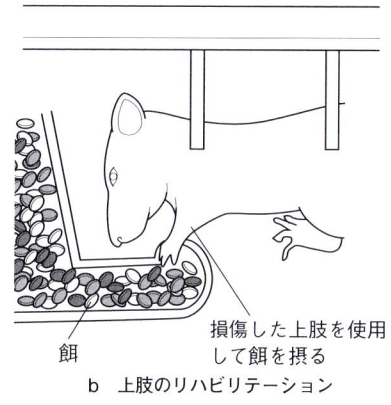

ラットが好む玩具

ラットが好む玩具

遊び相手のラット

損傷した上肢を使用して餌を摂る

餌

a　豊富な環境

b　上肢のリハビリテーション

（文献4を基に作成）

V
脳の可塑性

図2　神経の形態的可塑性

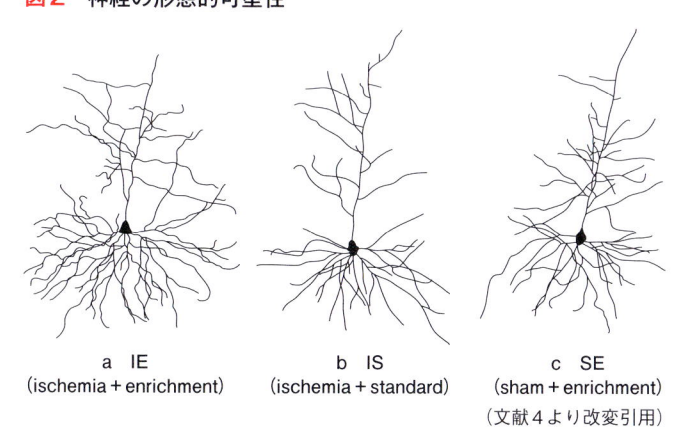

a　IE
(ischemia + enrichment)

b　IS
(ischemia + standard)

c　SE
(sham + enrichment)

（文献4より改変引用）

図3　スパインの数と大きさの比較

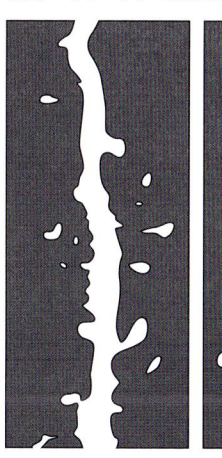
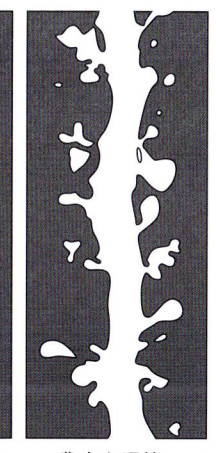

a　ラットのスパイン
（豊富な環境ではない）

b　豊富な環境でのラットのスパイン

（文献5より改変引用）

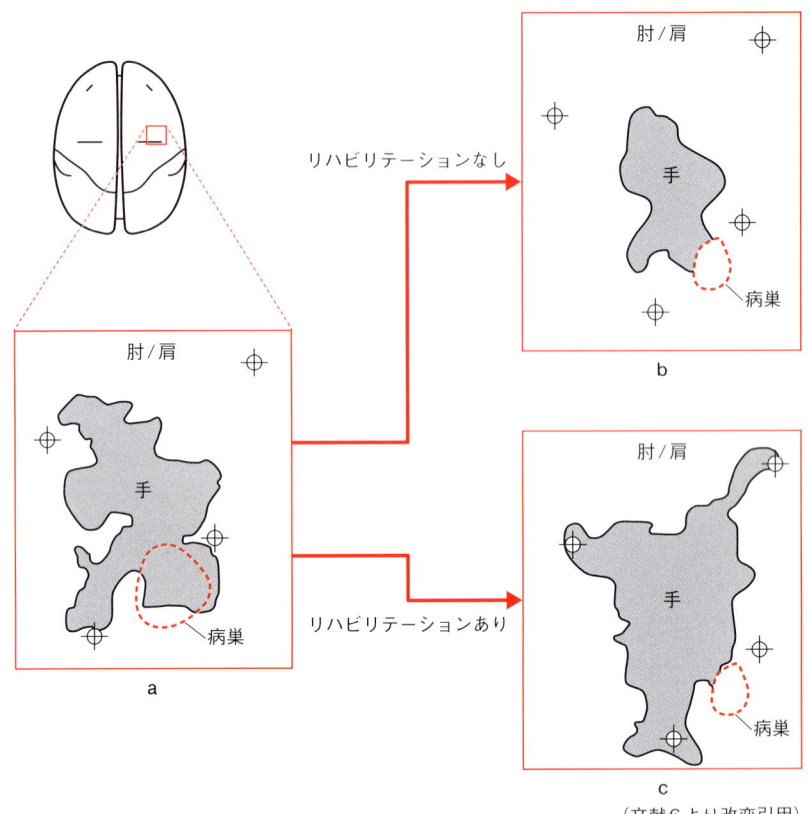

図4　リハビリテーションによる運動野の変化（リスザルによる検討）

肘/肩
手
病巣

リハビリテーションなし

肘/肩
手
病巣
b

肘/肩
手
病巣
a

リハビリテーションあり

肘/肩
手
病巣
c

（文献6より改変引用）

　Nudo[6]は運動野を破壊し麻痺を生じさせたリスザルに対し，リハビリテーションをした場合としなかった場合の再マッピング（remodeling）の違いを調べた。**図4**の灰色の部分は手の運動にかかわる領域（1次運動野），破線で囲まれた部分は破壊領域をそれぞれ示す。破壊により対側の手の機能低下が生じる。数週間後，リハビリテーションをしたリスザルの手は機能回復を認めるとともに，手の領域は本来肘や肩の運動にかかわる領域にわたって広がりが生じていた（**図4c**）。一方，リハビリテーションをしなかったリスザルの手の領域は著しく狭くなった（**図4b**）。これは，麻痺肢の不使用により1次運動野に萎縮が生じていたこと（負の可塑的変化）を示すものである。

3 CI療法

　前項の報告では麻痺肢を高頻度で使用することにより脳の可塑性を促し，それに応じて麻痺が改善されることが動物実験によって確かめられた。これらの動物実験をもとにヒトで確かめた研究がある。

図5 CI療法前後の脳の賦活
（fMRIによる検討）

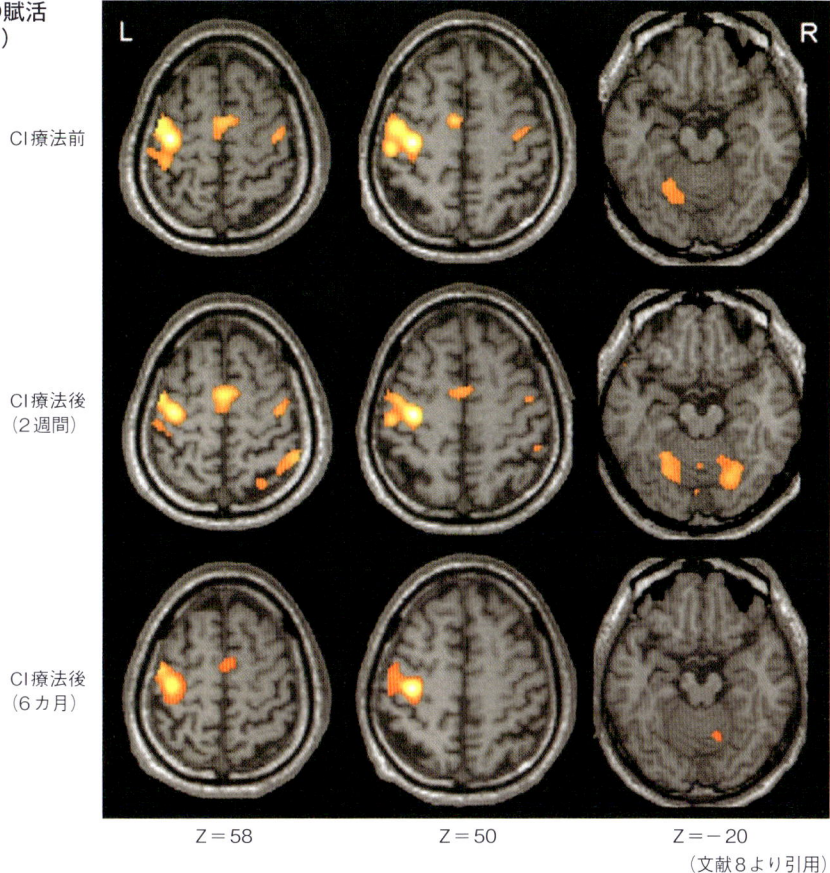

CI療法前

CI療法後
（2週間）

CI療法後
（6カ月）

L　　　　　　　　　　　　　　　　　　　　R

Z＝58　　　　　　　Z＝50　　　　　　　Z＝−20

（文献8より引用）

　Levyら[7]は，機能回復がプラトーと判断された脳卒中片麻痺患者の非麻痺側上肢をミットで固定することで運動制限し，麻痺側上肢を強制的に使用させた（CIMT，いわゆるCI療法）。その結果，2週間のCI療法終了後には機能改善を認めるとともに，機能改善は3カ月後においても継続されたとしている。麻痺肢の指タッピング時の機能的MRIでは，CI療法前の活性化領域は不明瞭であったものが，CI療法後は病巣周囲の1次運動野，非病巣側1次運動野そして補足運動野が賦活したことを報告した。さらにMurayamaら[8]が行った同様の実験では（**図5**），CI療法前は，麻痺肢である右指タッピング時に左右の1次運動野と左小脳の賦活が認められていたのに対し，2週間のCI療法終了時は新たに右の小脳に賦活が生じ，さらに6カ月後には右の1次運動野と左小脳の賦活は消失したことを報告している。6カ月後の賦活領域はタッピング時にみられる正常な賦活パターンであることから，同側の1次運動野と対側小脳は麻痺の回復過程で関与する領域であると推察している。従って，麻痺の回復には局所や遠位の場所を超えた脳領域の可塑性が関与するといえる。また，Numataら[9]は，一側の補足運動野の病巣に起因した下肢の運動開始困難の症候を伴う患者に，下肢の

運動開始困難
☞ p.109参照

CI療法を試みた結果，2日後にその症候が消失したことを報告している。補足運動野は一側の場合だけではなく，両側で活動する[10]場合もあることから可塑性の高い領域であることを推察している。損傷領域における可塑的性質の特異性が関与すると推察される。

4 神経回路網の可塑性

Amediら[11]は，先天性皮質盲者と健常者との間で単語の記憶課題を与え比較した。その結果，先天性皮質盲者の成績が健常者に比べて高かったこと（**図6b**），さらに同時に記録したfMRIでは，先天性皮質盲者の左後頭葉に高い賦活を認めるとともに（**図6a**），その賦活の強さは言葉の記憶成績と高い相関があったとしている。このことから，本来視覚情報処理に関与する後頭葉が，言葉の記憶に関与する神経回路網の一部に組み込まれる可塑的変化が生じたためと推論している。

図6　単語の記憶課題の比較とfMRIの賦活

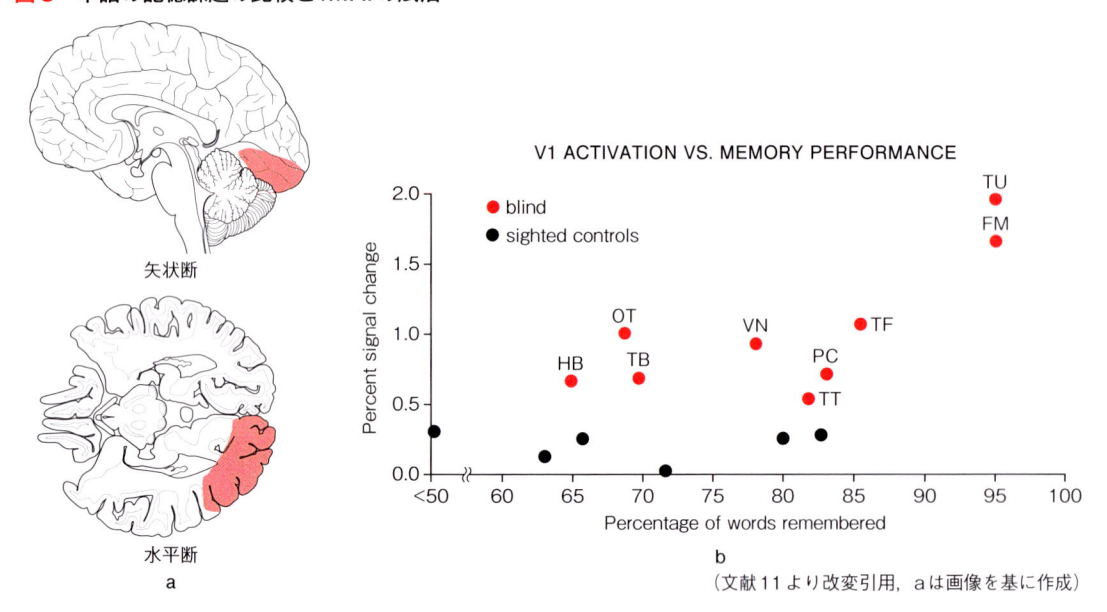

矢状断

水平断

a

V1 ACTIVATION VS. MEMORY PERFORMANCE

b

（文献11より改変引用，aは画像を基に作成）

■引用文献
1）Murphy TH, et al: Plasticity during stroke recovery: from synapse to behavior. Nat Rev Neurosci, 10: 861-872, 2009.
2）Matsuzaki M, et al: Structural basis of long-term potentiation in single dendritic spines. Nature, 429: 761-766, 2004.
3）Ishibashi H, et al: Tool-use learning induces BDNF expression in a selective portion of monkey anterior parietal cortex. Molecular Brain Research, 102: 110-112, 2002.
4）Biernaskie J, et al: Enriched rehabilitative training promotes improved forelimb motor function and enhanced dendritic growth after focal ischemic injury. J Neurosci, 21: 5272–5280, 2001.
5）Bryan GK, et al: Deprived somatosensory-motor experience in stumptailed monkey neocortex: dendritic spine density and dendritic branching of layer ⅢB pyramidal cells. J Comp Neurol, 286: 208–217, 1989.
6）Nudo RJ, et al: Use-dependent alterations of movement representations in primary motor cortex of adult squirrel monkeys. J Neurosci, 16: 7850-807, 1996.
7）Levy CE, et al: Functional MRI evidence of cortical reorganization in upper-limb stroke hemiplegia treated with constraint-induced movement therapy. Am J Phys Med Rehabil, 80: 4-12, 2001.

8) Murayama T, et al: Changes in the brain activation balance in motor-related areas after constraint-induced movement therapy; a longitudinal fMRI study. Brain Inj, 25: 1047–1057, 2011.
9) Numata K, et al: Effect of modified constraint-induced movement therapy on lower extremity hemiplegia due to a higher-motor area lesion. Brain Inj, 22: 898-904, 2008.
10) Tanji J, et al: Relation of neurons in the nonprimary motor cortex to bilateral hand movement. Nature, 327: 618-620, 2004.
11) Amedi A, et al: Early 'visual' cortex activation correlates with superior verbal memory performance in the blind. Nat Neurosci, 6: 758-766, 2003.

COLUMN

CI療法と半球間抑制

半球間抑制とは，左右の大脳半球の優位機能や特異的機能を反対側半球がそれぞれ抑制し合って，バランスを保っているとする仮説である。半球間抑制により，左右半球が有する機能的役割のバランスを調整し最適な脳活動の現出を担っていると考えられる。両手の協調的な運動の制御などに関与している可能性がある。

一側の半球が障害されることで病巣側からの抑制が低下し，非病巣側半球の皮質の興奮性が高まり過活動となる。逆に，非病巣半球から病巣半球へは抑制が強く作用し，病巣側の活動性が低下する（図A）。非麻痺肢の多用はこのインバランスをさらに助長することにつながる[a]。従って，麻痺の回復には，両側半球の活動性のバランスを取り戻すことが必要となる。非麻痺肢の使用を制限し麻痺肢をあえて多用するCI療法は，半球間抑制の観点から理にかなったものであろう。

近年，経頭蓋磁気刺激（repetitive transcranial magnetic stimulation：rTMS，図B）や経頭蓋直流刺激（transcranial direct current stimulation：tDCS），連合性対刺激法（paired associative stimulation：PAS）など，磁気刺激や電気刺激などを用いて興奮性のインバランスを是正し麻痺の回復を促す手法が試みられている。

図Baは一側半球の病変により左右半球の活性化の均衡が崩れた状態（同側半球の活動性低下と反対側半球の活動性亢進）を示す。図Bbは非病巣側半球に低頻度（1Hz以下）のrTMSを与えることで興奮性を抑え，活性化の不均衡を是正し麻痺肢の機能を引き出そうとするものである。また，病巣半球側に高頻度（5～20Hz）のrTMSにより，興奮性を高める方法がある[b]（図Bd）。

図A　半球間抑制のインバランス

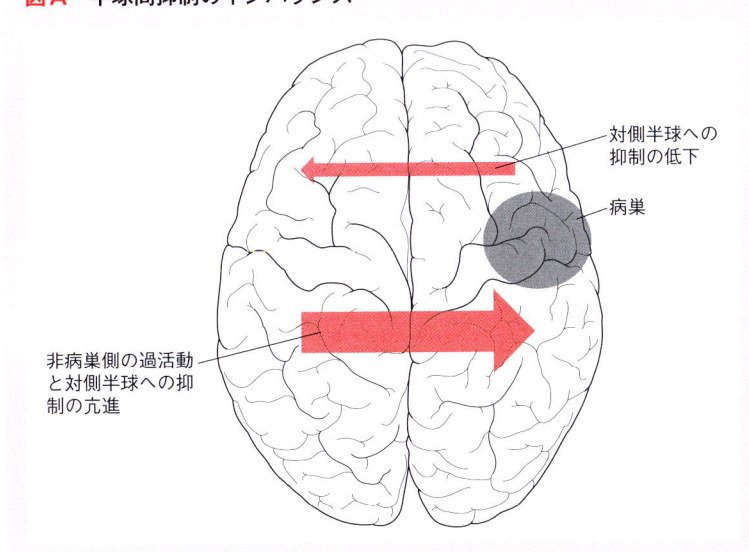

対側半球への抑制の低下

病巣

非病巣側の過活動と対側半球への抑制の亢進

一側半球の病変により左右半球の活動性の均衡が崩れた状態（損傷と同側半球の活動性低下と反対側半球の活動性亢進）を示す。

（文献aより改変引用）

図B rTMSによる左右半球インバランスの是正

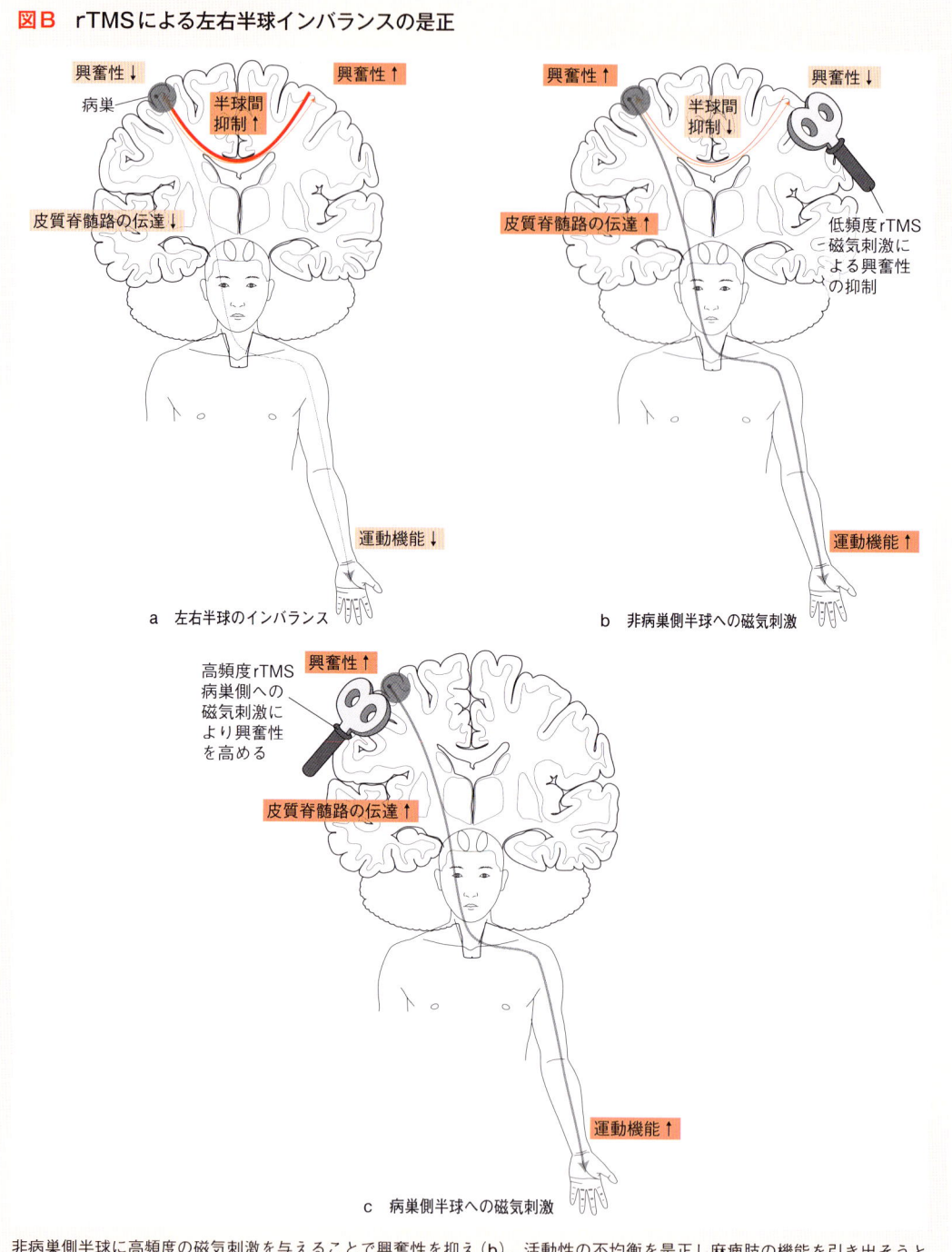

a 左右半球のインバランス

b 非病巣側半球への磁気刺激

c 病巣側半球への磁気刺激

非病巣側半球に高頻度の磁気刺激を与えることで興奮性を抑え（b），活動性の不均衡を是正し麻痺肢の機能を引き出そうとする。また，病巣側半球に低頻度の磁気刺激を与え，興奮性を高める方法も試みられている（c）。

（文献bより改変引用）

■ 引用文献

a）Avanzino L, et al: Use-dependent hemispheric balance. J Neurosci, 31: 3423-3428, 2011.
b）Auriat AM, et al: A review of transcranial magnetic stimulation and multimodal neuroimaging to characterize post-stroke neuroplasticity. Front Neurol, 6: 226, 2015.

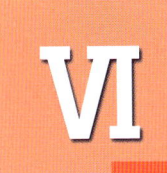

VI

Case Study

1 病的把握現象

本能性把握反応と道具の強迫的使用を併発した左前大脳動脈梗塞例

高杉　潤

K EY CONCEPT

- 病的把握現象は，把握反射と本能性把握反応の2つに分類される。把握反射は手掌の触覚刺激に対して把握が誘発される常同的な反射で，本能性把握反応は非常同的で刺激に合わせて手を適切な位置に変えて握るという反応を示す[1-3]。
- 本能性把握反応は，その反応形態によってclosing reaction, final grip, trap reaction, magnet reaction, visual gropingの5種類に分類され，visual groping（視覚性探索反応）は，視覚が誘発刺激となる[2,3,5]。
- 道具の強迫的使用とは，患者の目の前に置かれた道具をつかみ，それを強迫的に使用する脱抑制の異常行動をいう。
- これらの異常行動は，いずれも前頭葉内側面の損傷によって起こる行為の抑制障害である。

1 症例

48歳，男性，右利き
診断名：左前大脳動脈梗塞

2 臨床経過

- 現病歴：X年Y月Z日に発症し，緊急搬送され，左前大脳動脈梗塞と診断され，保存的加療を開始した。Z＋8日目より理学療法を開始した。Y＋2カ月後，リハビリテーション目的でリハビリ専門病院に転入院し，Y＋4カ月目で在宅退院となった。
- 既往歴：特になし。

3 画像所見（発症後3日）

頭部CT画像で左前頭葉の内側前頭前皮質，帯状回皮質下に低吸収域を認めた（図1）。

図1　頭部CT画像（発症後３日目）

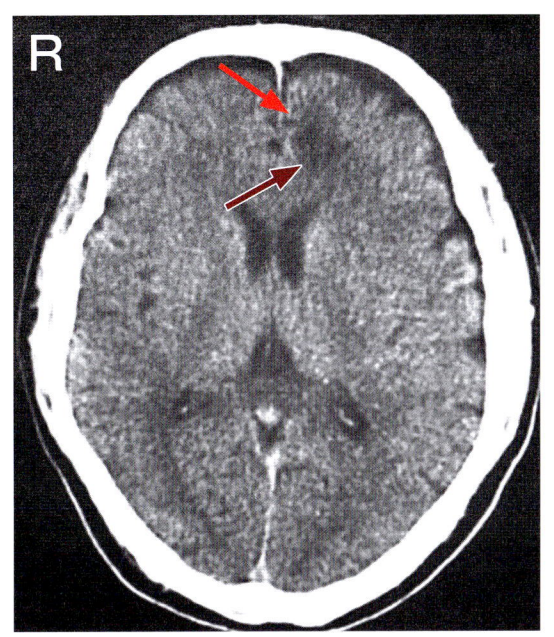

左内側前頭前皮質（→），帯状回皮質下（→）に低吸収域を認めた。

4　神経学的検査所見（発症後８週）

　意識清明。錐体路徴候を右下肢に認め，腱反射は右膝蓋のみ軽度亢進，病的反射は陰性，運動麻痺はBrunnstrom Stage右上肢Ⅴ，手指はⅥ，右下肢Ⅲであった。体性感覚は表在感覚，深部感覚ともに正常であった。視野も正常であった。

5　神経心理学的検査所見（発症後８週）

　記銘力，見当識，注意，計算などの障害は認めず一般知能は保たれていた。左右手ともに観念失行，観念運動失行は認めず，日常会話も特に問題なく，失語は認めなかった。半側空間無視，運動維持困難も認めなかった。しかし，右手に強い病的把握現象と道具の強迫的使用を認めた（後述）。

6　動作所見（発症後８週）

　屋内歩行（杖なし，装具なし）は監視レベル，基本動作は自立レベルであったが，上肢の使用頻度が多い床からの立ち上がりでは病的把握現象のため監視を要した（後述）。ADLは入浴が一部介助を要した以外はすべて自立していた。食事は右手で箸を使用していた。

ADL：activities of daily living

VI

Case Study

101

7 本症例における病的把握現象の特徴（発症後8週）

①触覚的，視覚的に強い把握が誘発され，動作遂行にも影響を及ぼした

　患者の右手は，物品や物体に軽く触れると常に把握反応がみられた（図2a，d）。また，物品を右手の周囲に置くと躊躇せず伸ばして把握しようとした（図3a）。諸動作場面では右手の把握が出現すると動作が中断されたり，転倒につながりかねない危険な場面がしばしば観察された。例えば，

- 車椅子からの立ち上がり時，右手がアームレストをつかんだまま放せない。
- 廊下歩行中や階段昇降時に手すりが右側にあると，右手がつかんだまま放せず，前に進めない。
- 床からの立ち上がり時はズボンの裾や床のマットをつかんでしまい，なかなか立てない（図2a〜f）。

などである。

図2　動作遂行を中断する把握反応（床からの立ち上がり動作場面）

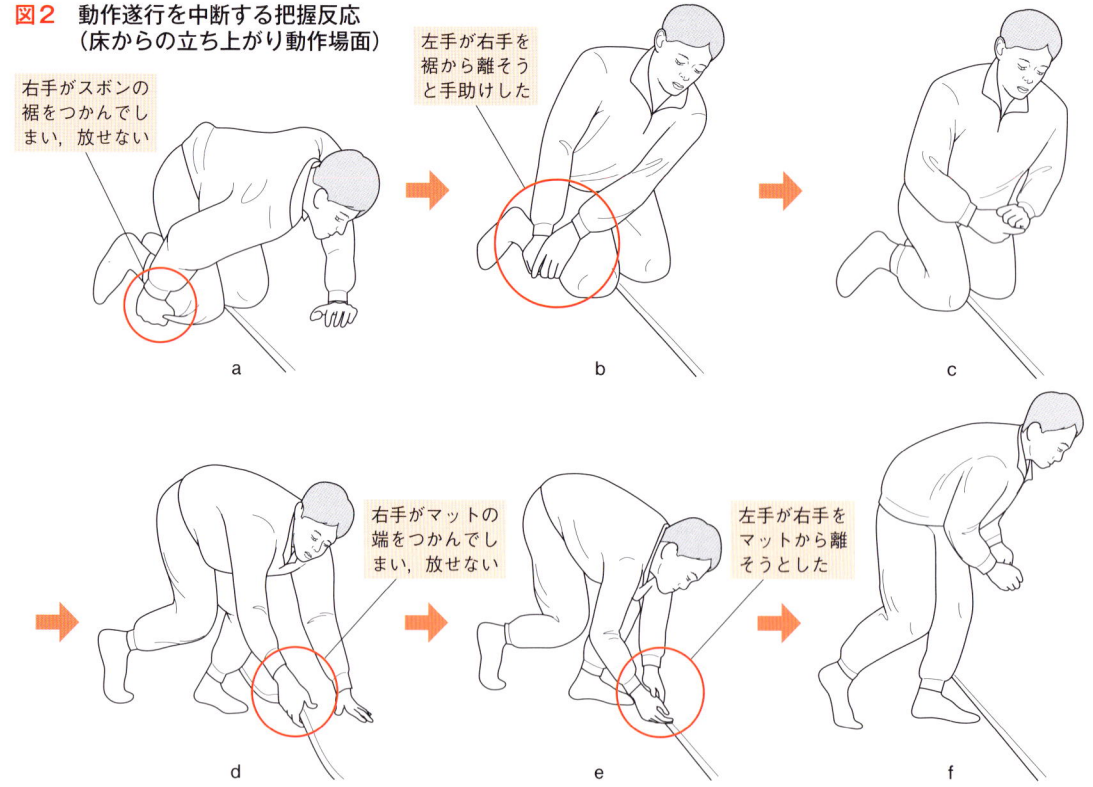

a　：右手がズボンの右裾をつかんでしまい，右上下肢の動きを制限し，膝立ち位がとれなかった。
b, c：左手が右手をズボンから引き離した。
d　：立ち上がるために両手を床（マット）につくと，すぐに右手はマットの端をつかんで放せず，再び立ち上がれなくなった。
e, f：左手がマットをつかむ右手を引き離して，立ち上がりを可能にした。

②患側上肢のみでは抑制できず，健側手や視覚遮断を用いて抑制した

　検者による制止命令の有無にかかわらず，物体へのリーチを制止したり，把握した物体を放すことは不可能であった。検者から制止命令があると，すぐに左手が右手を制止したり，物品を取り除いた（図2b, c, e, f, 3b）。それでも右手の把握反応が強い場合は，しばしば自身で閉眼（視覚遮断）して，右手の抑制を行う場面がみられた（図3c, 4b）。

図3　右手の本能性把握反応と抑制場面

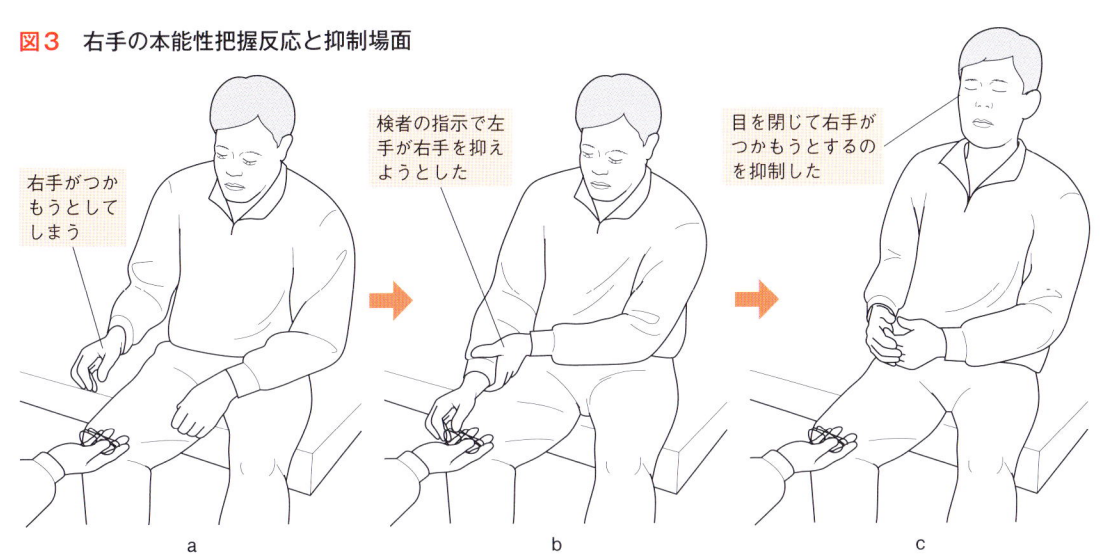

右手がつかもうとしてしまう

検者の指示で左手が右手を抑えようとした

目を閉じて右手がつかもうとするのを抑制した

a　b　c

a：検者の眼鏡を何気なく患者の前に提示すると，患者は右手を伸ばしてつかもうとするvisual gropingがみられた。
b：検者が「眼鏡に触らないで，つかまないでください」と命じると，左手が右前腕をつかんで抑制する場面がみられた。しかし右手はつかもうとして，しばらく右手と左手の抗争が続いた。
c：本人自ら目を閉じて，右手の把握反応を抑制することができた。

図4　道具の強迫的使用の場面

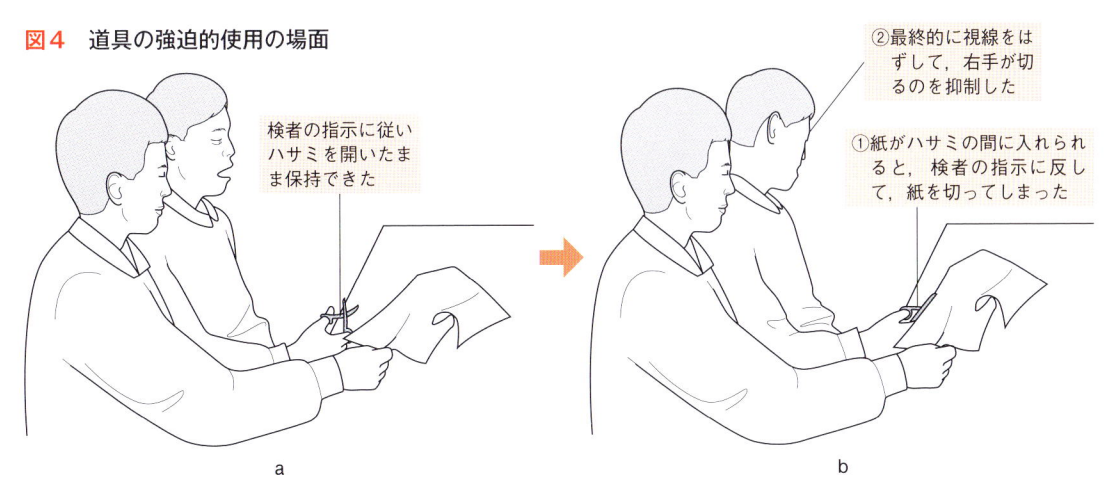

検者の指示に従いハサミを開いたまま保持できた

②最終的に視線をはずして，右手が切るのを抑制した

①紙がハサミの間に入れられると，検者の指示に反して，紙を切ってしまった

a　b

a：患者は，患側（右手）でハサミを把持し，検者から「ハサミは開いたままにしてください」と言われ，開いたまま保持することができた。
b：検者が「ハサミは開いたままです。絶対に切らないでください」と言って，紙をハサミの刃の間に入れると，すぐに患者は紙を何度も切ってしまい，制止できず，最後に紙とハサミから視線をはずし，制止した。

VI
Case Study

③把握反応時の握り方は機能的であった

　把握反応時の右手・手指の握り方は，物体の形状や用途に合わせて機能的かつ正確で円滑であった。例えば，細長い棒状の物は母指と示指でつまみ，ソフトボール大の球体であれば全指を開いて把握し(**図7a**)，日常物品であればその用途に応じた把握をした(**図4a，b，5a，b**)。

④特定の状況下では道具の強迫的使用も出現した

　眼前(右手周囲)に置かれた物品や道具に対しては，触れたり，把持しようとするが，積極的に使用するまでには至らなかった。しかし，道具を把持させた後に，視覚的に動機が高められた状況下では，道具の強迫的使用を認めた(**図4，5**)。

⑤把握に関する内省は提示条件で変化し，動機的に高まると誘発されやすかった

　物品が右手に近付くと把握に対する内省も反応も強くなった。具体的には，患者は右手をテーブル上に乗せた状態(座位姿勢，前腕回内位)を保持し，物品(ペン)を見せながら指先から前方に30cm離して置いた場合と数

図5　右手の箸の強迫的使用と抑制された場面

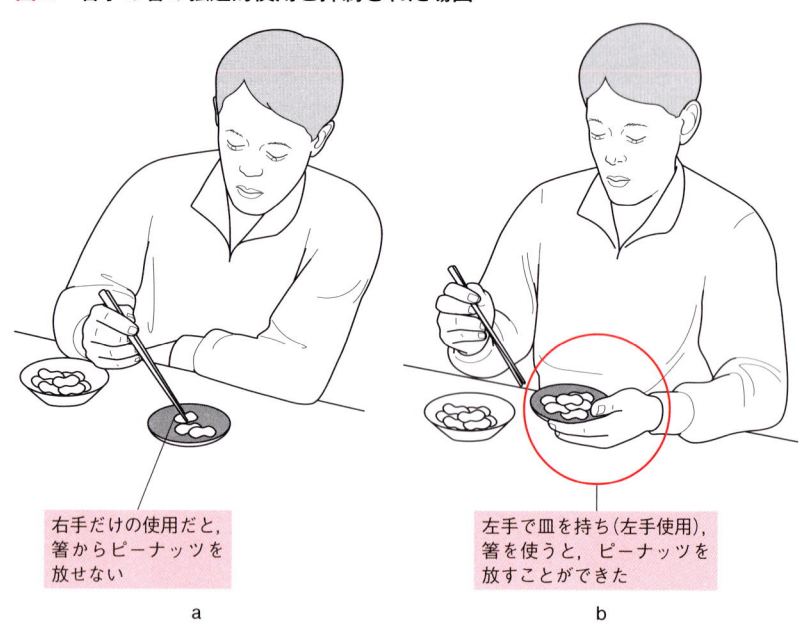

右手だけの使用だと，箸からピーナッツを放せない

左手で皿を持ち(左手使用)，箸を使うと，ピーナッツを放すことができた

a　　　　　　　　　　　　　　　　b

a：右手のみ使用時。左の皿から右の(▨)皿へ，殻付きピーナッツを箸で移し替える課題を実施すると，箸によるピーナッツのつまみや移動は円滑であったが，右の皿になかなか放せず，つまんだ状態が続いた。ようやくピーナッツを放せても，その直後にまたつまんでしまうといった，箸の強迫的使用が顕著にみられた。

b：両手使用時。次に左手で右の皿を把持しながら同様の動作(両手の協調動作)をすると，容易にピーナッツを放すことが可能となった。また，ピーナッツを放してもすぐにつまむことはなく，円滑に移し替えが可能となった。

cmまで近付けた場合とで内省と手の反応を比較した。前者では「特につかみたいとは思わない。別になんとも思わない」と答え，右手の反応はみられなかった。一方，後者では，「近くにあるとつかみたくなってしまう」と答え，ペンをつかもうとする手指の運動が観察された。さらにつかまないように指示しながら指に近付けると，症例は必死に右手をペンから遠ざけようと上体を大きく左後方に反らしたり，ペンを見ないように顔をそむけたり閉眼して視覚を遮断する行為をとった。

このような右手の異常行為やその内省に対して，本人は「わかっていてもなぜか握って（使って）しまう。なぜ握り（使い）たくなるのかわからない」「疲れる。辛い」と答えた。

⑥両手の協調動作時や視覚提示条件を変えると把握反応が弱まった

患者の把握反応や道具の強迫的使用は，一度出現すると右手だけで制止したり，物体を放すことは困難であった。しかし，両手の協調動作[*1]の際は反応が弱まる（右手が放しやすくなる）ことが確認された（図5b，6）。また，右手のみで把握したボールは放せないが，目の前にカゴを提示するとすぐにカゴにボールを入れ，容易に放すことができた（図7）。

*1 両手の協調動作
片手もしくは左右の手それぞれを単独で使用するのではなく，左右の手がある目的に向けて互いに協力（協調）し合って動作を遂行すること。
例えば，食事動作は左手に茶碗，右手に箸を持って動作を円滑に遂行すること。

図6 両手使用による物体を放す場面

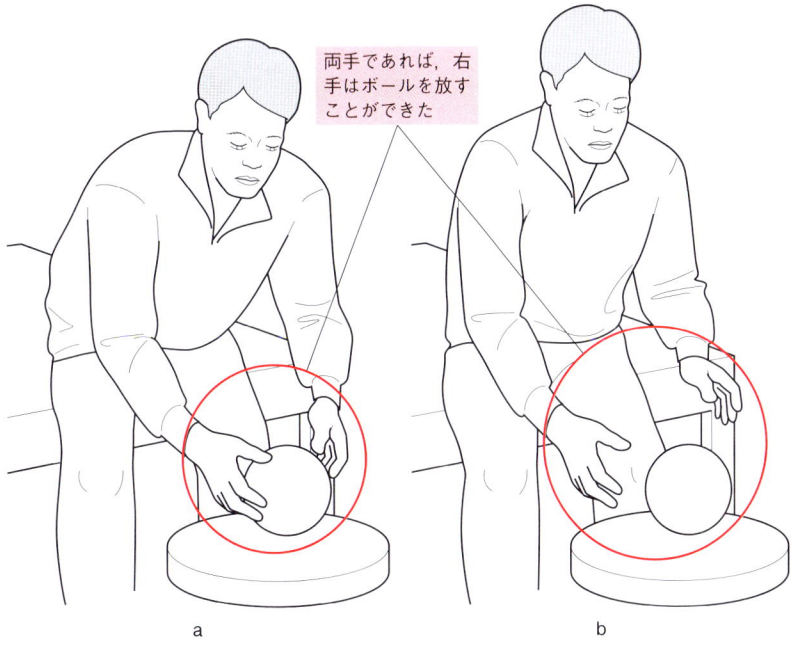

両手であれば，右手はボールを放すことができた

a   b

つかんだボールは右手のみでは放せないが，両手で把持させてボールを置くと（a），右手はボールから容易に放すことが可能であった（b）。

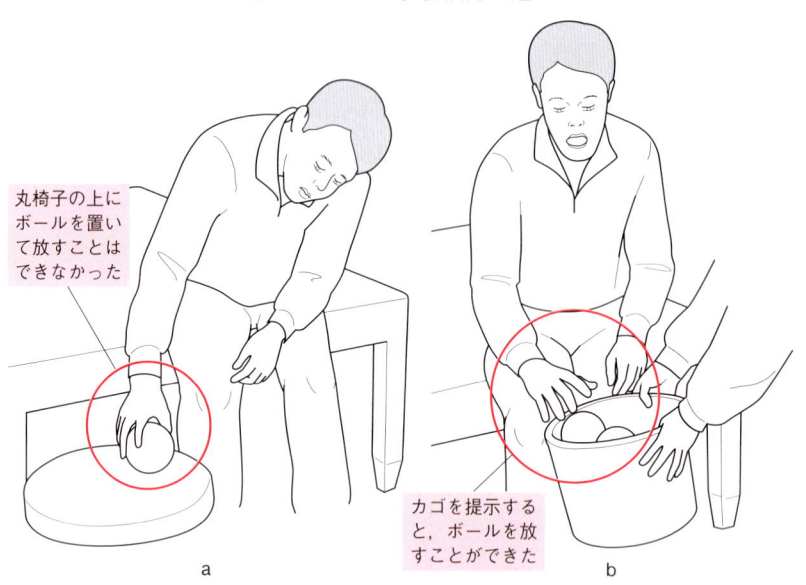

図7　環境設定（提示条件）の違いによる把握反応の違い

丸椅子の上に
ボールを置い
て放すことは
できなかった

カゴを提示する
と，ボールを放
すことができた

a　　　　　　　　　　　　b

a：握ったボールを丸椅子の上に置くように命じるが放すことはできなかった。
b：目の前にカゴを提示してボールを入れるように指示すると，容易に放すことができた。

8　病的把握現象の神経学的メカニズム

*2　magnet reaction
把握の途中で対象物を引き抜く
と，それを追跡して把握しよう
とする反応。

模倣行動，利用行動
☞ p.114参照

*3　収集行動
ほとんど価値のない物を生活に
支障が出るほどたくさん集めて
しまい，廃棄など処分ができな
い行為の障害。

*4　制御調整機構
本症例の場合，右手のみの行為
を制御する際は左半球の前頭葉
機能に委ねられるが，そこが損
傷しているために制御不能とな
る。しかし，左手を参加させた
両手の協調動作の際は左手の運
動に合わせた（協調させた）右手
の制御が必要になる。つまり病
巣側と対側の右半球からの制御
が脳梁を介して機能したために，
病的把握現象や道具の強迫的使
用が減弱したと考えられる。

　把握反射の病巣については，対側の補足運動野[2,3]かそれを含む前補足
運動野内に限局する[4]としている。田中[2,3]は，本能性把握反応のうち，
magnet reaction*2，visual groping（視覚性探索反応）は，対側の前部帯状
回の中-後部（脳梁体部周囲）の障害により生じ，視覚性探索反応が著明な
例になると，病巣がさらに前方に進展し，脳梁体部周囲の前部帯状回のほ
ぼ全域の障害によるとしている。また前部帯状回と隣接する吻側部帯状皮
質運動野を責任病巣として指摘する報告[5]もある。道具の強迫的使用は，
さらに病巣が前方に進展して脳梁膝部周囲を含む前部帯状回の障害により
生じるとされる[3]。

　前頭葉内側面の機能は，後方から前方に向かうほど行為としてより複雑
な制御に関わる。そのため前頭葉内側面の損傷でも後方の領域から順に把
握反射，本能性把握反応，模倣行動，利用行動，収集行動*3などが出現
する（**図8**）[5]。

　本症例で観察された左手使用による両手協調動作による右手の把握反応
の減弱（抑制）については，対側半球からの行為に対する制御調節機構[3]*4
が関与した可能性が推察される。また，カゴの提示によってボールを容易
に放せたことは，**合目的な条件・環境下では行為が変容すること，すなわ
ち視覚提示条件（環境）によって新たに誘発された反応の現れ**と考えられる[6]。

図8 前頭葉内側面おける抑制系の大まかな機能の分布とその障害

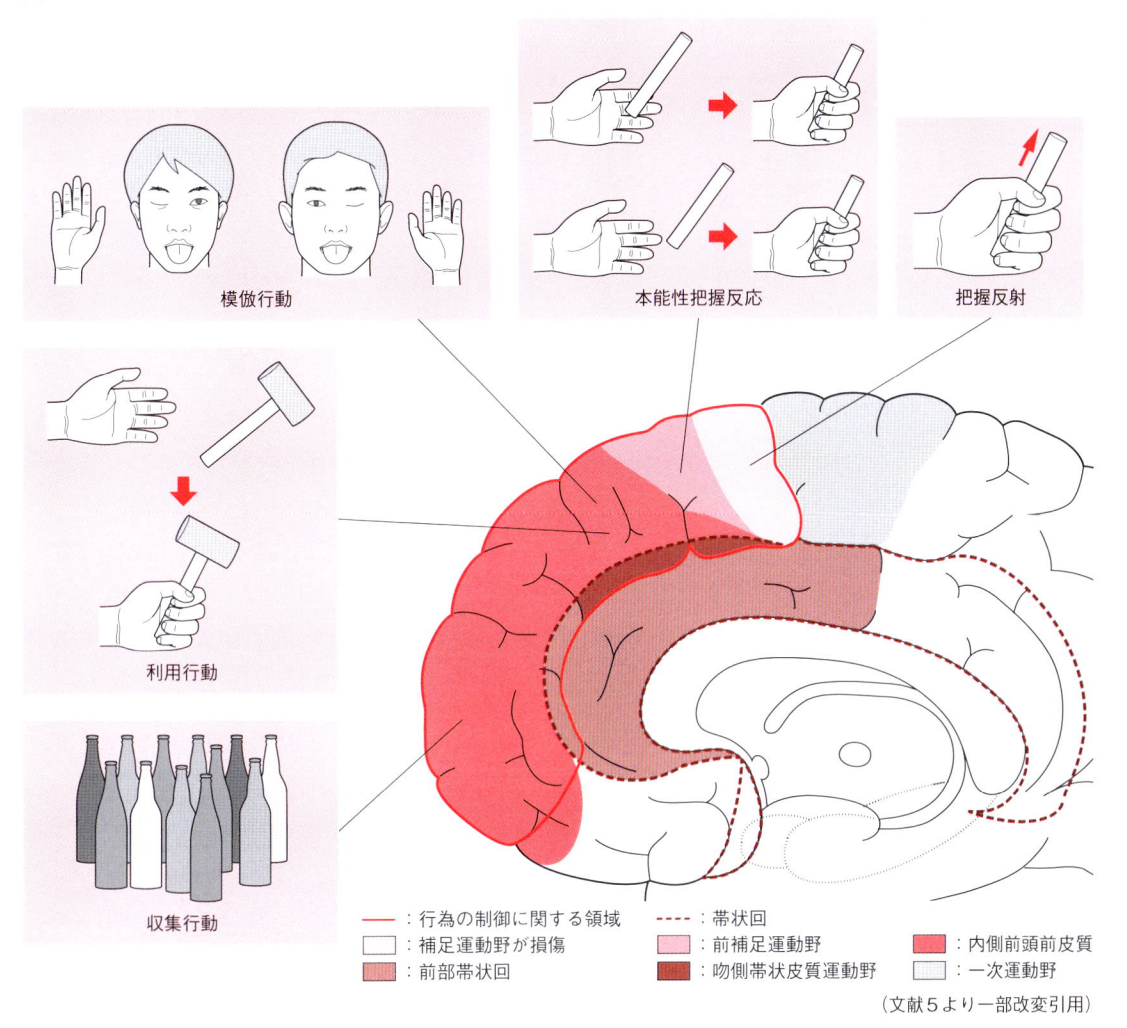

模倣行動

本能性把握反応

把握反射

利用行動

収集行動

―― ：行為の制御に関する領域　　　…… ：帯状回

□ ：補足運動野が損傷　　■ ：前補足運動野　　■ ：内側前頭前皮質
■ ：前部帯状回　　■ ：吻側帯状皮質運動野　　□ ：一次運動野

（文献5より一部改変引用）

9 臨床上のアドバイス

　本症候は「できない行為障害」ではなく，「**してしまう行為障害**」である。
臨床場面や生活場面での諸動作や物品操作は比較的容易に円滑に行えるこ
とが多いため，医療従事者も気付かず見過ごすことがあり，注意を要する。

　検査場面では，患者の手に触れたり，目の前で物品や道具を見せたり，
握手を求めるような仕草をしながら，動きを制止させる，中断させると
いった「**あえて行為をさせない**」抑制系を調べることで，本症候の有無を確
認できる。

　病的把握現象が強く，握った物体をなかなか放せ（放さ）ないケースでは，
検者が症例の手から無理に抜き取ろうとすると，さらに強く握られてしま
い逆効果となる。解決方法の1つとして，**握している物体を放せるよう**

な環境条件を設定する（例えば，ボールにはカゴや箱，ハンカチには検者のポケット，ペンにはペン立てや筆入れを提示する）と容易に放すことが可能となる。

　本症候は，前大脳動脈梗塞のように**前頭葉内側面の病変でほぼ必発する**と考えられる。病巣が後方に及べば下肢の運動麻痺も併発する。運動麻痺がない場合でも，下肢の本能性把握反応が出現する例[7]，歩行を阻害する歩行失行[7]，運動開始困難[8]を併発する例も存在するため，上肢のみならず下肢の評価も行うことは重要である。

運動開始困難
☞ p.109参照

■引用文献
1) Seyffarth H, et al: The grasp reflex and the instinctive grasp reaction. Brain, 71: 109-183, 1948.
2) 田中康文: 前頭葉内側面損傷と手の把握行動. 神経進歩, 42: 164-178, 1998.
3) 田中康文: 他人の手徴候. 脳神経, 48: 229-238, 1996.
4) 平山和美, ほか: 把握反射. 臨床神経科学, 33: 618-620, 2015.
5) 平山和美, ほか: 本能性把握反応. 臨床神経科学, 33: 736-738, 2015.
6) 高杉潤: 病的把握現象例からみた運動・行為. 脳科学とリハビリテーション, 1: 35-36, 2001.
7) 村山尊司, ほか: 前頭葉内側面損傷に伴う歩行障害例の報告－歩行失行との関係について－. 脳科学とリハビリテーション, 3: 16-19, 2003.
8) 宮本晴見, ほか: 前頭葉内側部損傷後, 右上肢に間欠性運動開始困難を呈した症例. 脳科学とリハビリテーション, 5: 35-38, 2005.

2 運動開始困難

左前大脳動脈領域の梗塞後に右下肢運動開始困難を呈した症例

村山尊司

KEY CONCEPT

- 運動開始困難は，補足運動野の損傷により生じる症候である。
- 前大脳動脈領域の梗塞例では補足運動野や中心傍小葉(下肢の1次感覚運動野)など運動に密接に関係する領域が損傷する。運動開始困難例は，下肢の1次感覚運動野の損傷も伴うことが多く一見弛緩性麻痺が疑われるが，画像所見による梗塞範囲の確認，前頭葉症状の有無，神経学的検査所見，歩行など動作時の下肢運動機能を観察し症状を鑑別することが重要である。
- 本症例は独歩が可能であったが，右下肢からの歩行開始が困難で，段差昇降や方向変換で右下肢の運動が不能になった。補足運動野が歩行運動の準備・開始に加え，変換にもかかわる機能的役割を果たしているためと考えられた。

VI

Case Study

1 症例

50歳代，男性，右利き

診断名：脳梗塞(前大脳動脈領域)

現病歴：右半身の脱力により発症。近医に救急搬送され，MRI所見で脳梗塞と診断され入院。保存的治療が開始されたが，発症3日後に梗塞巣の拡大を認め，右片麻痺と失語症状が出現した。

2 臨床経過

- 発症後4週で本施設に入院した。右上肢の運動は可能であったが，右下肢の運動は不能であった。起居動作，端座位は自力で可能であった。立位は左下肢を軸足にして保持可能。歩行は，右下肢が振り出せず自力では困難であった。
- 発症後5週で立位ならびに歩行時に右下肢伸展支持の反応とわずかな振り出しの運動が出現した。
- 発症後7週の時点で屋内平地の一定スピード(マイペース)での独歩が可能になった。その際，右下肢では十分な立脚伸展支持と振り出し運動がみられた(図1)。しかし，右下肢からの歩き出しは難しく，段差越えや間隙，スピードを変える場面で右下肢の運動が著しく低下もしくは不能になった。歩行場面以外での右下肢の随意運動は不能であった(図2)。その際，本人からは「(どんなに頑張っても)まったく動かない，力が入らない」などの発言が聞かれた。
- 発症後10週の時点で臥位や座位でわずかであるが，随意的な右下肢運

動の発現がみられた。

- ●発症後12週で座位や立位で関節運動を伴う右下肢の随意運動が可能となった。また，坂道や狭路を含む屋外歩行や階段での右下肢のスムーズな運動ができるようになった。

図1 独歩の様子

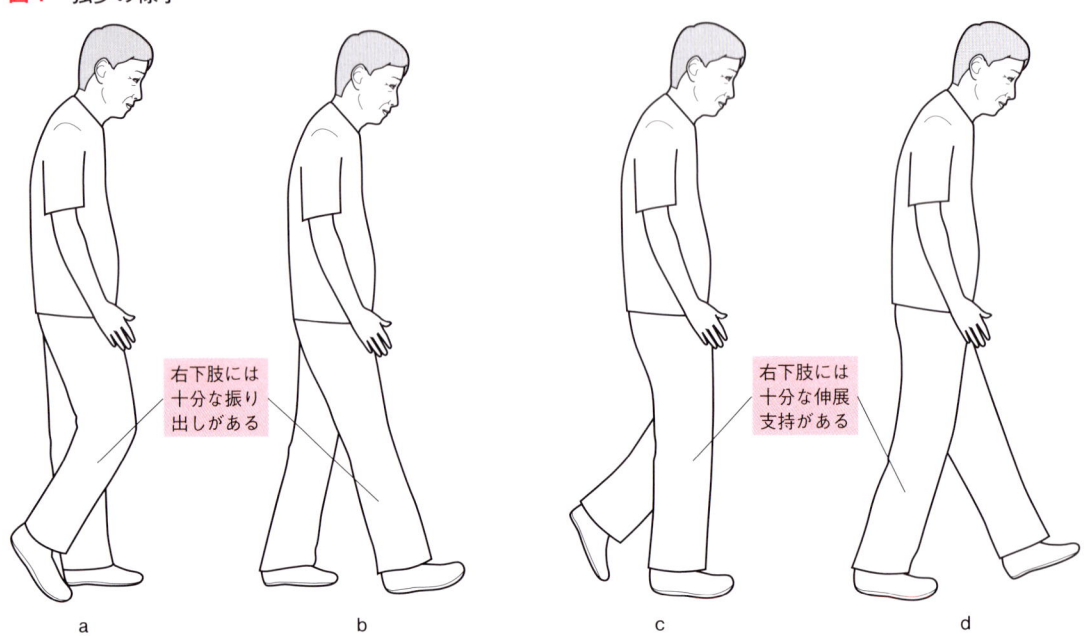

右下肢には十分な振り出しがある

右下肢には十分な伸展支持がある

a   b   c   d

遊脚期初期（a）から立脚初期（b）まで右下肢に十分な振り出し運動がみられ，立脚中期（c）から立脚後期（d）にかけ右下肢の伸展支持がみられる。

図2 運動開始困難

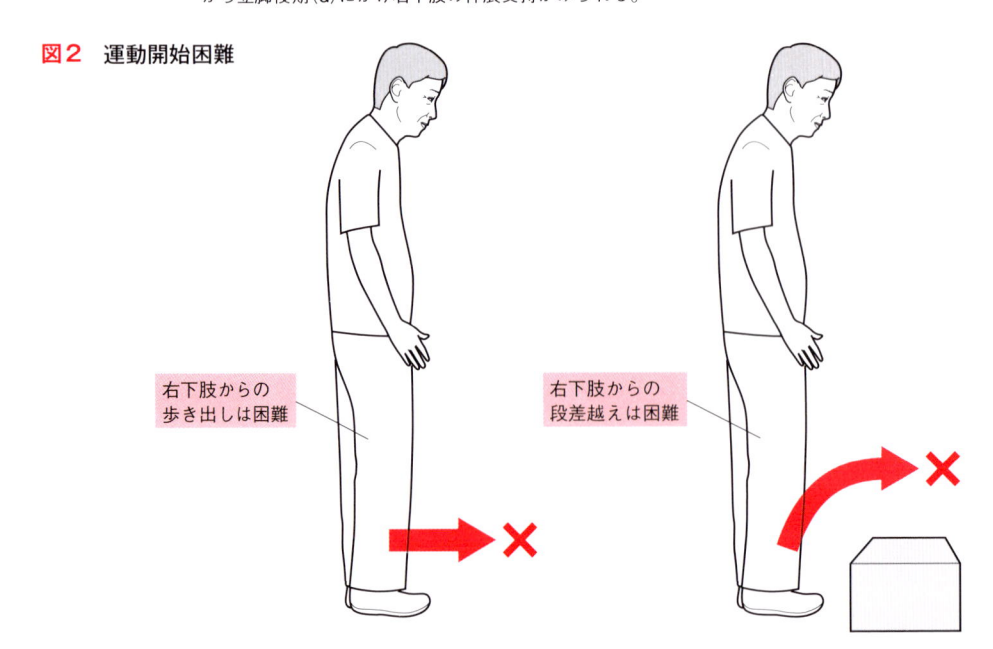

右下肢からの歩き出しは困難

右下肢からの段差越えは困難

図3 T2強調画像（発症後17病日）

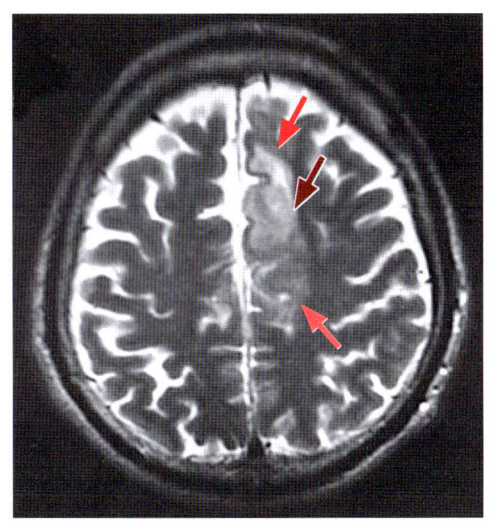 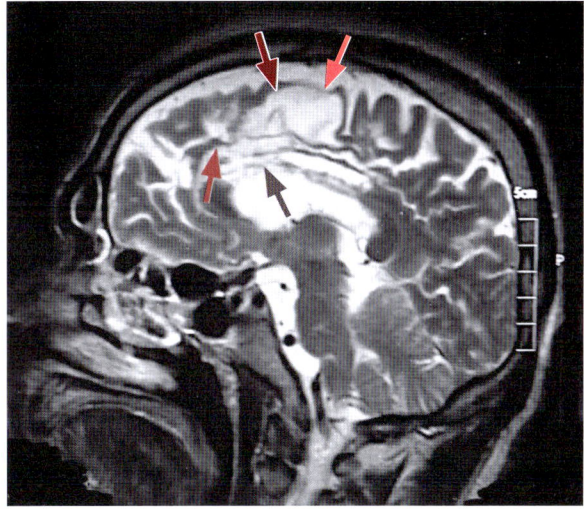

a 水平断像 b 矢状断像

左前大脳動脈灌流域に高信号像が認められた。上前頭回（➡），補足運動野（➡），中心傍小葉（➡），帯状回前〜中部（➡），脳梁体部前方部（➡）に高信号域を認める。

3 画像所見

　発症後17病日のT2強調画像（水平断）（**図3a**）では，左前大脳動脈灌流域に高信号像が認められた。また，矢状断画像（**図3b**）で左大脳内側領域に高信号が観察された。高信号の解剖学的領域は，上前頭回，補足運動野，中心傍小葉（下肢の1次感覚運動野），帯状回前〜中部，脳梁体部前方部（いずれも左側）と推定された。

4 神経学的検査所見

　意識清明。視覚および聴覚障害は認めなかった。運動障害は，右上肢にみられず，右下肢に運動麻痺と異なる障害を認めた。右手掌頤反射陽性，右下肢の病的反射陰性，右下肢の腱反射が軽度亢進していた。右上下肢に軽度の体性感覚（表在・深部覚）障害を認めた。

5 神経心理学的検査所見

MMSE：Mini Mental State
　　　　Examination
FAB　：Frontal Assessment
　　　　Battery

　明らかな失語症状はなく日常会話に問題なし。MMSE 30/30点。前頭葉機能検査（FAB）16/18点（把握行動課題で減点）。右上肢に本能性把握反応と道具の強迫的使用を認めた。そのほか，遂行機能障害，ワーキングメモリ低下などの前頭葉症状は認めなかった。

VI
Case Study

6 右下肢運動障害のアセスメント

　画像所見から前大脳動脈領域の梗塞により前頭葉から一部頭頂葉を含む内側領域が広範に損傷されていた。

　右下肢運動障害の原因として，入院当初は一切の随意運動が不能であり，損傷が中心傍小葉（下肢の1次感覚運動野）を含むことから錐体路障害による弛緩性麻痺が疑われた。しかし，立位・歩行訓練を進めるなかで歩行時に右下肢の運動が出現し，短期間で独歩が可能になった。歩行時の右下肢を観察する限り運動障害の原因として弛緩性麻痺が否定されたが，この時点でも歩行以外での右下肢随意運動が不能であったことが本症例の特徴的な所見であった。

補足運動野の機能
☞ p.48参照

　画像所見上，補足運動野に損傷を認めていた（**図3**）。同領域は**運動の準備・開始**にかかわることが知られており，その損傷による運動開始困難という症候が右下肢随意運動障害の原因と考えられた。

7 運動開始困難の神経学的メカニズムと歩行への影響

　補足運動野を外科的に切除した際，術側脳の反対肢に自発的運動の低下もしくは消失を認めるとの報告がある[2]。また，これまでの霊長類での研究などから，補足運動野は運動の準備や開始にかかわることが知られており，運動開始困難は同領域の損傷による機能的欠損の結果生じる症候である。

central pattern generator
☞ p.88参照

　歩行では何かしらの要因でいったん歩き始めると独歩が可能であった。これは歩き始めると脳幹・小脳における歩行誘発野が働き，歩行リズムの発生にかかわる脊髄のcentral pattern generator[3]により歩行が自動的なものとして出現・生成していたと考えられる。一方，段差越えや，方向転換などでは右下肢運動が不能となり立ち止まってしまう現象や，障害物に対する回避動作などでは，右下肢の運動が停止し歩行の再開が困難になった。この現象は，**補足運動野が運動の準備・開始に加え，運動の変換にもかかわる機能的役割**を果たしているためと考えられる。

8 臨床上のアドバイス

　運動開始困難例は，一見弛緩性麻痺と思われる症状であるが早急に判断しないことが重要である。前大脳動脈領域の梗塞では，前頭葉の内側領域に損傷を伴うことがあり，補足運動野の損傷による症状，ないしは下肢1次運動野の損傷による麻痺，その両者を伴う症例が存在する。予後の推定やリハビリテーションの介入方法も異なるため，画像所見による梗塞範囲の確認，前頭葉症状の有無，神経学的検査所見，歩行などの動作時の下肢運動機能を観察し，症状を鑑別することが重要である。

　運動開始困難例に対するリハビリテーションに関する報告はきわめて少ないが，歩行などの自動的な運動の獲得は早期に可能になると考えられる。また，随意運動については徐々に運動が発現するケースが多く長期的な予後は悪くない。運動開始困難例に強制的に障害肢の使用を試みた症例報告では，短期間で下肢の随意運動の出現と，歩行動作開始時の問題の改善がみられたとしている[4]。

■引用文献

1）Jenkins IH, et al: Self-initiated versus externally triggered movements. II. The effect of movement predictability on regional cerebral blood flow. Brain, 123: 1216-1228, 2000.
2）Krainik A, et al: Role of the healthy hemisphere in recovery after resection of the supplementary motor area. Neurology, 62: 1323-1332, 2004.
3）高草木薫：歩行の神経機構Review. Brain Medical, 19: 307-315, 2007.
4）Numata K, et al: Effect of modified constraint-induced movement therapy on lower extremity hemiplegia due to a higher-motor area lesion. Brain Inj, 22: 898-904, 2008.

VI

Case Study

3 利用行動・模倣行動

両側前頭葉損傷により利用行動・模倣行動を呈した症例

松澤和洋, 高杉 潤

KEY CONCEPT

- 利用行動(utilization behavior)とは, 眼前に置かれた物品を指示なしに左右の手を協調して使用する症候である[1]。道具の強迫的使用*1との相違点は, 両手を使った協調的行為である点, 患者の意思で抑制できる(強迫的ではない)点である。
- 模倣行動(imitation behavior)とは, 真似をしてくださいという指示がないのに, 検者の身振り, 物品使用などを模倣し, 中止するように言っても模倣し続ける症候である[2]。
- 利用行動と模倣行動は, 合併することが多く, これらの2つの症候から, 環境に対する依存性の亢進を環境依存症候群(environmental dependency syndrome)[3]という。
- いずれも一側または両側の前頭葉眼窩部[1], 前頭葉前下部の損傷[2]によるとされている。

*1 道具の強迫的使用
眼前に置かれた道具を, 本人の意思に反して右手が強制的に使用し, 左手が意思を反映して右手の動きを抑える現象。
☞ p.56, 100参照

1 症例

10歳代, 男性
診断名：外傷性脳損傷

2 臨床経過

ADL : activities of daily living

- 自転車走行中に車と接触し受傷。両側前頭葉・右側頭葉の脳挫傷, 脳ヘルニアが進行し, 減圧開頭術と血腫除去術を施行した。
- 受傷後約2カ月時点で, 家族情報より「母親やテレビの人物の動作の真似をする」という症候が確認された。
- 受傷後約7カ月時点で, 軽度の運動麻痺, 注意障害, 見当識障害, 記憶障害などを認め, ADL全般に見守りや声掛けを要した。また病棟にて「深夜に目覚まし時計を操作し音を鳴らす」「水道の蛇口栓を無目的に操作する」「電気のスイッチのON・OFFを繰り返す」「ナースコールのボタンを無目的に押す」「スタッフの動作や行動を真似る」といった利用行動, 模倣行動が頻回に確認された。
- 受傷後10カ月時点では, 覚醒・注意の改善を認めた。また利用行動, 模倣行動は減少傾向となった。
- 受傷後1年2カ月時点では, 利用行動, 模倣行動の出現頻度は減少したが, ときおり(日や環境によって), 確認された。

3 画像所見

　受傷後6カ月時点のCT画像では，両側前頭眼窩野，右側頭極（**図1a**），両側前頭前野（**図1b〜d**）にかけて，脳挫傷および出血後の組織変性による低吸収域を認めた。

図1　頭部CT画像（受傷後6カ月）

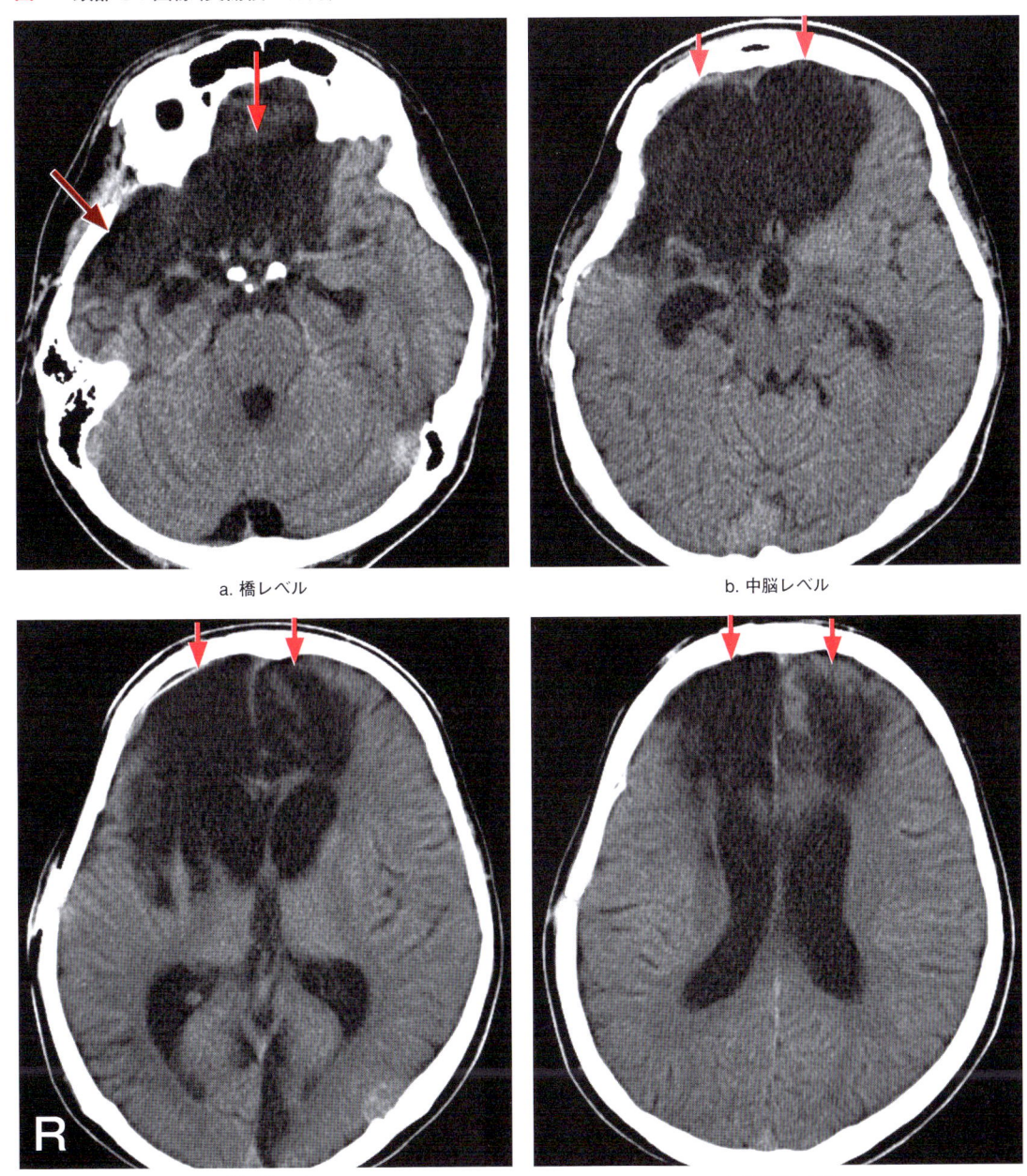

a. 橋レベル

b. 中脳レベル

c. 松果体レベル

d. ハの字レベル

両側前頭眼窩野（➡），右側頭極（➡），両側前頭前野（➡）に低吸収域を認めた。

VI

Case Study

4 神経学的検査所見

Brunnstrom stageは，左上肢・手指・下肢ともにⅥレベルであり，わずかに筋力低下を認めた。また視覚障害（視力低下）・構音障害を認めた。その他，感覚障害，眼振・眼球運動および嚥下障害などの脳神経系の異常所見は認めなかった。

5 神経心理学的検査所見

意識清明，コミュニケーション良好。

MMSE：16〜21/30点

WISC-Ⅲ：IQ40未満（VIQ：52　PIQ：40未満），Wechsler記憶検査：すべてスケールアウト，FAB：14/18点　TMT：検査中断

上記検査より，知能障害，記憶障害，注意障害などの高次脳機能障害を認めた。

MMSE：Mini Mental State Examination
WISC：Wechsler Intelligence Scale for Children
FAB　：Frontal Assessment Battery
TMT　：Trail Making Test

6 本例における利用行動，模倣行動の評価・特徴

利用行動の評価と特徴

利用行動の評価は，個別に検査室にて，机の上におもちゃ，ハサミ，紙，鉛筆などを並べ，無言の状態で正対し，何の指示も出さないで行動を観察した。すると患者は，「何をすればいいんですか」と言いながら物品を手に取り，使用する様子が確認された。本例においては検査のような改まった環境下より，自由な生活場面において目についた物を無目的に操作，使用する場面が多く観察された（図2）。

模倣行動の評価と特徴

模倣行動の評価では，検者は患者と正対し，パントマイム動作（体を掻く，ラジオ体操の上肢の動き，ジャンケン），無意味動作（手を振る，壁を触る，足でリズムを刻むような動き），物品を使用する動作を見せた。また，複数人が存在する日常生活場面での患者の反応を観察した。正対した検査場面では，いずれの動作でも上下肢ともに模倣行動が誘発された。真似しないよう指示すると，一時的に制止は可能だが，すぐに模倣を継続した（図3）。また，日常生活場面では，他者（第三者）が行っている動作（患者本人に向けられた動作ではなくとも）を見て，模倣行動が誘発された。

図2　利用行動評価（自由場面）

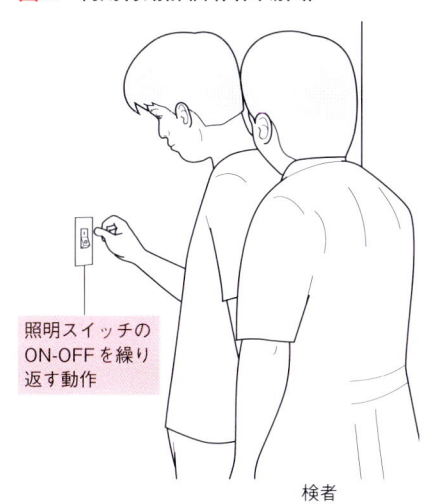

照明スイッチの
ON-OFFを繰り
返す動作

検者

廊下を移動中，患者は照明スイッチを操作し始め
た。検者（後方）が止めるよう指示するもスイッチ
のON-OFFを繰り返した。

図3　模倣行動評価（自由場面）

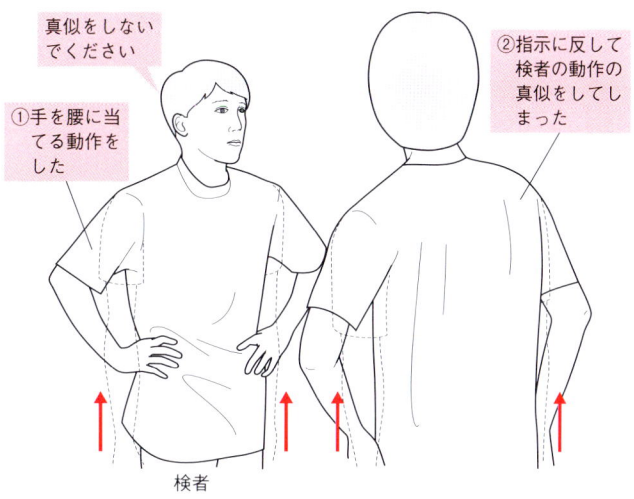

真似をしない
でください

①手を腰に当
てる動作を
した

②指示に反して
検者の動作の
真似をしてし
まった

検者

検者（左）は患者（右）と正対し，腰に手を当てる動作を見せると患者に模倣行
動が誘発された。「真似をしないように」と指示しても抑制は一時的で，すぐ
に模倣行動がみられた。

利用行動と模倣行動に共通した特徴

　これらの行動に対する本人の内省では，「やりたくなってしまう」といっ
た発言が聞かれた。止めるよう指示しても一時的に抑制可能であるが，再
び行動が誘発された。

7　利用行動と模倣行動が出現する神経学的メカニズム

　これらの症候のメカニズムには2つの考え方がある。

　1つは，Denny-Brownによって提唱された前頭葉と頭頂葉の平衡関係の
仮説[4]である。前頭葉と頭頂連合野との間には双方向性の線維連絡があり，
前頭葉からの抑制性線維[*2]の存在が確かめられている。前頭葉からの
抑制が障害されたことで，頭頂葉における外界刺激に応じた行為が出現す
る[1,2,4]。

　もう1つは，前頭葉と頭頂葉の関係を平衡的なものではなく，階層的な
ものとみる考え方である。NormanとShalliceによって提唱された，監督
的注意システム（supervisory attentional system）である[5]。高次の認知機
能の中枢を前頭葉に想定し，監督機構のメカニズムの欠如が行為抑制障害
となって現れるとする考え方である。

　いずれの考え方においても，前頭葉病巣でみられる症候は，河村[6]が示
した「**習熟行為の解放現象**」とみることができる。前頭葉の障害により，習
熟行為としての道具，物品の使用や模倣といった行動が出現し，その場に
おいて不適切であるにもかかわらず，**行為抑制ができない**ために生じると

＊2　抑制性線維
大脳前頭葉と頭頂葉を結ぶ神経
線維において，頭頂葉皮質に対
し，神経伝達を抑制する神経線
維。

VI

Case Study

考えられる。

　模倣行動においては，パントマイム動作のみならず無意味動作の模倣もみられることから，頭頂葉だけでなく，運動を遂行する前の準備段階に活動する運動前野[7]も抑制から解放されている可能性が考えられている。

8 臨床上のアドバイス

- 利用行動や模倣行動の合併例は，多くが両側前頭葉前部の病変で出現するが，一側前頭葉[1]や，大脳基底核[8,9]，視床病変[10,11]での出現も報告されている。

- 臨床では決してまれな症候ではなく，比較的多く遭遇する。その一方で，**対人関係や社会生活においては十分に問題となりうる症候である。**

- 日常生活場面では明らかな異常行為としてとらえにくいため，本人の癖や悪ふざけとして見過ごしたり，見誤ることが多い。そのため，専門家による早期の発見と周囲の理解を得ることが重要である。

- これらの症候の程度や出現頻度は，経過のなかで徐々に減少するが，長期まで(本症例のように)残存する症例が存在する。

■参考文献

1) Lhermitte F:'Utilization behaviour' and its relation to lesions of the frontal lobes. Brain, 106: 237-255, 1983.
2) Lhermitte F, et al: Human anatomy and the frontal lobes, Part1. Imitation and utilization behavior ; A neuropsychological study of 75 patients. Ann Neurol, 19: 326-334, 1986.
3) Lhermitte F: Human anatomy and the frontal lobes, Part2. Patient behavior in complex and social situations; the "environmental dependency syndrome". Ann Neurol, 19: 335-343, 1986.
4) Denny-Brown D: The nature of apraxia. J Nerv Ment Dis1, 26: 9-32, 1958.
5) Norman DA, at el: Attention to action; Willed and automatic control of behavior. Consciousness and self-regulation, New York, plenum Press, 4: 1-18, 1986.
6) 河村　満：行為障害の観察から脳のしくみを探る. 習熟行為の遂行の促進-抑制障害. 神経心理学, 8: 17-24, 1992.
7) 蔵田　潔：運動前野背側部と運動準備活動. 神経進歩, 42: 59-67, 1998.
8) 田中　久, ほか：使用行動,模倣行動を呈した限局性右被殻出血の1例. 神経心理学, 36: 833-838, 1995.
9) 田中　久, ほか：Striatocapsular infarction にみられた使用行動・模倣行動の検討. 臨床神経, 36: 833-838, 1996.
10) Eslinger PJ, et al: "Frontal lobe" Utilization behaviour associated with paramedian thalamic infarction. Neurology, 41: 450-452, 1991.
11) 田中　久, ほか：Utilization behaviourと反響言語的傾向のある超皮質性感覚失語を呈した左視床隆起動脈梗塞の1例. 神経心理学, 9: 357-381, 1986.

4 発語失行

左中心前回中部から下部の梗塞が発語失行の責任病巣と考えられた1症例

岡本善敬

KEY CONCEPT

- 発語失行とは，「話す」モダリティーに限定された障害であり，すべてのモダリティー（聞く，話す，読む，書く）にわたる言語機能の障害である失語とも，発話運動にかかわる神経・筋の障害である運動障害性構音障害とも異なる高次の発話運動（発話運動のプログラミング）障害として説明されている[1]。
- 臨床的特徴としては，①試行錯誤と模索を伴う構音動作と自己修正の試み，②プロソディー（リズム，ストレス，イントネーション）の異常，③同じ発話を行う際の構音の一貫性の欠如，④発話開始の困難，が挙げられる[1]。
- 責任病巣は，左中心前回中部から下部でほぼ一致した見解だが，左島前方が重要であるとの説も散見される。
- 発語失行（主に構音とプロソディーの障害）を主症状としていた本症例は，頭部MRIにて左中心前回中部から下部に梗塞巣を認めた。一方で，島に病巣は及んでいないことから，発語失行の責任病巣として左中心前回中部から下部が重要であると考えられた。

VI

Case Study

1 症例

40歳代，女性
診断名：左脳梗塞

2 臨床経過

- 右半身の脱力発作を繰り返すようになり近医受診し，左前頭葉の脳梗塞巣，頭蓋内多発動脈狭窄，脳血流の循環予備能低下を指摘された。
- 左浅側頭動脈-中大脳動脈吻合術を受けた後に，運動性優位の失語および右手指の巧緻性低下を認め，左脳梗塞の診断で保存的に加療された。
- 当院転院時の発症後33病日では，発話は主に構音とプロソディーの異常を認めた。構音の特徴として，単音レベルから音の歪みまたは置換を認め，音の誤りには一貫性がなかった。プロソディー異常の特徴として，発話速度の低下，抑揚の乏しさ，1音1音区切る発話が観察された。また，試行錯誤を伴う構音動作と自己修正も観察された。そのため，聞き手の推測や確認を要し，主なコミュニケーション手段として筆談を用いていた。理解面は複雑な文章であっても良好であった。
- 右手指は書字や箸の使用は可能だが，物品に合わせてうまく把持できない場面が時折みられた。また，手指の模倣動作においても誤りを認めた。

歩行は屋内外ともフリーハンドで自立レベルであった。

- 退院時の211病日では，発語の際の構音とプロソディーの異常はやや軽減するも残存した。手指機能に関しては改善を認め，物品に対応した把持が可能となった。

3 画像所見

図1に発症後175病日の頭部MRI FLAIR画像を示した。病巣は左中大脳動脈領域に2カ所に分かれており，1つは左中心前回中部から下部であった。もう一方は，左上頭頂小葉および下頭頂小葉であった。また，左前大脳動脈領域の皮質下および皮質にも脳梗塞を認めた。

図1　MRI FLAIR画像（175病日）

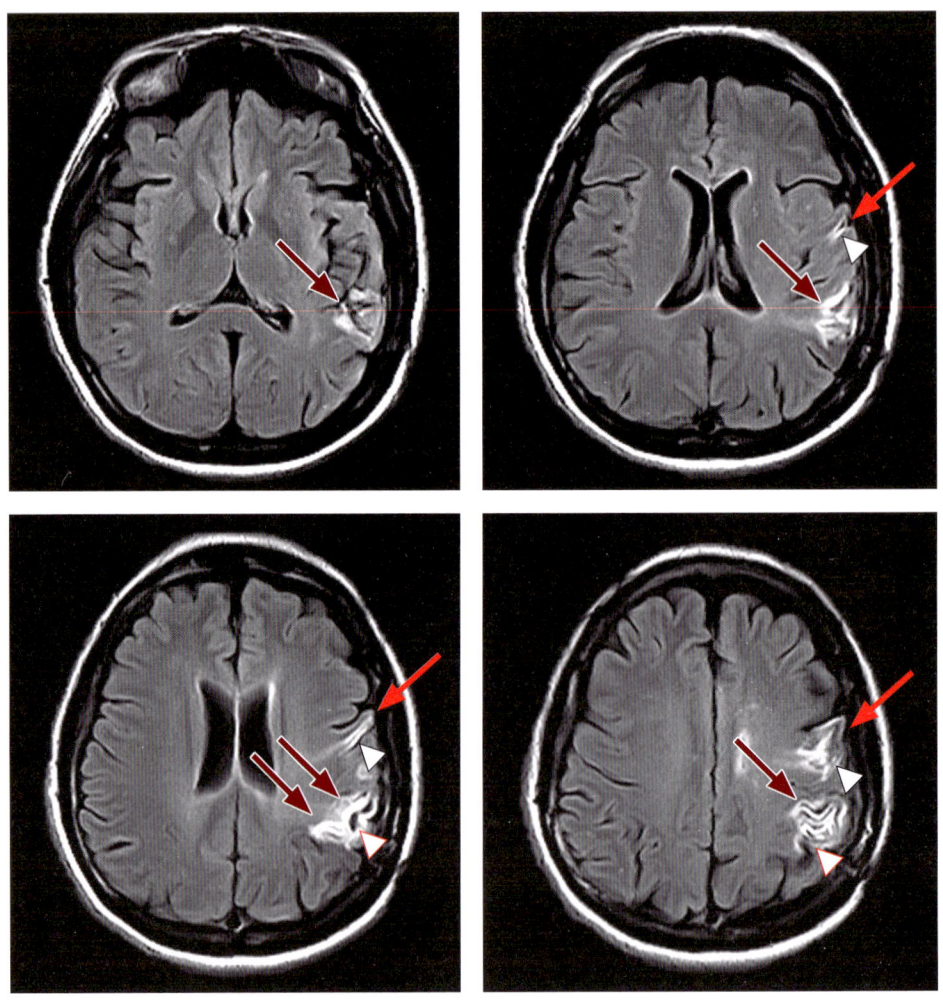

左中心前回中部〜下部に高信号を認めた（➡）。また，左頭頂間溝部〔左上頭頂小葉および下頭頂小葉（➡）〕にも高信号を認めた。▷は中心溝，▷は頭頂間溝を示す。

図1のつづき

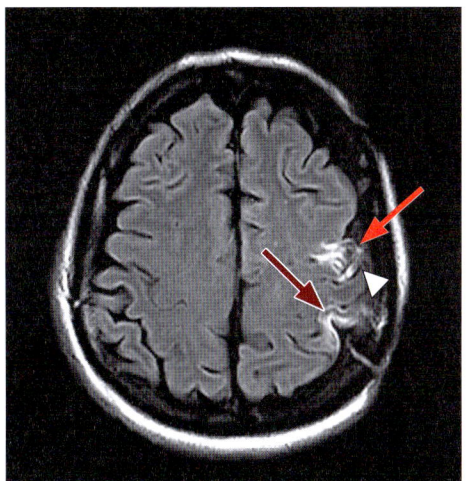 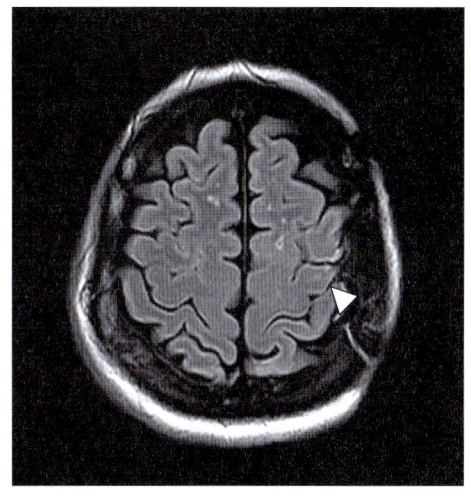

4 神経学的検査所見

　当院入院時の発症後33病日の神経学的検査所見を示す。意識は清明。腱反射は左右差なし。Trömner反射は左右とも陽性，その他の病的反射は陰性。右半身において触覚および温度覚中等度鈍麻，深部覚は極軽度鈍麻。運動機能面では，軽度右口角の下制はあるものの舌の運動は良好であり，嗄声などの所見はなく麻痺性構音障害は認めなかった。右手指で巧緻性低下あり，Brunnstrom recovery stageは右上肢Ⅵ，手指Ⅵ，右下肢Ⅵ。筋力は，右上肢MMT5，手指MMT4，下肢MMT5であった。

MMT：Manual Muscle Testing

5 神経心理学的検査所見

MMSE：Mini Mental State Examination

　MMSEは24/30点。Raven色彩マトリックス検査は30/36点。標準失語症検査では，「話す」のサブカテゴリーである文の復唱が0/5点と著明に低下していた。ほか，1〜2点の減点はあるものの著明な低下は認めなかった（図2）。発話は1音ずつ区切るなど非流暢的で，音の歪みや誤りに一貫性がない，自己修正を繰り返しながら目標語に到達できる，といった特徴がみられた。

　模倣動作では，口笛を吹く，眉間にしわを寄せることが困難であり，軽度の口部顔面失行を認めた。また，右手ではキツネができないなど軽度の肢節運動失行を認めた。観念失行，観念運動失行，構成失行，失認は認めなかった。

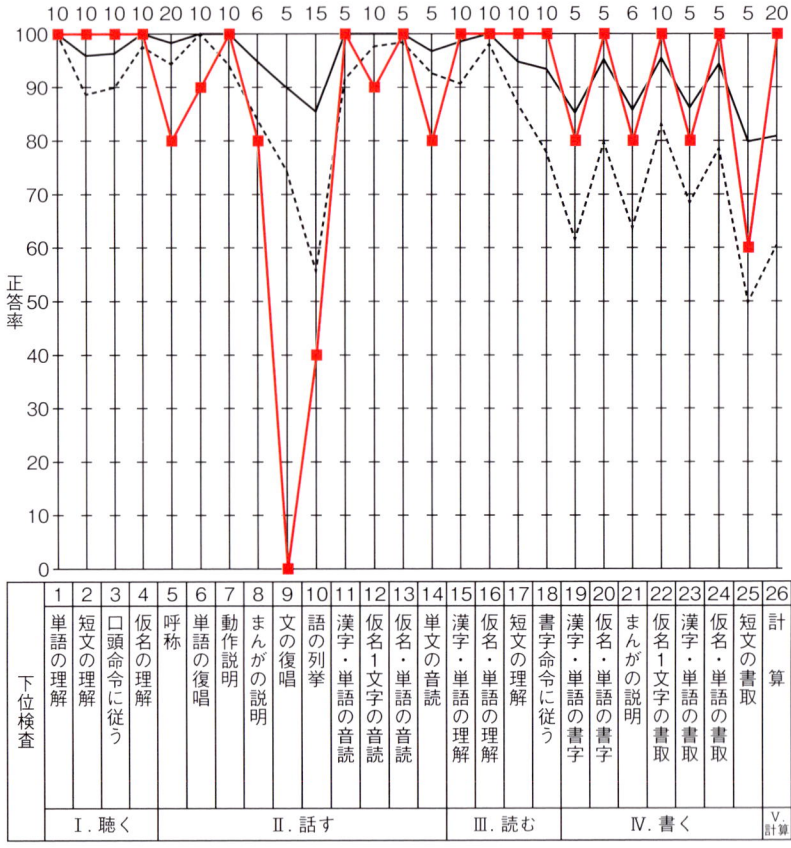

図2 標準失語症検査の結果

「話す」のサブカテゴリーである「呼称」,「文の復唱」,「短文の音読」で低下を認めた。
特に,「文の復唱」で大きく低下していた。

―――：本症例の検査結果, ―――：平均値, ·······：－1標準偏差

6 中心前回中〜下部病変で発語失行が生じた神経学的メカニズム

　発語失行は，運動性失語として知られるBroca失語でよくみられる症候である。Broca失語では，自発話の非流暢さ（発語失行）に加え，読み書きの障害（漢字＜かな）がみられる。聴覚的理解は単語レベルでは比較的保たれるが，複雑な文章の理解は障害される。典型的なBroca失語は左下前頭回弁蓋部および三角部の一部を含む比較的広範囲な皮質・皮質下病変で生じる[2,3]。

　発語失行は，発話の非流暢さを主症状とし，言語理解や文字言語理解はほぼ正常である。発語失行のみを呈する症例の病巣を検討した報告では，左中心前回中部から下部に限局した病巣を認めている[4-6]（**図3**）。同部位は，Brodmann areaの6野に相当し発話運動のプログラミングに関与していると想定されている[3,5,6]。一方で，発語失行には左島前部が重要であるとす

図3　発語失行の責任病巣

中心溝

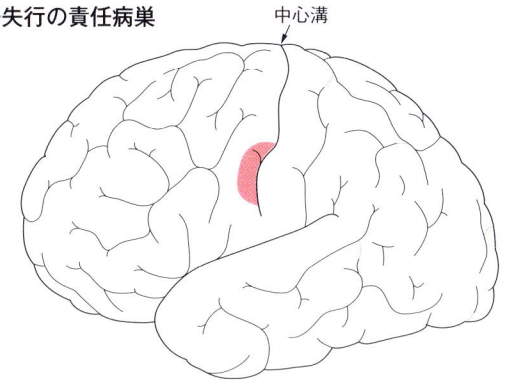

中心前回中下部の中でも後壁が重要であるとされている。

る報告も散見される[7, 8]が，これらの研究の対象者は発語失行を呈するも，比較的広い病巣の失語症患者である。本症例は，その臨床所見から純粋な発語失行を呈していたと考えられた。MRIでは左中心前回中部および下部に限局した病巣をもち，島に病巣を認めないことから発語失行の責任病巣は左中心前回中部から下部と考えられた。

　本症例は，左頭頂間溝周囲（上頭頂小葉および下頭頂小葉）にも病変を認めた。頭頂間溝は把握運動に関与することから[3]，右手の把持動作の拙劣さに影響したものと考えられた。また，病巣が1次体性感覚野にも隣接していることから感覚と運動のdisconnectionにより肢節運動失行を呈したものと考えられる。

頭頂間溝
☞ p.40参照

肢節運動失行
☞ p.33参照

7 臨床上のアドバイス

　発語失行はBroca失語でもよくみられ，臨床上出会う機会の多い症候である。発語失行は音として表出する過程に障害が生じるため，**語の想起ができていても言葉としてうまく伝えることができない状態**である。そのため患者は多くの場面でもどかしい思いを抱いている。患者の言語症状を深く理解することでコミュニケーション方法や，周囲への理解を促すことが可能になると考えられる。

■ 引用文献
1) 吉野眞理子：「発語失行 apraxia of speech」というのはどのような症状なのですか. 診断の仕方を教えてください. Modern Physician, 30: 62-65, 2010.
2) 藤田郁代：失語の概念と分類. Clinical neuroscience, 24: 746-748, 2006.
3) 鈴木匡子：大脳皮質連合野病変の症候学. Brain and nerve, 67: 433-443, 2015.
4) 大東祥孝：「アナルトリーの責任病巣」再考. 神経心理学, 21: 146-156, 2005.
5) 大槻美佳：コミュニケーション障害とその機能局在：臨床とfMRIの知見から. コミュニケーション障害学, 24: 29-34, 2007.
6) 鈴木匡子：発語失行の責任病巣. 音声言語医学, 45: 300-303, 2004.
7) Dronkers NF: A new brain region for coordinating speech articulation. Nature, 384: 159-161, 1996.
8) Baldo JV, et al: Role of the precentral gyrus of the insula in complex articulation. Cortex, 47: 800-807, 2011.

Ⅵ
Case Study

5 自発性の低下, akinetic mutism

両側前大脳動脈の梗塞により両側補足運動野および両側前部帯状回が損傷され, 著明な自発性の低下を呈した症例

若旅正弘

KEY CONCEPT

- 補足運動野の損傷は一過性の自発性の低下, 運動開始困難, 言語障害などを生じる[1-3]。
- 前部帯状回の損傷は注意障害, 作動記憶の障害, 自発性の低下, 情緒性変化などを生じる[4,5]。
- 補足運動野および前部帯状回は前大脳動脈領域の梗塞により損傷されうる。
- 両側前大脳動脈の梗塞などによって両側補足運動野や両側前部帯状回が損傷されると自発性の低下が著明となり, 無動, 無言を呈するakinetic mutism（無動性無言）が生じる[6-10]。
- 著明な自発性の低下や無動性無言の原因や病態はさまざまであり, その鑑別はリハビリテーションを計画するうえで重要である。

1 症例

40歳代, 男性
診断名：脳梗塞

2 現病歴

意識障害により発症し, 急性期病院に救急搬送された。発症2カ月時点で回復期病院に転入院。

3 画像所見

発症約2カ月時点の頭部CT画像（図1）では両側補足運動野, 両側前部帯状回, 左中心後回内側, 脳梁膝に低吸収域を認めた。

図1 頭部CT画像（発症後約2カ月）

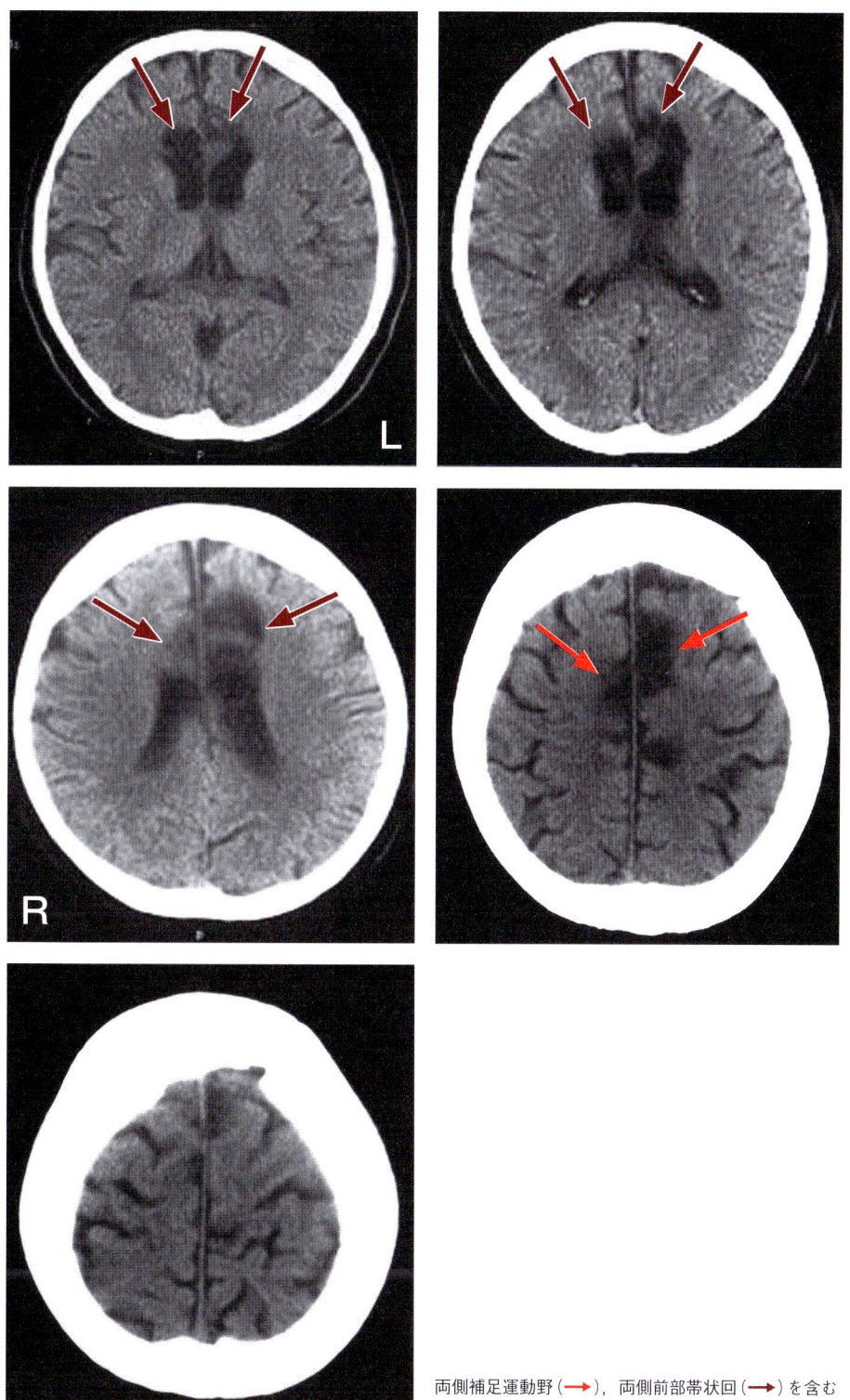

両側補足運動野（ → ），両側前部帯状回（ → ）を含む
両側の前頭葉内側面に低吸収域を認める。

4 神経学的検査所見

　回復期病院への転入院時，意識は清明，軽度の構音障害を認めた。四肢に自発運動の困難さ，運動の緩慢さを認め，左上下肢よりも右上下肢にその症状は強かった。四肢を挙上するよう口頭で指示すると左上下肢では抗重力方向にわずかな運動が生じ，右上下肢では抗重力方向の運動は生じなかった。運動麻痺，筋力は精査困難であるが，動作からは四肢の分離運動は良好であり，全身に中等度の筋力低下があると考えられた。深部腱反射は両下肢，右上肢で軽度の亢進，病的反射は陰性。右下肢の表在感覚，深部感覚に軽度の低下が認められた。その他，脳神経所見に異常は認められなかった。

5 神経心理学的検査所見

　表情は乏しく自発的な発話は認められなかった。発話開始や語想起の困難さ，軽度の構音障害が認められたが，問いかけに対しては単語での回答が可能であり，理解はおおむね良好であった。日にち，曜日の認識に曖昧さが認められたが，年月，場所は正確に認識しており見当識はおおむね保たれていた。数唱は順唱5桁，逆唱2桁と低下を認めた。右上肢には本能性把握反応，道具の強迫的使用を認めた。その他，机上の検査は精査困難。

本能性把握反応
☞ p.49, 100参照

6 ADL所見

　著明な自発性の低下があり，刺激のない場合ベッド上での体動は認められなかった（図2）。そのため2時間ごとの体位交換を要した。ADL全般に重度介助を要した（FIM運動項目16/91）。一方，動作の開始の困難さ，動作の緩慢さ，動作の中断により，適宜声かけと介助が必要であるが，左上肢でスプーンを使用し食事は一部摂取可能であった。

ADL : activities of daily living
FIM : Functional Independence Measure

図2　回復期病院入院時の状態

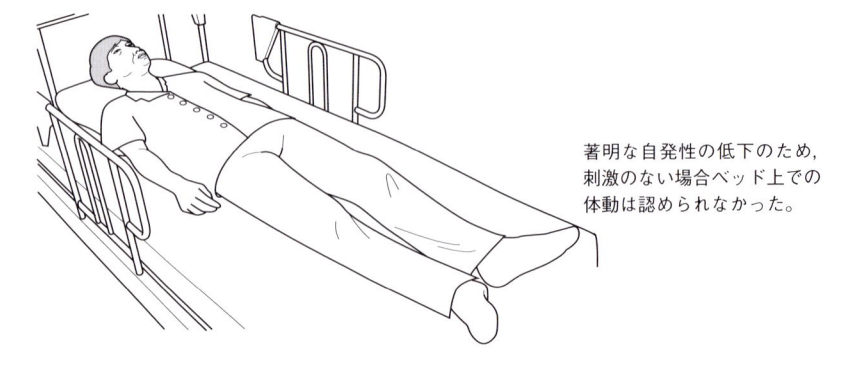

著明な自発性の低下のため，刺激のない場合ベッド上での体動は認められなかった。

7 動作所見

　起居動作，移乗動作は自発運動がほとんど認められず，重度～全介助であった。歩行動作は自発的な歩行の開始，下肢の振り出しは両下肢とも困難であり，全介助であった。

　一方，視覚的な目標を提示することで起居動作に改善を認めた。寝返り動作はベッド柵を視覚的な目標として両手で把持するように指示すると，両上肢のリーチ動作が誘発された（図3）。起き上がり動作ではベッド柵を視覚的な目標とし，頭部がベッド柵を越えて側方に移動するように指示することで頭頸部，体幹，両上肢の運動が誘発された（図4）。また，口頭指示を繰り返し，強調することでも動作が誘発されやすくなった。

　歩行動作においては，両側の長下肢装具を使用し両下肢の支持性を補償したうえで，2動作前型の歩行を介助下にてリズミカルに行うことで両下肢の振り出しが誘発された。

図3　セラピストの介入による寝返り動作の改善

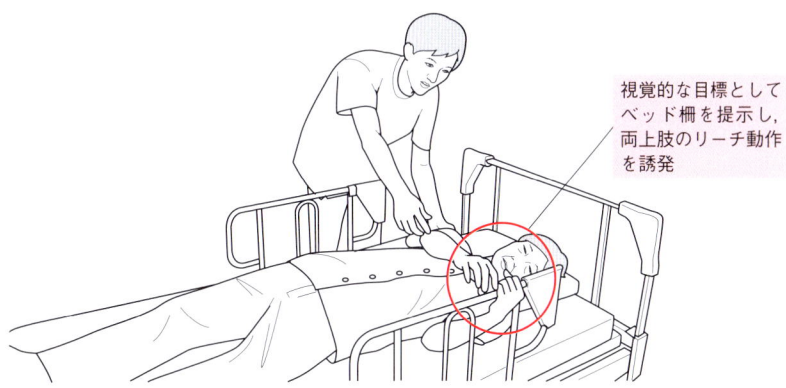

視覚的な目標としてベッド柵を提示し，両上肢のリーチ動作を誘発

口頭指示のみでは困難であった動作が，視覚的な目標の提示により誘発することが可能であった。

図4　セラピストの介入による起き上がり動作の改善

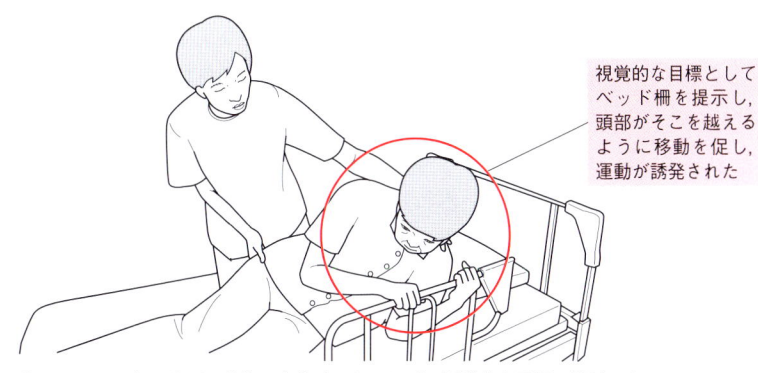

視覚的な目標としてベッド柵を提示し，頭部がそこを越えるように移動を促し，運動が誘発された

口頭指示のみでは起き上がり動作は全介助であったが，視覚的な目標の提示により介助量の軽減を認めた。

VI

Case Study

127

8 アセスメント

頭部CT画像では，両側の一次運動野および皮質脊髄路は比較的良好に保存されており，運動麻痺はあったとしても軽度である。従って患者が呈している四肢の随意運動の困難さや運動の緩慢さは**運動麻痺に起因するものではなく，左右の補足運動野の損傷が影響していると考えられる**。加えて，本症例では両側補足運動野，両側前部帯状回が損傷されたことによって自発性の低下が加わり，結果としてベッド上での体動がまったくない，無動性無言に近い著明な自発性の低下を呈しているものと推察された。

9 臨床経過

介入により誘発される運動を利用した理学療法，作業療法により徐々に自発運動は改善した。積極的に離床を促し，趣味であるテレビを見てもらうようにするなどの工夫を行うなかで，徐々に自発性にも改善がみられた。

発症10カ月時点で，自発性の低下はなく，自らパソコンを操作して趣味活動を行うなどの行動もみられるようになった。ADL全般は自立となった。

10 臨床上のアドバイス

本症例の著明な自発性の低下は，両側橋底部病変で両側皮質脊髄路，両側皮質延髄路が損傷されて生じる閉じ込め症候群（locked in syndrome）[11]や，両側視床病変で上行性網様体賦活系が損傷されて生じると考えられる無動性無言（akinetic mutism）[12]と一見，同様であるが，その発症機序，病態は異なり，アプローチも必然的に異なるものとなる。そのため，画像所見からこれらを鑑別することは重要である。

補足運動野は自発運動，運動前野は感覚刺激を動作に結び付ける誘発運動に関係する[13]。本症例は自発運動が困難であっても，**運動前野は保存されており，視覚刺激を動作に結び付けることは可能**であると考えられた。視覚的な目標の提示による動作の改善は，このことが関与していると推察される。

リズミカルな歩行の継続
☞ p.88参照

歩行には随意的な側面と自動的な側面がある。歩行の開始は随意的な側面があるものの，リズミカルな歩行の継続は，脳幹および脊髄レベルの無意識かつ自動的な制御によるところが大きい[14]。本症例では歩行の開始は困難であるものの，**脳幹および脊髄は保存されている。そのため，他動的に介助しリズミカルな歩行を行うことで，両下肢の振り出しが誘発された**ものと考えられる。脳画像から損傷されている機能，残存している機能を

把握することで積極的なアプローチが可能であった症例である。

■引用文献

1) Laplane D, et al: Clinical consequences of corticectomies involving the supplementary motor area in man. J Neurol Sci, 34: 301–314, 1977.
2) Krainik A, et al: Role of the supplementary motor area in motor deficit following medial frontal lobe surgery. Neurology, 57: 871-878, 2001.
3) Bannur U, et al: Post operative supplementary motor area syndrome:clinical features and outcome. Br J Neurosurg, 14: 204-210, 2000.
4) 小林　靖: 霊長類における帯状回の機能解剖学. Clin Neurosci, 23: 1226-1230, 2005.
5) Gasquoine PG: Localization of function in anterior cingulated cortex:from psychosurgery to functional neuroimaging. Neurosci Biobehav Rev, 37: 340-348, 2013.
6) Freund HJ: Premotor areas in man. Trends Neurosci, 7: 481-483, 1984.
7) Freund HJ: Premotor area and preparation of movement. Rev Neurol（Paris）, 146: 543-547, 1990.
8) 横山茂生, ほか: 前大脳動脈瘤出血による無動性無言の1例. 臨床神経, 7(3): 135-140, 1967.
9) Freemon FR: Akinetic mutism and bilateral anterior cerebral artery occlusion. J Neurol Neurosurg Psychiatry, 34: 693-698, 1971.
10) Gugliotta MA, et al: Spontaneous bilateral anterior cerebral artery occlusion resulting in akinetic mutism. A case report. Acta Neurol（Napoli）, 11: 252-258, 1989.
11) 高松和弘: 脳卒中症候学（田川皓一　編）, p.172-185, 西村書店, 2010.
12) 平山惠造, ほか: MRI脳部位診断, p.256-262, 医学書院, 1993.
13) 松波謙一, ほか: 最新　運動と脳, 改訂版, サイエンス社, p.47-66, 2010.
14) 高草木 薫: シリーズ移動知 第2巻 身体適応（土屋和雄, ほか編著）, オーム社, p.44-58, 2010.

VI

Case Study

1 左半側空間無視

右下頭頂小葉皮質下領域に限局性病巣を有する左半側空間無視症例

山本竜也

KEY CONCEPT

- 半側空間無視（USN，hemispatial neglect）とは，大脳半球病巣と反対側にある刺激を発見して反応したり，その方向を向いたりすることが障害される病態であり，急性期を除けば右半球損傷後に生じる左半側空間無視がほとんどである[1]。

- 同名半盲と半側空間無視とは区別され，前者は半側の刺激が「見えない」，後者は「気付きにくい（注意が向きにくい）」という症状である。

- 半側空間無視の責任病巣として，下頭頂小葉皮質下領域を走行する上縦束（SLF）が注目されている[2,3]。上縦束は下頭頂小葉と下前頭回後部とを結ぶ神経線維の束であり，空間性注意に関わる神経ネットワークの一端を担うと考えられている[1]。

USN : unilateral spatial ne-
　　　 glect
SLF : superior longitudinal
　　　 fasciculus
上縦束
(☞ p.11 参照)

*1　シクロスポリン脳症[4-6]
シクロスポリン（ネオーラル®：乾癬治療などを目的とした免疫抑制剤）投与後に生じる可能性がある副作用の1つ。頭頂葉や後頭葉を中心に大脳白質病変を認めることが多い。出血や梗塞を伴い後遺症が残る場合がある。

1 症例

60歳代，男性
診断名：シクロスポリン脳症*1，高次脳機能障害など。
hope ：一人で外出できるようになりたい。

2 臨床経過

　15年前に尋常性乾癬。1年前にシクロスポリン（ネオーラル®）内服を開始したが，その1カ月後に意識障害（無気力で目がうつろな状態）およびけいれん発作を起こし他院に入院。現在は家族とともに在宅生活をしており，当院の通所リハビリテーションを利用している。

3 ADL所見

　Barthel index：85/100点（着替え【−5点：部分介助】，排便【−5点：ときに失禁あり】，排尿【−5点：ときに失禁あり】）

4 画像所見（発症後13日）

　MRI T1強調画像（図1a，c）およびFLAIR画像（図1b）にて右下頭頂小葉皮質下領域に高信号域（亜急性期血腫）を認めた。また，脳室周囲白質（グレードⅢ）や深部皮質下白質（グレード3）に中等度以上の大脳白質病変を認めた[7]。

図1 頭部MRI画像（発症後13日）

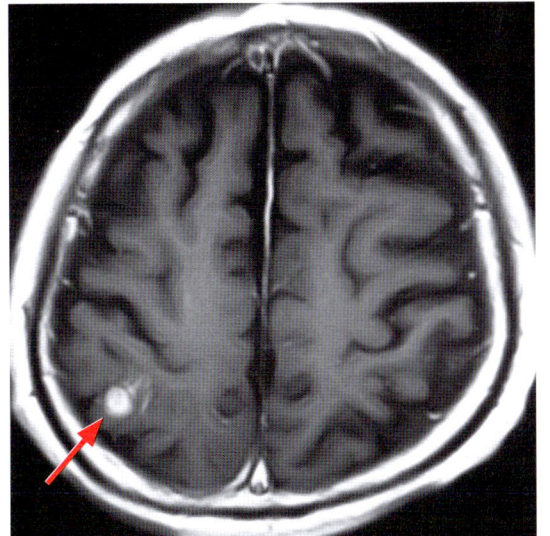

a：T1強調画像（水平断）

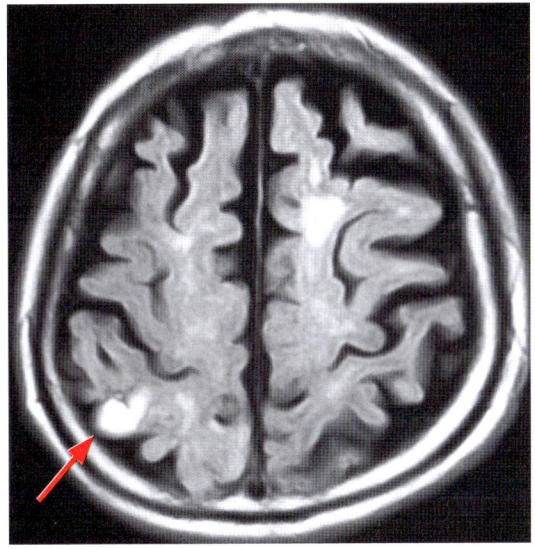

b：FLAIR画像（水平断）

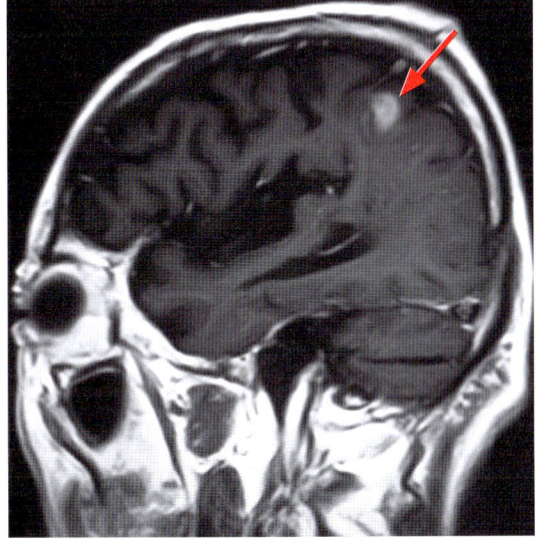

c：T1強調画像（矢状断）

右下頭頂小葉領域に血腫（亜急性期）が認められた（➡）。

5 神経学的検査所見（発症後4カ月）

　意識清明，コミュニケーション良好。第一印象は特に問題なし。左右肢および体幹の筋緊張は正常範囲，Brunnstrom stageは左右上肢・手指・下肢ともにⅥレベルであり，筋力低下も認められなかった。上下肢腱反射は正常（左右差なし），病的反射は陰性，上下肢の表在感覚（触覚・痛覚）・深部感覚（運動覚）は左右ともに正常であった。躁うつ傾向が認められ，しばしば検査に対して非協力的な場面がみられた。

6 神経心理学的検査所見（発症後4カ月）

　机上評価時および日常動作場面において左半側空間無視の症状が認められた。線分二等分試験は陰性。線分抹消試験および星印抹消試験では，すべてのターゲットを抹消することができたが，抹消の仕方には特徴があり，右側のターゲットから左側のターゲットに向かって順々に抹消していく傾向がみられた。Double Daisy模写試験は陽性であり，右側のみを記載していた（**図2**）。消去現象（視覚性）は陽性であり，患者から見て右側または左側のみに短時間提示された指の本数を答えることはできたが（正答率：左右ともに10/10），左右両側の視野に同時に提示された場合には患者から見て右側に提示された指の本数のみを答えていた（正答率：0/10）。日常動作場面では，歩行時に左方の障害物に当たる，コートの右袖のみに腕を通す，左側の靴下を履き忘れるなどの症状がしばしば観察された。

　その他，軽度認知機能障害（MMSE 20/30点【減点項目：見当識【3点】・計算【5点】・命令【1点】・構成【1点】），構成障害（kohs立方体組み合わせテスト：0/80点【練習問題でさえ不可能】，着衣障害（特に，前開きの服が困難【**図3**】）が認められた。

MMSE ：Mini Mental State Examination

図2　Double Daisy模写試験

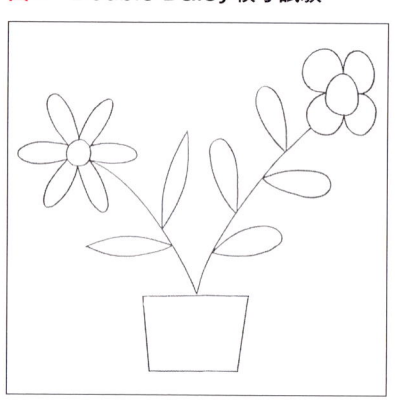
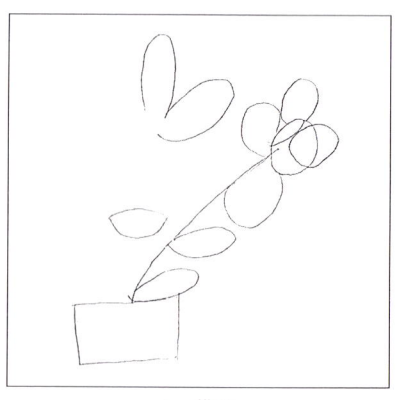

a　見本　　　　　　　　　　　b　模写

図3　着衣障害

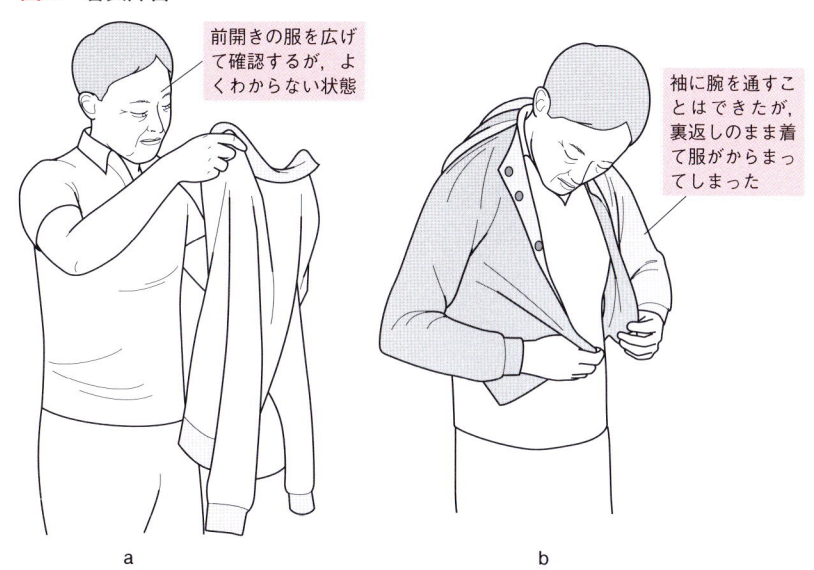

前開きの服を広げて確認するが，よくわからない状態

袖に腕を通すことはできたが，裏返しのまま着て服がからまってしまった

a　　　　　　　　　　　　　　　　　b

前開きの服を広げて，表裏や上下を確認するが，よくわからない（a）。左右の上肢をそれぞれの袖口に通すことはできたが，羽織る際に服が絡まってしまい，上手く着ることができなかった（b：背中を覆うはずの布地が腹側にきてしまっている。また，裏返しの服をそのまま着てしまっている）。その他，右の袖口のみに腕を通している場面（左半側空間無視症状として考えられる症状）もしばしば観察された。

7　屋外歩行評価（発症後4カ月）

　患者のhopeの1つである「一人で外出できるようになりたい」という点を評価するために，外出先から当施設へ戻る課題（屋外歩行課題）を行った。当施設周辺の地図と患者の歩行経路とを**図4**に示す。施設から出発して，右折→左折→右折→右折した地点（地点A）から，「施設へ戻って下さい」と指示をし，患者が施設へ戻る様子を背後から観察した。最適な経路は，右折→右折→左折→左折であるが，患者は右折を繰り返し，少なくとも3周は同じ道筋を回り続けた。右回りを続けている間にはいくつかの特徴が観察され，右側優位な選択をする傾向〔道路の右端を歩く，直進か右折かを選択する場面において右折を選択する，右側にあるものを極端に気にする（例：右側にある植物に対して頻繁に手を伸ばしながら歩く）など〕や，左側の刺激に反応する場面（例：左側からこちらに向かってくる自転車に乗った人に対して挨拶をする）などがみられた。また，「ここは先ほども来ましたか？」という問いがしばしば患者から聞かれ，エピソード記憶はある程度保たれていることが推察された。

　上記課題を開始してから約1カ月間で（課題実施頻度：約1回／週），最適な経路を通って地点Aから施設に戻ることができるようになった。帰路の途中には「この家【家A】を曲がるのですよ」との発言があったことから，

VI

Case Study

図4　屋外歩行評価：施設周辺の地図と本症例の歩行経路

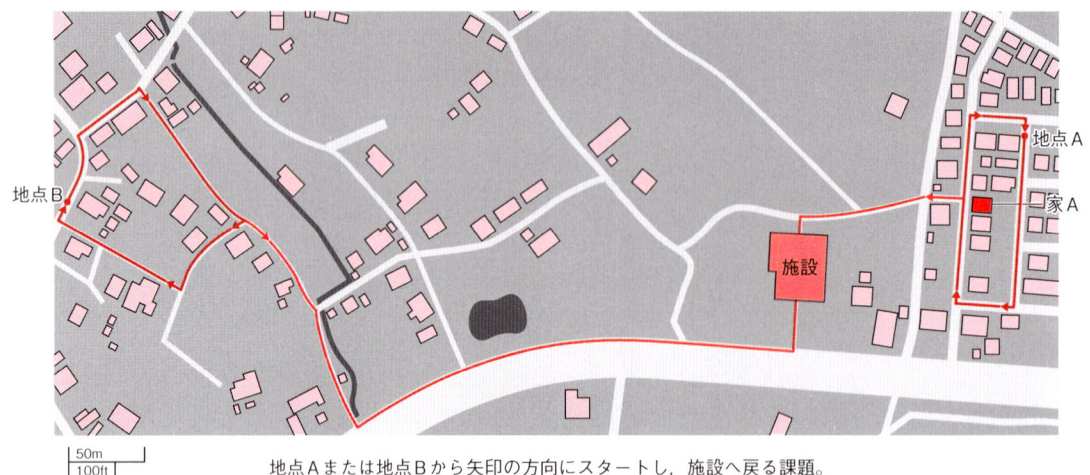

地点Aまたは地点Bから矢印の方向にスタートし，施設へ戻る課題。
□は右折を繰り返し，3周以上同じ道筋を歩いたことを示す。

記憶を用いた代償的な戦略（左折するポイントをランドマークとして覚える）をとることにより，課題を成功させたと考えられた。地点Aとは異なりさらに離れた地点Bから施設に戻る課題を追加実施したところ，地点Aからの帰路と同様に右回りに回り続け，「ここは先ほども来ましたか？」という問いが再度患者から聞かれるようになった。すなわち，地点Aから施設に戻れるようになった原因は，左半側空間無視の症状自体が改善したことによるものではなく，その他の要因（例：記憶を用いた代償的な戦略）による影響が大きいと考えられた。

8 半側空間無視の神経学的メカニズム

これまでにさまざまな発現メカニズムが提唱されてきたが，近年では（空間性）注意障害説が最も一般的である。ここでは注意障害に関わる2つの仮説モデルについて紹介する（**図5**）[8]。**図5a**のモデル（最も有名な古典的モデル）では，**左半球は右空間のみに，右半球は左右の両側空間に対して注意を配分**しており，それらの注意の強さは均一であると仮定している。もし，左半球が損傷しても，右空間への注意は左右両側に注意を配分している右半球により賄うことができるため，右半側空間無視は生じにくい。一方，右半球が損傷した場合には，右空間のみにしか注意を配分していない左半球では左空間への注意を補うことができないため，左半側空間無視が生じる。

右半側空間無視
☞ p.234参照

図5bのモデルは，**図5a**のモデルと似ているが，それぞれの左右半球が担う注意の強さには勾配がある（内側よりも外側のほうが強い）と仮定している点が異なる。このモデルにおいて右半球が損傷した場合には，左半

図5　半側空間無視発症メカニズムに関する2つのモデル

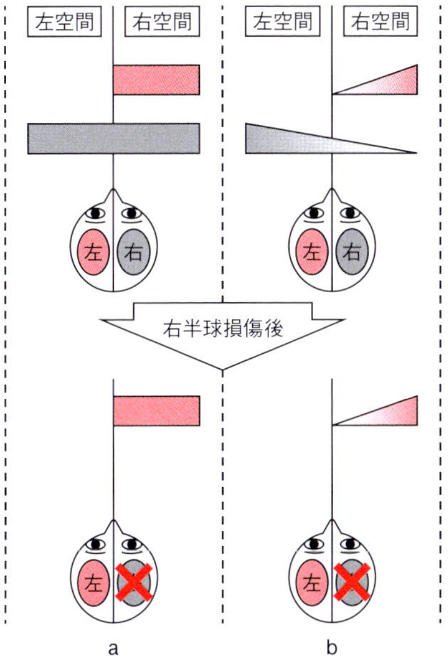

左半球は右空間の注意を（▬），右半球は左右空間の注意を支配する
（▬）。色の濃度は注意の強さを表現している。

（文献8より改変引用）

側空間に対する注意が欠乏するとともに，中央から右側へ向かうほど注意
の強さが増す。すなわち，**右半球損傷後には，注意を左側に向けにくいだ
けでなく，注意が右側に向きやすくなる**。本症例においても，例えば屋外
歩行時に直進よりも右折を選択するなど，右側優位に注意を向ける傾向が
観察された。

9　臨床上のアドバイス

　半側空間無視はADL自立を妨げる要因になることが多い高次脳機能障
害である。日常動作場面において，車椅子操作時に左側のブレーキやフッ
トレストの操作を忘れる，食事の際に左側にある食器を見落として食べ残
すなどは，しばしば観察される症状である。半側空間無視に対する治療的
アプローチとして，視覚探索訓練，無視空間への手がかりの提示，プリズ
ム適応[*2]による治療などが推奨されているが（グレードB：脳卒中治療ガ
イドライン2015），エビデンスレベルの高い方法がいまだ確立していない
のが現状である[12, 13]。

　本症例の患者のhopeは「一人で外出できるようになりたい」である。
ADL所見ではおおよそすべての項目が自立していたが，一人での外出は
認められておらず，患者はその状況に不満を抱いていた。屋外歩行評価後

＊2　プリズム適応[9-11]
外界が右方へ10°シフトして
見えるプリズム眼鏡をかけ，目
の前にある標的に対して到達運
動を繰り返す。半側空間無視の
改善は眼鏡をはずした後にみら
れ，その効果は約2時間続いた
という報告がある。

VI
Case Study

135

には，一人での外出は危険であることを患者自身が自覚し，屋外歩行見守りの現状に対する理解を患者から得ることができた。また，記憶などの残存した機能を用いた代償的アプローチにより，限られたルート内であればhopeを実現することができる可能性を見出すことができた。机上評価や施設内での日常動作評価に留まらずに，「実際の場面」を幅広く評価することの重要性を再認識させられる症例であった。

■引用文献
1）石合純夫: 失われた空間－半側空間無視を考える－. 高次脳機能研究（旧 失語症研究），34: 273-280, 2014.
2）Bartolomeo P, et al: Left unilateral neglect as a disconnection syndrome. Cereb Cortex, 17: 2479-2490, 2007.
3）Lunven M, et al: White matter lesional predictors of chronic visual neglect: a longitudinal study. Brain, 138: 746-760, 2015.
4）井戸口理恵, et al: 免疫抑制剤関連脳症. 小児科, 45: 203-208, 2004.
5）千葉厚郎: Reversible posterior leukoencephalopathy syndromeと薬物. 日本内科学会雑誌, 96: 1657-1663, 2007.
6）大槻マミ太郎, et al: ネオーラル®による乾癬治療のガイドライン. 臨床皮膚科, 55: 107-113, 2001.
7）日本脳ドック学会: 脳ドックのガイドライン2014, 響文社, 2014.
8）Hillis AE: Neurobiology of unilateral spatial neglect. Neuroscientist, 12: 153-163, 2006.
9）石合純夫: 高次脳機能障害学 第2版. 医歯薬出版, 東京, 2012.
10）石合純夫: 高次脳機能リハビリテーション最前線 半側空間無視へのアプローチ. 高次脳機能研究 (旧 失語症研究), 28: 247-256, 2008.
11）Rossetti Y, et al: Prism adaptation to a rightward optical deviation rehabilitates left hemispatial neglect. Nature, 395: 166-169, 1998.
12）日本脳卒中学会: 脳卒中治療ガイドライン2015. 協和企画, 2015.
13）Bowen A, et al: Cognitive rehabilitation for spatial neglect following stroke. Cochrane Database Syst Rev, 7: CD003586, 2013.

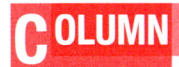

小和板　仁

脳梗塞・脳出血による左半側空間無視

　右脳梗塞・脳出血の症例は左片麻痺だけでなく，障害部位によっては半側空間無視などの高次脳機能障害を合併していることがある。筆者は急性期病院勤務にて，半側空間無視を合併した左片麻痺患者を３名担当したが，それぞれの症例は異なった半側空間無視の症状を呈している印象をもった。それらの症例を紹介する。

● 症例紹介

症例A

　自宅で倒れているところを家族が発見し，救急搬送。精査の結果，右皮質下梗塞と診断され，保存的加療目的で入院となった。第６病日よりベッドサイドからリハビリテーション開始となり，第10病日から車椅子乗車の許可が出て，訓練室でのリハビリテーション開始となった。もともと認知症があったようで，コミュニケーションには問題がみられ，Brunnstrom stageや感覚検査などの評価に再現性が得られない状態であった。しかし，顔の向く方向やリハビリテーション中の観察では左側からの刺激に対する反応が乏しい所見が得られた（**表1**）。

症例B

　朝方，家族がトイレで倒れているところを発見し，救急要請。精査の結果，右視床出血と診断され，加療目的で緊急入院となった。第４病日よりベッドサイドからリハビリテーションが開始となり，第12病日より車椅子乗車の指示が出て，訓練室でのリハビリテーションを開始した。意識障害はみられていたが，左上下肢の動かしづらさを少し理解し，病識はあるようだった。左側からの声かけには反応が乏しく，基本は右側を向いていることから，左半側空間無視を呈していると推察された（**表1**）。

症例C

　自宅で夕食後，気分不快を訴えて横になっていたが，家族が声をかけたところ反応がないため救急要請。精査の結果，広範な右後頭葉出血と診断され，緊急入院となり開頭血腫除去術が施行された。第４病日よりベッドサイドからリハビリテーション開始となり，血圧の変動に注意しながら，ベッドアップ座位訓練を医師の指示の下，開始した。第13病日より車椅子乗車の指示が出て，訓練室でのリハビリテーションを開始した。意識障害があり，覚醒にまだムラがみられ，また次の日には前日のことを覚えていないなどの記憶障害もみられた。そのため，評価の再現性が得られにくかったが，臨床所見上は左半側空間無視を呈していた（**表1**）。

● 画像所見，検査所見

　左半側空間無視は劣位半球下頭頂小葉の障害が最も重要視されてきた[a]が，視床，基底核，後頭葉，前頭葉などで出現するといわれている[b]。各症例の脳画像は次のとおりである（**図1**）。各症例ともに左片麻痺だけでなく，高次脳機能障害として左半側空間無視を呈していた（**表1**）。しかし，各症例では認知症および意識障害を伴っていたため，詳しい検査はできなかったが，臨床症状において無視をする領域が違う印象をもった（**表2**）。

● リハビリテーション後

　各症例ともに第40～50病日ほどの入院リハビリテーションを経て，回復期病院に転院していった。症例Aに関して転院時には，口頭指示による車椅子のブレーキ・フットレストの上げ忘れの改善がみられ，症例Bは左からの刺激に対する反応に改善がみられ，左側を自ら向けるようになった。しかし，症例Cに関しては大きな変化はみられなかった（**表3**）。

（次ページへ続く）

VI
Case Study

表1 各症例の片麻痺の程度

	症例A	症例B	症例C
cons（GCS）	E4 V5 M5	E3 V4 M5	E3 V3 M5
communication	認知症	つじつま合わない	構音障害
Sensory	鈍麻	鈍麻	鈍麻
Br.S	Ⅲ－Ⅲ－Ⅳ	Ⅵ－Ⅵ－Ⅵ	Ⅲ－Ⅲ－Ⅲ～Ⅳ
高次脳機能	USN	USN	USN,注意力障害
備考			左半盲？

GCS：Glasgow Coma Scale
Br.S：Brunnstrom stage
USN：unilateral spatial neglect
各症例の片麻痺の程度を表にまとめた。各症例ともに認知症や意識障害があり，精査困難であったため，臨床所見を含めた評価項目。

図1 各症例のMRI・CT画像

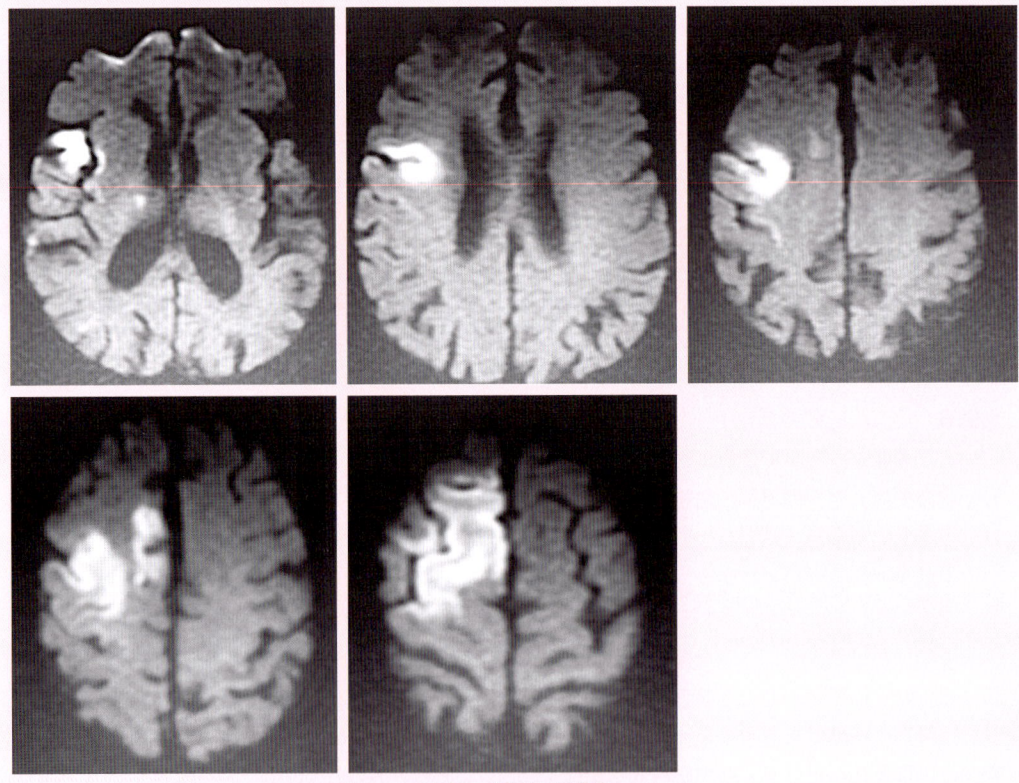

症例A：前頭頭頂葉梗塞

（次ページへ続く）

図1 各症例のMRI・CT画像 続き

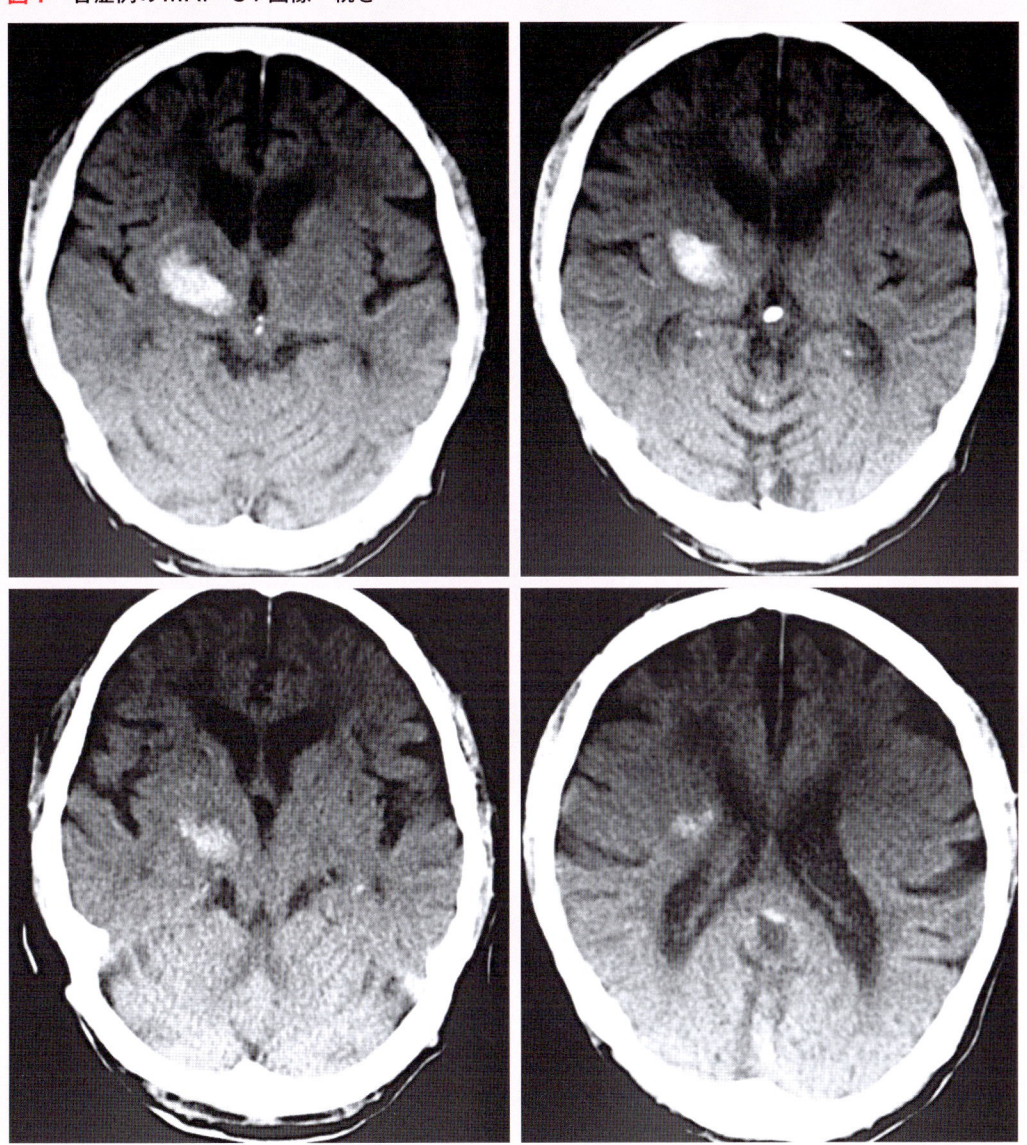

症例B：視床出血

（次ページへ続く）

図1 各症例のMRI・CT画像　続き

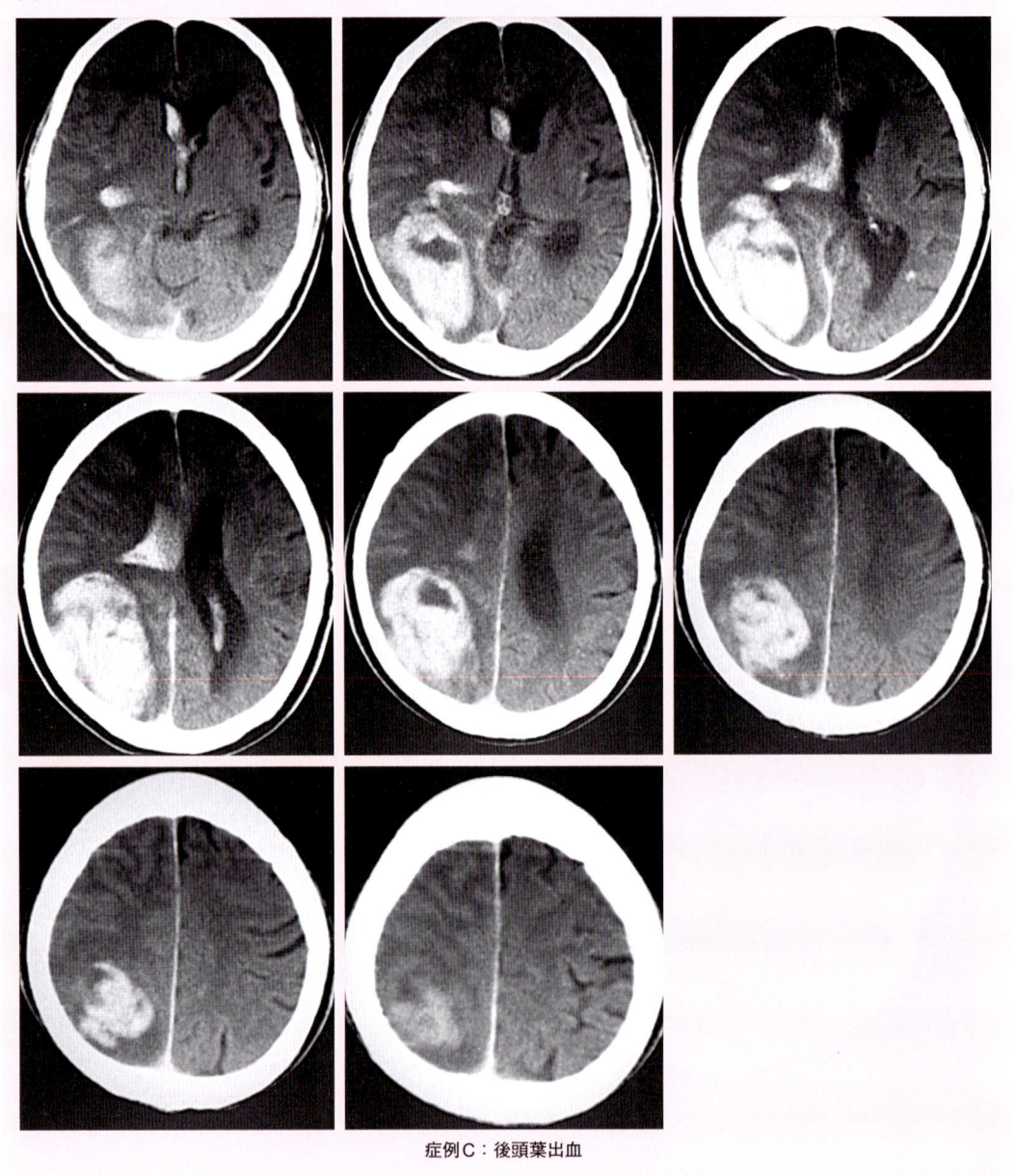

症例C：後頭葉出血

（次ページへ続く）

表2　各症例の左半側空間無視の特徴

	症例A	症例B	症例C
病識	なし	なし	なし
頭部の位置	右を向いている	正中より少し右を向いている	正中より少し左に向ける
左側の見落とし位置	左下	左側全般	左側全般
車椅子操作	ブレーキ・フットレスト上げ忘れあり	ブレーキ・フットレスト上げ忘れあり	ブレーキ・フットレスト上げ忘れあり
左側からの刺激に対する反応	乏しい	乏しい	乏しい
左身体の認知	認識はかなり低い	動きにくいことは少し理解あり	認識は低い

表3　各症例（退院時）の左半側空間無視の特徴

	症例A	症例B	症例C
病識	改善	改善	変化なし
頭部の位置	左を向けるようになる	左を向けるようになる	変化なし
左側の見落とし位置	左下	左側周辺視野	変化なし
車椅子操作	ブレーキ・フットレスト上げ忘れの改善	ブレーキ・フットレスト上げ忘れの改善	ブレーキ・フットレスト上げ忘れの改善なし
左側からの刺激	反応あり	反応良好	乏しい
左身体の認知	認識は低い	理解あり	認識は低い

●同じ診断名でも症候は異なる

　左半側空間無視を合併した左片麻痺を有する3症例を担当したが，臨床的に3症例はそれぞれ別の症状を呈していた。片麻痺は障害部位によって，麻痺の程度や，感覚の程度，筋緊張の程度などが異なってくるが，左半側空間無視でも障害部位によって異なった症状が出てくるのではないかと考えられる。**診断名にとらわれることなく**，臨床症状をしっかり評価することによって，訓練場面だけでなく，病棟看護師に指導が行え，病棟でのADL訓練も行いやすくなるのではないかと考えられる。

■ 参考文献

a）Heilman KM: Neglect and related disorders. In：Heilman KM, Valestein E, editors. Clinical neuropsychology. 3rd ed. p.279-336, Oxford University Press, New York, 1993.

b）石合純夫: 高次脳機能障害学. 医歯薬出版, p.121-158, 2003.

VI

Case Study

2 Ataxie optique

左頭頂葉皮質下出血によりataxie optique，動作・姿勢保持障害を呈した症例

村山尊司

KEY CONCEPT

■ ataxie optiqueは，1次視覚野に入力された周辺視野の視覚情報と，リーチする手の位置情報（体性感覚情報）の多種感覚情報が1次視覚野から角回に至る経路の損傷で生じる[1]。

■ 頭頂連合野は体性感覚，視覚，聴覚，前庭系など複数の感覚情報を統合する機能を有するが，その損傷で動作や姿勢保持障害を生じる。

■ 運動麻痺や要素的な感覚障害を認めない本症例において，画像所見および各種検査の結果を脳機能と結びつけることにより，動作や姿勢保持障害の原因を究明することができる。

1 症例

70歳代女性，右利き

診断名：左頭頂葉皮質下出血

現病歴：買い物中に発症し，近医に救急搬送された。頭部MRIにて診断され保存的治療が開始された。

2 臨床経過

● 発症後3週で本施設に入院した。明らかな運動麻痺はないが，起居動作や立位動作は介助を要した。歩行は不能であった。

● 発症後6週の時点で，左右方向への寝返り・起き上がりともに拙劣であり，完全に側臥位になる前に動作を完結した。本人から「横向きになれたかしら？」などの発言があり，自身の身体姿勢を正確に理解することができないようであった。立ち上がり動作開始時に後方へ反り返り，立位姿勢までに至らず後方へ倒れた。立位保持はなんとか可能であったが，右後方への転倒傾向があった（**図1**）。立位時の内省は「どこがまっすぐかわからない」「（傾きを指摘されても）どっちの方向に倒れ（傾い）ているかわからない」などと訴えた。

図1　立位保持の場面

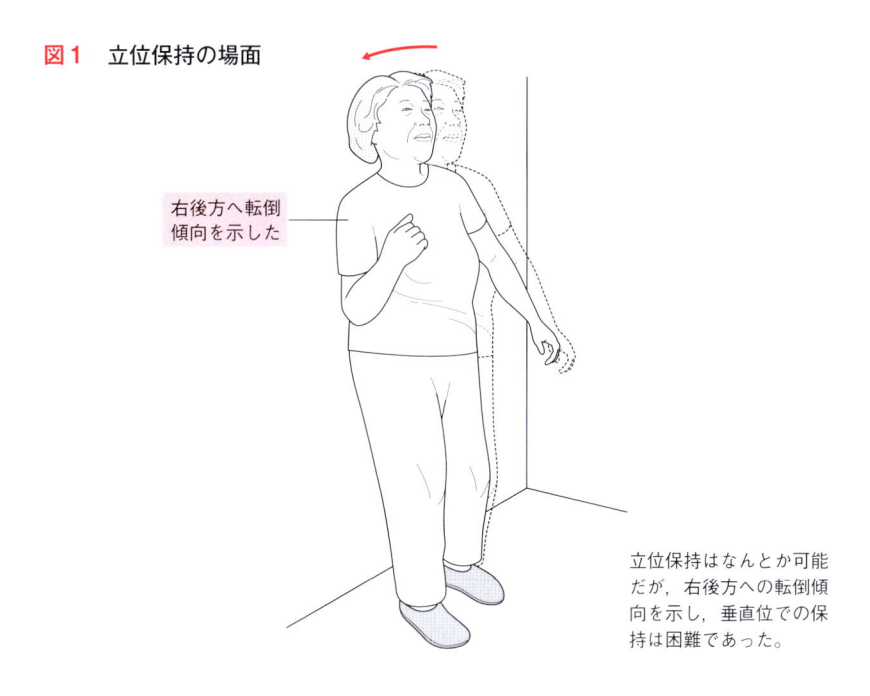

右後方へ転倒
傾向を示した

立位保持はなんとか可能
だが，右後方への転倒傾
向を示し，垂直位での保
持は困難であった。

3　画像所見

　発症当日のT2強調画像（**図2**）は，左頭頂葉に広範な高信号域が認められ
れた。本施設入院時（発症後3週）のCT所見（**図3**）では左頭頂葉皮質下に
血腫の残存（高吸収域）と周辺の低吸収域が認められた。

図2　T2強調画像（発症当日）

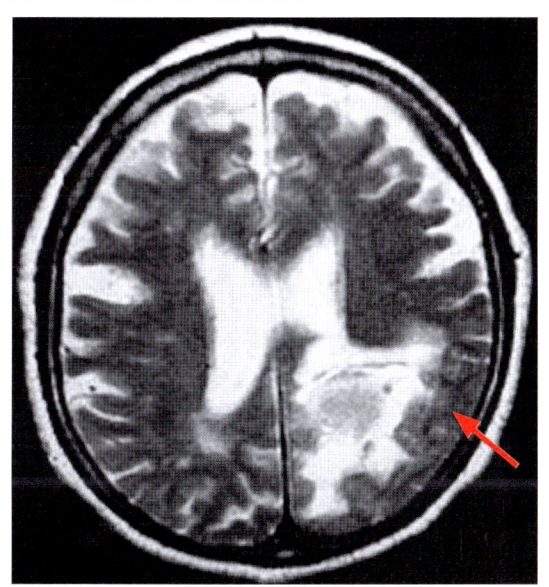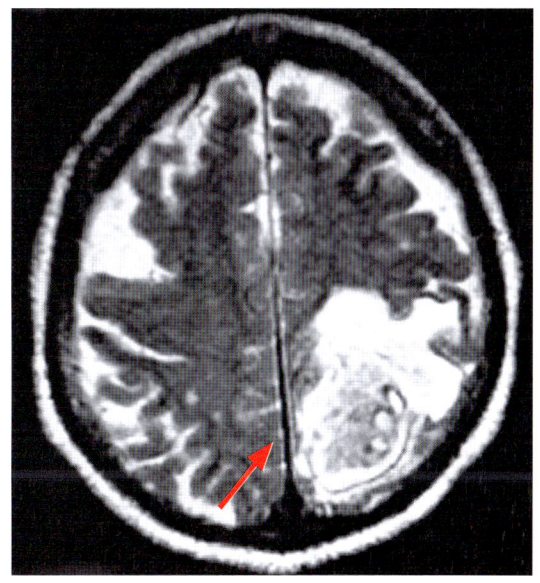

左頭頂葉に高信号域を認める（➡）。

図3　CT画像（発症後3週）

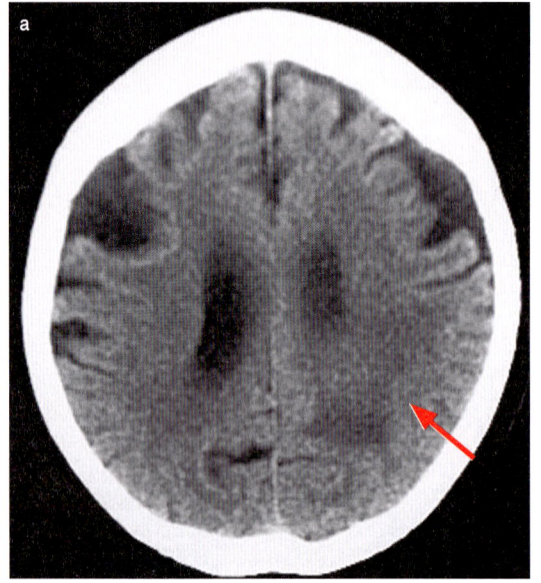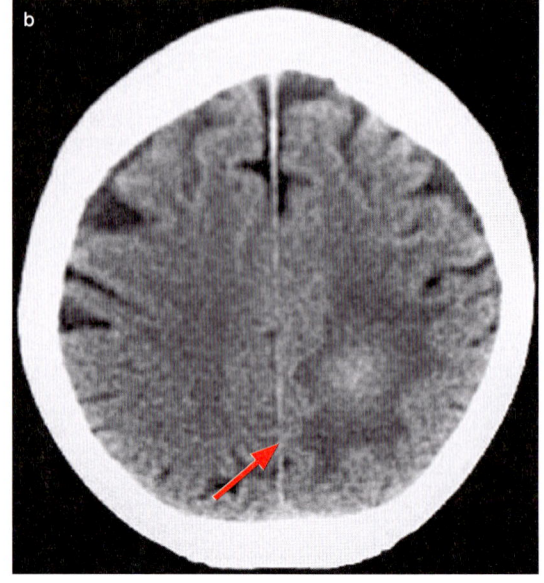

左頭頂葉皮質下に血腫の残存（高吸収域）（a）と周辺の低吸収域（b）を認める（──▶）。

4　神経学的検査所見

　　意識清明で聴覚障害，視覚障害なし。運動麻痺はBrunnstrom stage右上下肢・手指Ⅵ。体幹・四肢筋緊張低下。深部腱反射は右上下肢軽度亢進。病的反射は陰性。感覚（右上下肢）は表在覚，温冷覚，立体覚が正常で，関節位置覚（単関節）が軽度鈍麻であった。

5　神経心理学的検査所見

MMSE ：Mini Mental State Examination
WAIS-R：Wechsler Adult Intelligence Scale-Revised
IQ ：intelligence quotient
VIQ ：verbal intelligence quotient
PIQ ：performance intelligence quotient

　　失語症状はなく日常場面での会話能力に問題なし。MMSE 21/30（見当識，減算，三段階命令で減点），WAIS-R：IQ 75（VIQ 91，PIQ 61）。右半側無視は，机上検査上陰性。視覚性定位判断は，視覚的垂直軸判断（立位前額面上）や長短・大小の判断に問題はなかった。Gerstmann症候群の四徴候（失書，失算，手指失認，左右識別障害），観念運動失行，観念失行を認めた。また，右周辺視野内に提示した物品を右手でつかむ際に到達運動の障害（ataxie optique）を認めた（図4）。日常場面では，身体を支えようと両手でテーブルに手をつく際に右手がずれることや，車椅子に着座する際に右手が車椅子のアームレストをつかみ損ねるなどの症状が観察された。寝返りや立位場面で自身の身体位置を正しく認識できない体軸感覚障害も疑われた。

6 アセスメント

　画像所見では，左頭頂葉の損傷とそれに伴う神経心理学的所見がいくつも合併した。Gerstmann症候群や観念運動失行，観念失行はその代表症状であり，左頭頂葉損傷，特に角回などの頭頂連合野の損傷を示す所見であった。

　本症例は運動麻痺，要素的な感覚障害が軽度にもかかわらず，寝返りや起き上がりなどの基本動作が拙劣な動きとなり，また立位保持も困難であった。ataxie optiqueを併発しており，身体位置情報と視覚情報との統合が障害されていることを示す所見であった。また，空間内における自身の身体位置を正しく理解することができない体軸感覚障害も疑われ，頭頂葉の高次領域（頭頂連合野）の機能障害を示すものであった。

　頭頂連合野は，体性感覚，視覚，聴覚，前庭系など複数の感覚情報を統合し姿勢感覚に重要な役割をもつ。本症例はその障害に起因した動作・姿勢保持障害であると考えられた。

7 ataxie optiqueのメカニズムと動作や姿勢保持における頭頂連合野の役割

ataxie optique
☞ p.38参照

　ataxie optiqueは，視野や体性感覚が正常にもかかわらず，周辺視野に提示された対象物をつかんだりすることができない症状である（**図4**）。病変部位は，頭頂葉と後頭葉の境界領域にあたる深部白質にある。通常，左半球病変では右周辺半視野の右手の到達障害が生じ，右半球病変では左周辺視野の両手の到達障害が生じる。周辺視野の到達運動は，1次視覚野に入力された視覚情報（対象物の空間位置情報）と，リーチする手の位置情報（体性感覚情報）の**多種感覚情報が頭頂連合野である角回で統合される**ことで成立する。ataxie optiqueは，1次視覚野から角回に至る経路の損傷により生じる（**図5**）。

　寝返り動作など全身性運動や立位姿勢保持において，ヒトでの頭頂連合野の役割は不明な点も多いが，サルではいくつか関連する機能が報告されている。頭頂連合野には多種感覚の情報を受け取るニューロンが多く存在する[2,3]。頭頂連合野には，

- 視覚と体性感覚の両方の刺激に反応し，視覚的イメージを伴った**身体像の知覚に関与する細胞**
- 回転する視覚刺激と身体の回転に反応し，視覚と平衡感覚の情報を統合する細胞

が存在することが報告されている。頭頂連合野には各種感覚情報を統合・処理し，空間における身体感覚の統合に重要な役割を果たす機能が存在しており，ヒトでもその損傷により動作や姿勢保持の障害が起こると考えら

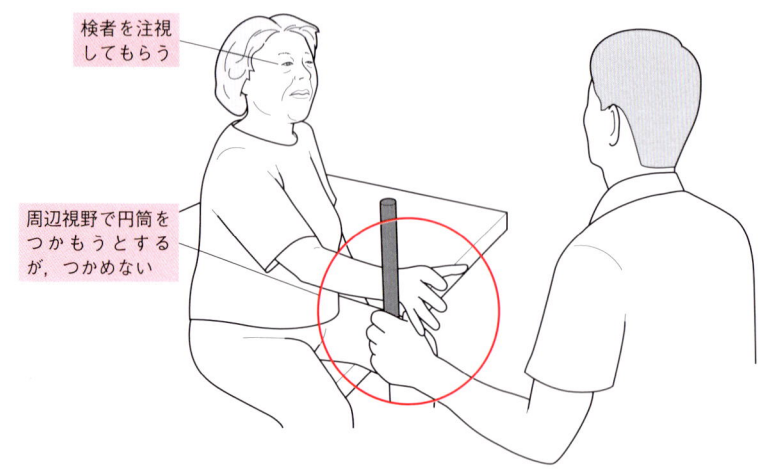

図4 ataxie optique

検者を注視
してもらう

周辺視野で円筒を
つかもうとする
が，つかめない

右周辺視野内に提示した物品(円筒)をつかむことができない。

図5 ataxie optiqueの病態機序

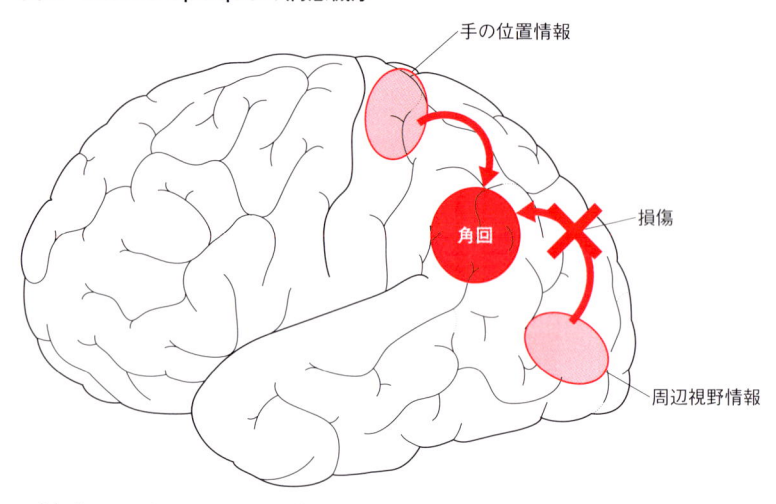

手の位置情報

角回

損傷

周辺視野情報

1次視覚野に入力された周辺視野情報と，リーチする手の位置情報(体性感覚情報)の多種感覚情報が角回で統合されるが，1次視覚野から角回に至る経路の損傷でataxie optiqueが生じる。

れる。

8 臨床上のアドバイス

　本症例を筋トーヌスの低下など運動機能障害の側面から分析を試みると，動作・姿勢保持障害の本質を把握することが困難である。画像所見および各種検査の結果を脳機能と結びつけることにより，頭頂連合野における多種感覚統合の障害に起因した運動障害ととらえることができる。リハビリ

テーションにおいても，おのずと多種感覚情報の統合に立脚したアプロー
チや代償手段の方法が立案される。

■引用文献
1) 平山惠三: 視覚性運動失調（Ataxie optique）の臨床と病態. 失語症研究, 2: 196-205, 1982.
2) Sakata H, et al: Functional properties of rotation-sensitive neurons in the posterior parietal association cortex of the monkey. Exp Brain Res, 101: 183-202, 1994.
3) Grüsser OJ, et al: Localization and responses of neurones in the parieto-insular vestibular cortex of awake monkeys(Macaca fascicularis). J Physiol, 430: 537-557, 1990.
4) 村山尊司, ほか: 左頭頂葉皮質下出血後に動作・姿勢保持障害を呈した症例の症候学的分析. 理学療法学, 31: 182-188, 2004.
5) 村山尊司, ほか: 頭頂葉の機能的役割とその損傷に起因する全身性の運動障害. 脳科学とリハビリテーション, 5: 29-33, 2005.

VI

Case Study

3 道順障害

右脳梁膨大後域から頭頂葉内側部の出血により道順障害が遷延した症例

揚戸　薫

KEY CONCEPT

- 地誌的障害は，「熟知した場所で道に迷う症状で，意識障害，知能障害，全般的記憶障害などの他の神経症状，神経心理症状によって説明できないもの」と定義され，病巣および症候の観点から，道順障害と街並失認の2つに分類されている[1]。
- 道順障害は，熟知した建物や街並の同定は可能であるも，自宅内部の見取り図，熟知した建物の地図，病院内の見取り図などの口述・記述が困難で，熟知した地域内の建物の位置想起や2地点間の道順（方角）想起が困難となる[1]。
- 道順障害の責任病巣は，脳梁膨大後域から頭頂葉内側部にかけて存在し右側病変例が多い[2]。

1 症例

60歳代，男性，右利き

診断名：脳出血

主訴：方角がわからない。迷子になってしまう。

既往歴：60歳時，脳出血を発症するも後遺症はなく，在宅復帰し通常の生活を送っていた。

2 臨床経過

- 行き慣れた外出先で帰り道がわからなくなり，翌日受診後に入院。当初から意識障害なし。発症後2カ月，リハビリテーション目的で当院に転院した。
- 発症後2〜3カ月：病棟内の移動は，自室や食堂の自分の席に目印となる同一の絵を貼ることで，迷いながらも自立していた。病棟外（院内）の移動では，地図（図1）[3]を使っても，移動に伴う自分の位置の変化に対応させて地図をみることができず，役に立たなかった。次に，目的地まで道順に沿って目印となる風景と曲がり角での進む方向を言語で記述したメモ（以下，言語メモ。図2）[3]を利用すると，介助なく円滑に移動できた。発症後約3カ月時点から本格的に言語メモを利用した理学療法（PT）室から病棟間の移動訓練を開始した。
- 発症後4カ月：PT室から病棟間においては，言語メモの内容を記憶し，言語メモなしでの移動が可能となった。ただしPT室から病棟の位置を指示することは不可能で，移動訓練を行っていない病棟−作業療法（OT）室間の移動は，病棟−PT室間とほぼ同じ頻度で移動をしていたにもか

かわらず，介助が必要であった。病棟−OT室間においても言語メモを利用した訓練を行うと，速やかに一人で移動が可能となり，効果が確認された。

● **発症後5カ月**：病棟とOT室間の移動は，PT室間と同様に言語メモ利用なしで自立となった。ただし，病棟からリハ室の方角を定位することは不可能であった。言語メモを利用した訓練を院外へと拡大し，隣町のデパートまでバスを利用した屋外移動訓練を実施したところ，言語メモを活用すれば介助なく移動することができた。

図1　転院初期のリハビリに用いた院内地図

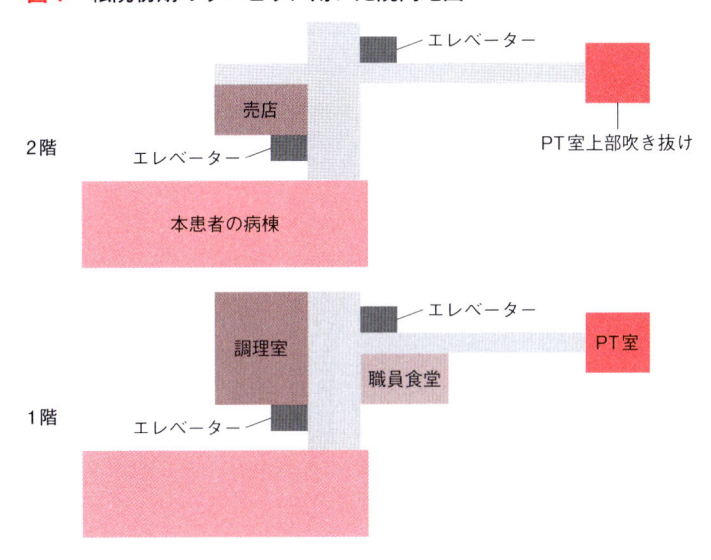

図2　風景，道順を記述した言語メモ

PT（1階）→ 病棟（2階）へ帰りましょう

1：PT室を出たら，廊下を70m程直進します。
2：行き止まりが調理室です。その少し手前，左側に職員食堂，右側にエレベーターがあります。
3：そのエレベーターに乗って，2階へ上がります。
4：エレベーターを出ると，右側が正面玄関，左前に売店があります。
5：左方向へまっすぐ50m程進んでいきます。

　つきあたりが，病棟です。

病棟（2階）→ PT理学療法室（1階）へ行きましょう♪

1：病棟を出たら，すぐ左にエレベーターがあります。これには乗りません。
2：そのまま廊下を50m程直進します。左側に売店があり，その少し先右側にエレベーターがあります。
3：そのエレベーターに乗って，1階へ降ります。
4：エレベーターを降りて，左側の天井を見てください。 ←理学療法科 の標識があります。
5：標識を手がかりにまっすぐ進みます。

　つきあたりが，PT室です。

（文献3より引用）

3 画像所見

　発症時の頭部CTでは，右脳梁膨大後域から頭頂葉内側部にかけて高吸収域と脳室穿破を認めた（**図3**）[3]。発症2カ月後の頭部CTでは，同部位に低吸収域を認めた。

4 神経学的検査所見：発症後2カ月時点

　意識は清明で，視力，視野正常。他の脳神経領域に異常は認めなかった。運動麻痺はなく，筋緊張，腱反射，病的反射も異常所見は認めず，運動失

図3 頭部CT画像（発症時）

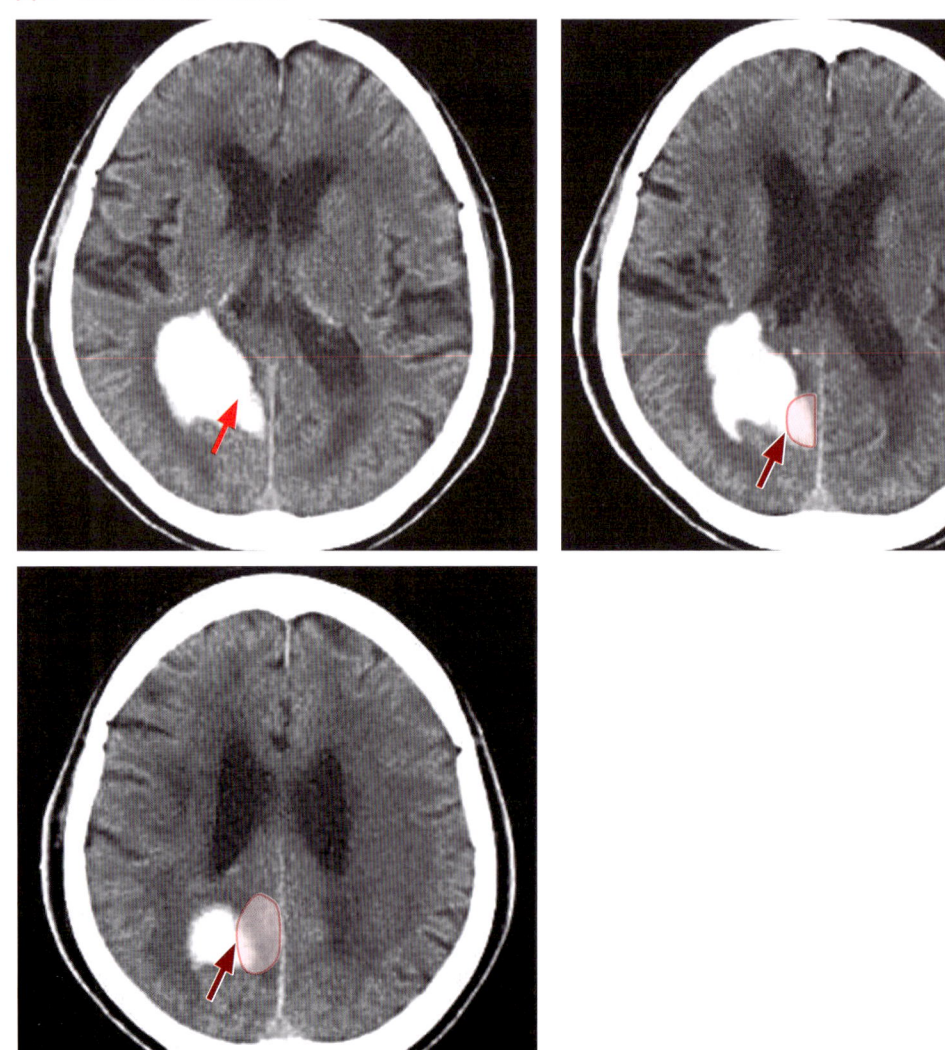

右脳梁膨大後域（➡）から楔前部（➡）へかけての領域に高吸収域を認める。◯は楔前部を示す。

調はなく，起立，歩行も正常であった。体性感覚も表在・深部感覚ともに異常はなかった。

5 神経心理学的検査所見

- 発話は流暢で聴覚的理解，呼称，復唱に異常を認めず失語症はなく，観念失行，観念運動失行，視覚失認はみられなかった。Bálint-Holmes症候群，半側空間無視はなく，地誌的障害が明らかであった。
- 神経心理学的検査所見を**表1**に示す。Kohs立方体テストではIQ40.6と低下し，WAIS-ⅢではPIQの低下を認めた。記憶面では，入院時に施行した三宅式記銘力検査やBenton視覚記銘力検査で言語性および視覚性記銘力障害が認められた。しかし，発症前後の病歴を正確に述べることができ，日々のエピソードも記憶できた。WCST，TMTでは平均を下回る結果であった。
- **地誌的障害**：患者は「目的地へどう行けばよいのかわからない」，「曲がり角でどちらに行けばよいのかわからない」と訴え，病院内では道に迷うことが頻繁にみられ，常に介助を要した。地誌的障害に関する検査結果を**表2**に示す。自宅写真の同定，院内トイレや食堂，売店などの風景の同定は可能であった。自宅や病棟内の部屋の種類・数の口述はおおむね正答したが部屋やトイレなどの位置の定位や，見取り図の描写は不正確であった。病室からリハ室の道順想起では目印になる物品の列挙は可能だが，配置や位置関係の誤りが顕著であった。

WAIS：Wechsler Adult Intelligence Scale

WCST：Wisconsin card Sorting Test
TMT　：Trail Making Test

MMSE：Mini Mental State Examination

Ⅵ

Case Study

表1　神経心理学的検査

検査項目		検査結果
MMSE		21/30点
Kohs立方体テスト		IQ 40.6
WAIS-Ⅲ（TIQ/PIQ/VIQ）		79/59/103
三宅式記銘力検査	有関係	4-8-9
	無関係	0-1-2
Benton視覚記銘検査 即時想起	正解数	0/10
	誤謬数	18
K-WCST	CA-PEN-DMS	1回目0－9－3
		2回目3－3－4
Trail-Making Test	partA	348秒（誤り0）
	partB	773秒（誤り4）

表2　地誌的障害の検査結果

熟知した建物・風景の同定		可
建物の認知・識別		可
自宅内部の見取り図の描写		一部可
病院内の見取り図の描写		不可
熟知した地域内 （一度に見えない範囲内）	建物の位置想起	不可
	2地点間の道順（方角）想起	不可
建物・家具の位置記憶 （見える範囲）	想起	可
	記銘	可

6 アセスメント

　本症例の地誌的障害は，旧知・新規の両方で症状がみられた。旧知・新規ともに建物や風景の同定は可能であり，建物間や部屋の2地点間の方角定位が困難であること，病巣が右脳梁膨大後域から楔前部にかけての領域であることなどから，ほぼ典型的な道順障害と考えられる。

　言語メモは，自己の位置やそこから進むべき方角が判断できない患者に，移動するにあたり，指標となる対象と位置を具体的に示したこと，さらに分岐点での進むべき方角（左右前）を示したことが，この障害の代償に有効だったと考える[3]。

7 神経学的メカニズム

*1　自己中心座標系
自分を中心として対象の位置を相対的にとらえること[2]。

*2　他者中心座標系
対象間の方角や距離などの絶対的情報によって位置をとらえること[2]。

　道順障害は離れた2地点間の方角定位障害である。目的地が自分からみてどの方角・距離にあるかを定位できず，自己中心座標系*1の障害が認められ，また地図上にランドマークの位置を定位できないことから他者中心座標系*2の障害も同時に存在する[2,9]。責任病巣は脳梁膨大後域から頭頂葉内側部とされる。**頭頂葉内側部はナビゲーションにとって重要な役割をもつニューロンが存在**することが確認されており[4]，**楔前部（特に右）との関係**が重視される。楔前部は旧知・新規の両方の場所で，自己中心座標系，他者中心座標系両者の情報処理に関与するが，旧知の場所での自己中心座標系空間認知における役割が大きいと推察される[2]。

8 臨床上のアドバイス

①道順障害の予後は良好

　道順障害は，数週から数カ月以内に自然回復を認める症例が多いとされ

る[5,6]。しかし，症状が遷延するケースも報告されている[7]。本症例も発症5カ月後においても症状は遷延していた。道順障害は，症状の持続は短期間でも，病院内の移動などに大きな支障をきたす。

②地図はうまく使えない

道順障害の患者は，地図がうまく活用できないとされる[3,8,9]。これは移動の際に通る各地点において，現在自分の向いている方角が地図上でどの方角にあたるかを判断できないことが一因と考えられる。本症例でも目印となる指標の名前を記入した地図を用いてみたが有効ではなかった。

③言語メモが有効

本症例では目的地まで道順に沿って目印となる指標や分岐点での進むべき方角を言語的に記述したメモを用いたところ非常に有効であり，さらにそれを言語的に記憶することでメモなしでの移動が可能となった。このような言語メモは，方角定位障害を代償する手段として有効である[3]。

④他の障害に間違われる

道順障害は単に**記憶障害として見過ごされ**，自立できる能力があるにもかかわらず常に介助を受けたり，ただ繰り返し移動しながら覚えさせるなどのアプローチが行われることも少なくない。道順障害を正しく評価し有効な代償手段を提供することはリハビリテーションを実施するうえで重要なことである。

■引用文献
1）高橋伸佳：視覚性認知障害の病態生理. 神経心理学, 9: 23-29, 1993.
2）高橋伸佳：頭頂葉内側部の機能－道順障害の検討から－. 高次脳機能研究, 35(2): 69-72, 2015.
3）揚戸薫, ほか：道順障害のリハビリテーション－風景, 道順を記述した言語メモの活用－. 高次脳機能研究, 30(1): 62-66, 2010.
4）Sato N, et al: Navigation-associated medial parietal neurons in monkeys. PNAS, 103: 17001-17006, 2006.
5）下村辰雄, ほか：道順障害を呈した皮質下出血の2例. 脳卒中, 17: 75-79, 1994.
6）Takahashi N, et al: Pure topographic disorientation due to right retrosplenial lesion. Neurology, 49: 464-469, 1997.
7）村山幸照, ほか：道順障害を呈した右頭頂葉皮質下出血の1例－独居生活復帰に向けたリハビリテーション－. 認知リハビリテーション, 63-71, 2004.
8）Suzuki K, et al: Pure topographical disorientation related to dysfunction of the viewpoint dependent visual system. Cortex, 34: 589-597, 1998.
9）Hirayama K, et al: Limbic encephalitis presenting with topographical disorientation and amnesia. J Neurol Neurosurg Psychiatry, 74: 110-112, 2003.

VI

Case Study

4 Ataxic hemiparesis

頭頂橋路の損傷によりAtaxic hemiparesisを呈したと考えられた症例

石橋清成

KEY CONCEPT

- 小脳以外の病変においても，片麻痺に小脳性運動失調を伴うataxic hemiparesisを呈することが知られている。
- 小脳と大脳皮質間には，「大脳皮質→皮質橋路→橋核→小脳→視床→大脳皮質」によって構成される神経経路があり，適切な運動制御に寄与している[1]。この経路と隣接する錐体路の損傷によりataxic hemiparesisを呈すると考えられる。
- 頭頂葉，特に上頭頂小葉は，運動の空間的制御に関与している。また，上頭頂小葉の障害により感覚障害を伴わない，頭頂葉性運動失調が生じることが知られている[2]。
- 内包病変によるataxic hemiparesisの多くは，運動野と小脳をつなぐ前頭橋路の損傷に起因する報告が多い[3-5]が，本症例では頭頂橋路の損傷により，頭頂葉（上頭頂小葉）から小脳への情報伝達が阻害された結果ataxic hemiparesisを呈したと考えられた。
- 一般的にataxic hemiparesisを呈した症例のADL自立度は高いとされるが，実際の生活場面で問題が生じている場合もあり[6]，個々の症例に応じた介入戦略が必要であると考える。

ADL：activities of daily living

1 症例

70歳代，男性
診断名：脳梗塞（左内包）
　病前より独居で家事を含めすべて自立しており，地域住民との交流も盛んに行っていた。

2 臨床経過

- 右片麻痺が出現し自宅で経過をみていたが，改善を認めないため他院を受診。
- 頭部MRIにて脳梗塞（左内包）の診断を受け保存的加療を実施。
- 発症後1カ月時点で回復期リハビリテーション目的で当院入院となった。
- 当院入院時より，右片麻痺や感覚障害は軽度であり，順調に基本動作やADLは自立していった。その一方で，初期より認めた運動失調は改善を認めず，運動麻痺や感覚障害が正常レベルに回復した退院時においても，運動失調は残存した。

図1　拡散強調画像（発症時）

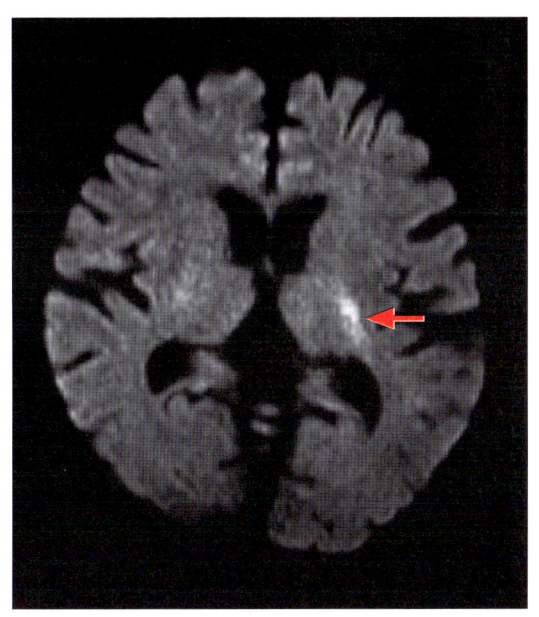

左内包後脚部に縦横約10mmの限局した高信号域を認めた（→）。

図2　FLAIR画像（当院退院時）

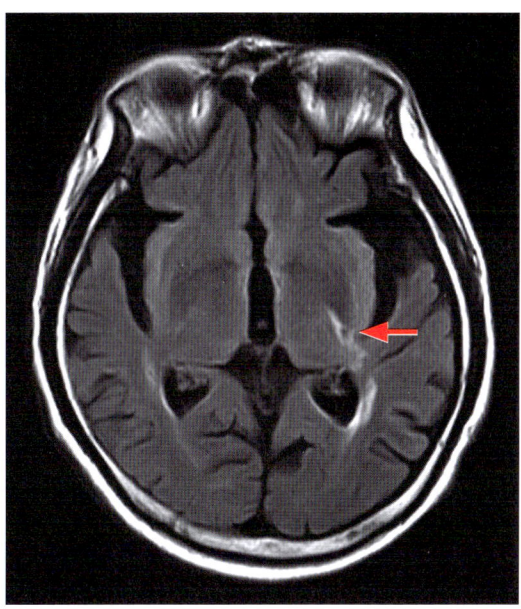

左内包後脚後部に低信号域とその周囲に高信号域を認めた（→）。

3　画像所見

FLAIR : fluid attenuated in-
version recovery

　発症時の拡散強調画像（**図1**）では左内包後脚部に縦横約10mmの限局した高信号域を認めた。また，当院退院時のFLAIR画像（**図2**）においても，左内包後脚後部に低信号域とその周囲に高信号域を認めた。その他の領域に病変は認めなかった。

4　神経学的所見

　当院入院時（30病日），運動麻痺はBrunnstrom stageにて右上肢・手指・下肢ともⅥで，右上下肢に筋緊張低下と下肢優位の筋力低下を認めた。腱反射の左右差はみられず，病的反射も認めなかった。右上下肢の表在覚は正常であったが，深部覚は右下肢に軽度の鈍麻を認めた。また右上下肢に測定異常を認め，歩行はwide based gaitを呈した。体幹失調，安静時振戦，眼振，失調性構音障害は認めなかった。その後当院退院時（122病日）には，右下肢の深部覚の鈍麻と右上下肢の筋力低下はほぼ正常域に改善したが，右上下肢の測定異常とwide based gaitは残存した。

5　神経心理学的所見

MMSE : Mini Mental State
Examination

　コミュニケーション良好。MMSE 28点/30点，Raven色彩マトリック

ス検査 28点/36点（年齢平均：26.9±5.4点）。軽度の注意障害を認めたが，その他失語症，失行，失認などはなかった。

6 動作所見

IADL : instrumental activities of daily living

当院退院時には，基本動作・ADLはIADLを含めてすべて自立しており，歩行も独歩にて可能であった。しかし，階段昇降動作はフリーハンドではふらつきを認め，手すりを使用し自立に至った。また，不整地や長距離の歩行においてもふらつきが残存し，T-caneを使用し自立に至った。加えて，箸の使用や書字の際にうまくできないと不自由さを感じていた。

7 アセスメント

FPT : frontopontine tract
PPT : parietopontine tract
FA　: Fractional anisotopy

右上下肢に失調症状を認めたが，脳画像所見では内包後脚後部に限局した病変を認めたため，ataxic hemiparesisを疑った。またその病巣は，内包病変で生じるataxic hemiparesisの責任病巣とされる前頭橋路領域（FPT）ではなく，頭頂橋路領域（PPT）に限局していた（図3）[7]。加えて，神経線維の定量的評価が可能である拡散テンソル画像を用いてFA値を検討したところ，大脳脚におけるPPT領域のFA値は非損傷側：0.70，損傷側：0.43，FPT領域では 非損傷側：0.77，損傷側：0.83であり，損傷側のPPTのFA値に低下を認めた（図4）[7]。よって本症例は，頭頂橋路が損傷している可能性が高いと考えられた。

図3　内包の解剖

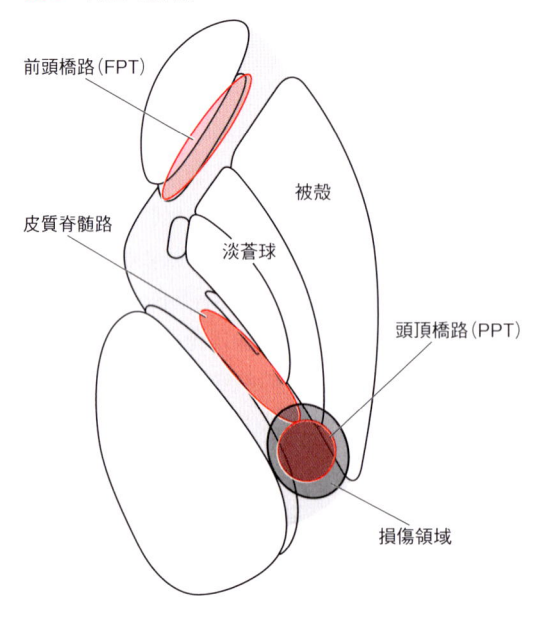

前頭橋路（FPT）

被殻

皮質脊髄路

淡蒼球

頭頂橋路（PPT）

損傷領域

脳画像所見より，損傷領域は左内包後脚後部に限局していた。そのため前頭橋路（FPT）の損傷の可能性は低く，主に頭頂橋路（PPT）の損傷が想定された。

（文献7 p.55より引用）

図4　FA値解析時の関心領域の設定

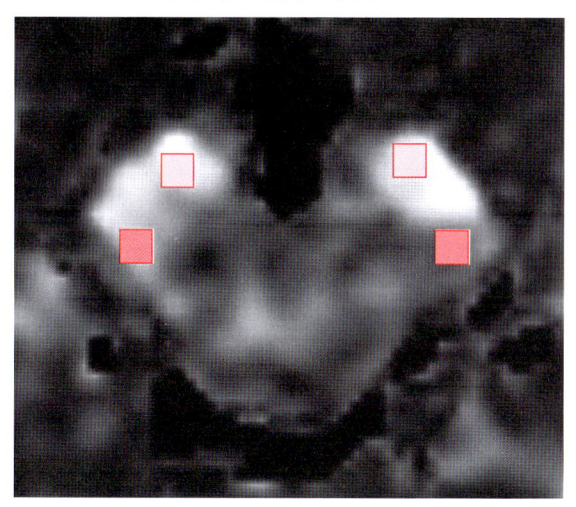 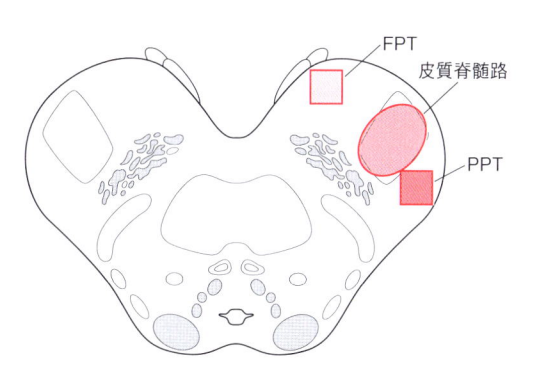

a　大脳脚レベルでのFA画像と，前頭橋路（FPT）および頭頂橋路
　　（PPT）の関心領域
□はFPT，■はPPTの関心領域をそれぞれ示す。左側が非損傷側，
右側が損傷側。

b　大脳脚レベルでのFPTとPPTの位置
それぞれ□はFPT，■はPPTの解剖学的位置を示す。
（文献7 p.183より改変引用）

8　神経学的メカニズム

　　小脳と大脳皮質の間には，「大脳皮質→皮質橋路→橋核→小脳→視床→
大脳皮質」を通る神経経路が存在し，この経路によって適切な運動制御が
行われている[1]（**図5**）[8]。本症例と同様に，内包病変によりataxic
hemiparesisを呈した症例報告の多くは，運動野と小脳をつなぐFPTの損
傷を原因とする[3,5]。本症例ではPPTの損傷が推定されたため，本症候は
FPTに限らないことがわかる。PPTの損傷により運動失調が生じるメカ
ニズムについては，FPT同様，cerebeller diaschisisによる二次的な小脳
機能の低下の可能性が考えられる。その一方で，Yagnikら[9]は，頭頂葉ま
たはPPTの損傷患者で認める失調症状は，空間方向性の欠如が関連して
いると推察している。また**頭頂葉，特に上頭頂小葉は，身体に対する四肢
の位置に関する情報を統合し**[10]，**運動の空間的制御に関与する**とされる。
加えて，**上頭頂小葉には小脳からの求心性線維や橋核への遠心性線維
（PPT）の投射が多い**[2]とされ，小脳との解剖学的なつながりも強い。以
上のことから，本症例はPPTの損傷により頭頂葉（上頭頂小葉）から小脳
への空間的制御情報の伝達が阻害された結果，運動失調を呈したとも考え
られた。

上頭頂小葉の運動の空間
的制御
☞p.32参照

図5　小脳と大脳皮質をつなぐ神経経路

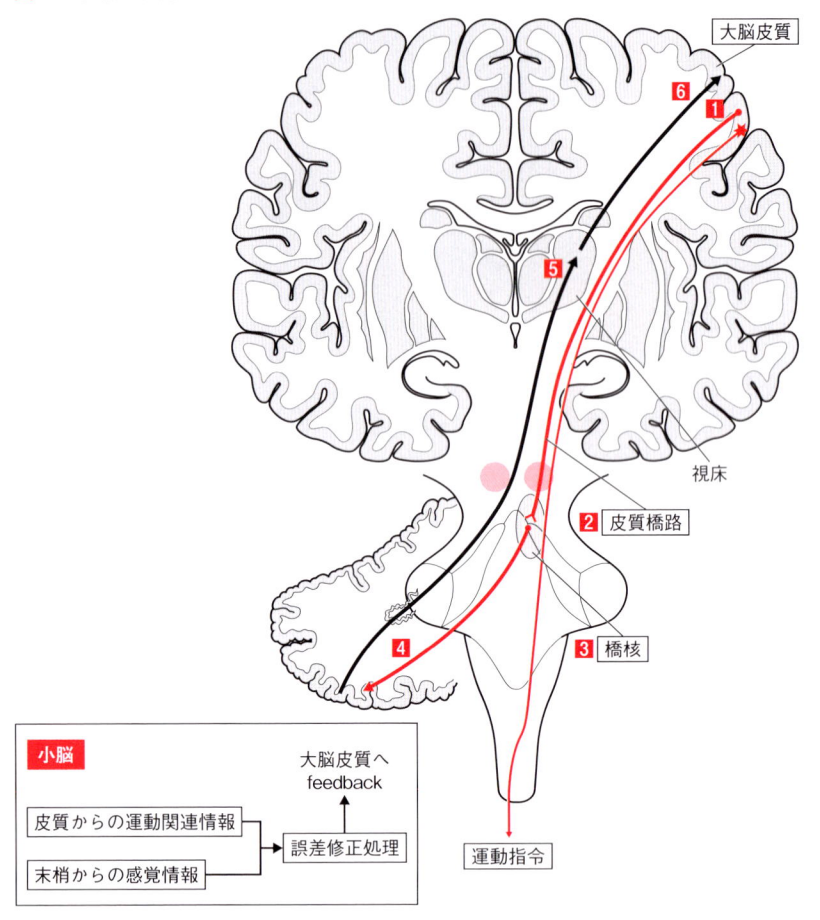

大脳皮質→皮質橋路→橋核→小脳→視床→大脳皮質を通る神経経路が存在し，適切な運動制御に関与していると考えられている。

（文献8 p.235 図5, 6より改変引用）

9 臨床上のアドバイス

　内包損傷例では，併発する運動麻痺により運動失調が隠れてしまい，ataxic hemiparesisが顕在化することはまれである[11]。またataxic hemiparesisを呈していても，発症初期は筋力低下や感覚障害による運動障害ととらえられ，ataxic hemiparesisの存在に気付きにくい。早期より運動失調を呈する可能性を考慮したリハビリテーション評価が必要であると考えられる。また，ataxic hemiparesisを呈した症例のADL自立度は高いとされるが，運動失調のため患側肢を使用していなかったり，実際の生活場面で問題が生じている場合も多い[6]。詳細な評価と個々の症例に対応した介入戦略が重要であると考えられる。

■引用文献

1) 丹治　順：第8章 小脳．脳と運動―アクションを実行させる脳 第2版．p.101-103，共立出版，2009.

2) 西澤正豊，ほか編：頭頂葉性運動失調症．小脳と運動失調 小脳はなにをしているのか．p.289-294，中山書店，2013.

3) Iragui VJ, et al: Capsular ataxic hemiparesis. Arch Neurol, 39: 528-529, 1982.

4) Huang CY, et al: Ataxic-hemiparesis, localization and clinical features. Stroke, 15: 363-366, 1984.

5) Saitoh T, et al: Neurophysiological analysis of ataxia in capsular ataxic hemiparesis. J Neurol Sci, 79: 221-228, 1987.

6) 前島伸一郎，ほか：Ataxic hemiparesis を呈する脳卒中患者の病態と機能予後について．リハビリテーション医学，28: 121-126, 1991.

7) 高橋昭喜，編著：脳MRI 1.正常解剖 第2版．p.55, 183, 学研メディカル秀潤社，2005.

8) Bähr M, 原著，花北順哉，訳：神経局在診断 改訂第5版．p.235, 文光堂，2010.

9) Yagnik PM, et al: Parietal ataxic hemiparesis. Eur Neurol, 28: 164-166, 1988.

10) Kandel ER, ほか原著，金澤一郎，ほか監：第38章 随意運動：頭頂葉と運動前野．カンデル神経科学．第1版第1刷，p.850-878, メディカル・サイエンス・インターナショナル，2014.

11) 平山惠造：4. 片麻痺．神経症候学 改訂第二版Ⅱ．p.70-73, 文光堂，2010.

COLUMN

頭頂葉性運動失調

　頭頂葉の病変によって運動失調が生じることはあまり認知されていないが，過去の報告により，頭頂葉性運動失調には2つのタイプが存在するとされている[1]。以下にその概要を簡単にまとめるが，詳しくは成書[a, b]を参照いただきたい。

　1つはsensory ataxiaとよばれ，感覚障害（深部感覚障害など）を伴うもので，脊髄や視床などの病変でみられる後索型運動失調と同様の病態が頭頂葉病変で生じると考えられている。もう1つは，pseudocerebellar ataxiaとよばれるもの

で，深部感覚障害などの感覚障害を伴わず，小脳性運動失調との鑑別が難しいタイプとされる。責任病巣は両タイプとも中心後回や上・下頭頂小葉とされている。pseudocerebellar ataxiaの発生機序については，頭頂葉→橋核→小脳→視床→頭頂葉の神経経路の障害が考えられ，cerebellar diaschisisによる二次的な小脳機能の低下の可能性が示唆されているほか，本項目で示したような頭頂葉（上頭頂小葉）やその投射線維の障害による頭頂葉―小脳間の情報伝達障害が関与している可能性も考えられる。

■引用文献

a) 西澤正豊，ほか編：頭頂葉性運動失調症．小脳と運動失調 小脳はなにをしているのか．p.289-294, 中山書店，2013.

b) 平山惠造：神経症候学 改訂第二版Ⅱ．p.574, 文光堂，2010.

1 皮質盲

両側後頭葉および下側頭回の血流低下により皮質盲を呈した症例

梅原裕樹

KEY CONCEPT

- 皮質盲(cortical blindness)とは，両側の後頭葉視野皮質が障害され失明となった状態である[1]。
- 視覚情報は網膜から視床の外側膝状体を経て1次視覚野に投射された後，高次視覚野である背側路(運動視)と腹側路(形態視)で並列処理される。高次視覚野が障害された場合，その部位や程度により多彩な症状を呈する。
- 本症例は後頭葉における視覚野上部の障害による下半盲，紡錘状回や下側頭回を含む側頭葉下部障害による色覚障害が混同した症状を呈したと考えられる。

1 症例

70歳代，女性
診断名：低酸素脳症

2 臨床経過

- 甲状腺腫瘍の摘出術後に甲状腺静脈から出血し，頸部の血腫による気管圧迫のため低酸素脳症に陥った。
- 発症3カ月後の当院転入時，意識は清明，コミュニケーションは構音障害があるも指示理解は良好であり，運動麻痺・感覚障害は認められなかった。
- 動作面において起居動作は軽介助，歩行は歩行器の使用により軽介助で可能であった。

視覚に関する所見

- 主訴は「目が見えない」。盲目であることを訴えていた。
- 徐々に物体の上半分は認識するようになった(時計の上半分は認識可能であった)。
- 動く物体(ボールや歩く人)への反応は比較的良好であり，動きを伴う物体は認識するようになった。
- 色の識別は不十分であり，「食事がすべて茶色っぽく見える」との訴えが聞かれた。
- 視野検査は非実施であり，眼圧および眼底検査では異常は認められなかった。

3 画像所見

DWI : diffusion weighted imaging

FLAIR : fluid attenuated inversion recovery

　発症時の拡散強調画像（DWI）では両側の後頭葉および下側頭回，前頭葉中心前回に高信号が認められた（図1）。低酸素脳症では大脳と小脳の皮質ニューロンが選択的に損傷され，特に大脳では**前・中・後大脳動脈支配の境界領域で損傷**が生じることが知られている[2]。本症例でも両側性に大脳皮質の境界領域における損傷が示唆された。発症75病日のDWIおよびFLAIR画像では，後頭葉および下側頭回の病変のみ高信号が遷延した（図2）。発症時DWIで認めた前頭葉中心前回における高信号は細胞性浮腫を反映し，不可逆的な機能低下には陥っていなかったのに対し，**後頭葉・下側頭回病変は不可逆的な機能障害**を呈することが推察された。

図1　拡散強調画像（発症時）

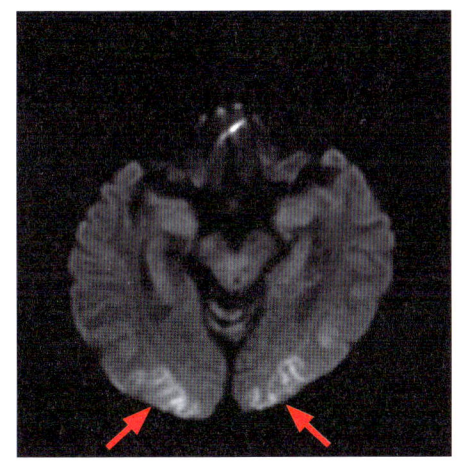 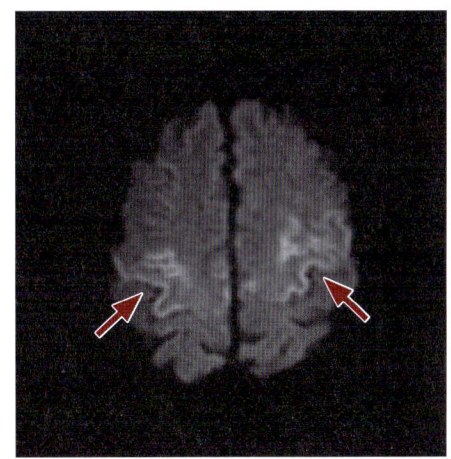

両側の後頭葉および下側頭回（➡），前頭葉中心前回（➡）に高信号を認める。

図2　FLAIR画像（発症75病日）

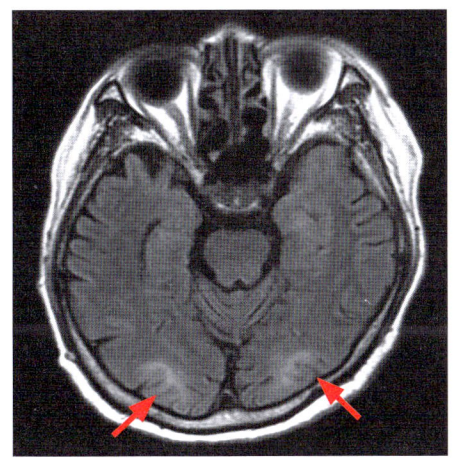 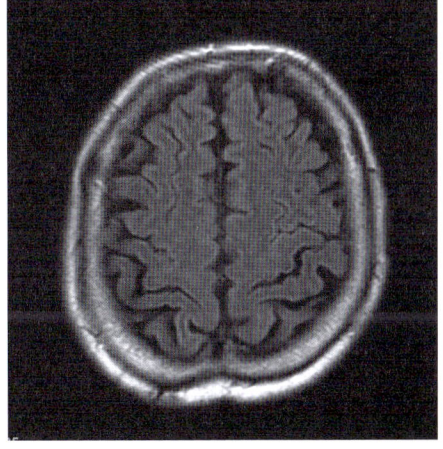

両側後頭葉および下側頭回病変（➡）のみ高信号が遷延した。

4 神経学的検査所見

意識清明であり，失調性構音障害があるも複雑な会話のやりとりは可能であった。随意運動は上下肢において分離した運動が可能であった。筋力はMMTで上肢粗大4レベル，下肢粗大2〜3レベルであった。制止時，動作時に上下肢および体幹に振戦を認めた。表在・深部感覚は正常であった。眼球運動における異常は認められなかった。

MMT：Manual Muscle Testing

5 神経心理学的検査所見

三宅式記銘力検査の有関係対語で8−8−5（年齢平均8−9−10）とやや低下を認めた。会話からは明らかな高次脳機能の低下を認められなかった。

6 アセスメント

本症例は低酸素脳症後に盲目を呈したことから，脳において視覚系の処理を担う部位に障害が生まれたと考えられる。視覚における所見を詳細にみていくと，主に視野の下半分が「見えない」ことを主訴とした下半盲，色の識別が困難となる色覚障害を呈していた。1次視覚野では，左右反対側の視野情報が投影される。また，上下方向では鳥距溝より上部に下視野の情報が，下部に上視野の情報が投影される。下半盲は下視野に対応する，視覚野上部の障害により生じたと考えられる。また，視覚情報は網膜から視床の外側膝状体を経て1次視覚野に投射された後，背側路（運動視）*1と腹側路（形態視）*2に分かれ並列処理*3をされると考えられている（**図3**）。本症例においては，色覚や形態覚を担うV4（紡錘状回）・下側頭回の障害により色覚が特異的に障害されたと考えられる。

*1　背側路（運動視）
Where経路とよばれ，対象物の動きと空間認識に関与する。視覚情報はV5（5次視覚野，MT野）を介して頭頂連合野へ送られる。V5には光刺激の動きの方向やスピードに選択性を示す細胞が存在する[1]。

MT：middle temporal

*2　腹側路（形態視）
What経路とよばれ，対象物の色と形に関与する。視覚情報はV4（4次視覚野）を介して側頭連合野へ送られる。V4には単純な図形要素や，縞模様の空間周波数に選択性を示す細胞が存在する[1]。

*3　並列処理
視覚情報は網膜の神経細胞で小細胞系（主に形態視が関与）と大細胞系（主に運動視が関与）に分かれ，視床の外側膝状体を経てV1，V2，V3と投射された後，背側路と腹側路へ分かれ同時進行で処理（並列処理）される[1]。

図3　視覚情報の経路

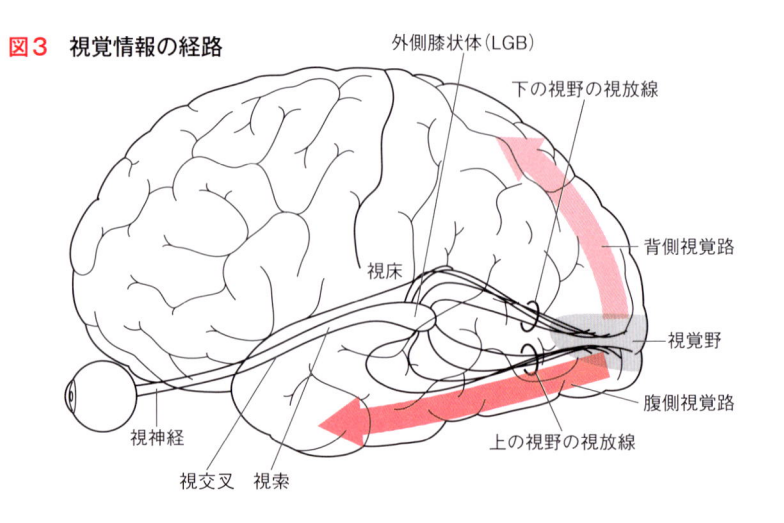

外側膝状体（LGB）
下の視野の視放線
背側視覚路
視床
視覚野
腹側視覚路
視神経
上の視野の視放線
視交叉　視索

7 運動視・形態視に特異的な障害を呈するメカニズム

視覚情報は**網膜**ですでに空間（運動）情報，形態情報に分けられ，1次視覚野に投射される。2次・3次視覚野へ情報が伝達した後，それぞれは運動情報を識別する背側路，形体情報を識別する腹側路へと並列に処理されていく。形態視系の障害では**色覚障害や物体失認，相貌失認**を生じ，運動視系の障害では**運動方向や速度の判別が障害される運動盲**を生じる[3]とされている。

色覚障害，相貌失認
☞ p.58参照

8 臨床上のアドバイス

本症例の患者は「見えないことを自覚していた」ため，**視覚以外の触覚や聴覚による感覚入力**，およびセラピストによる**口頭でのフィードバック**により危険行動なく退院へ至った。しかし，両側後頭葉障害には「見えないことを自覚していない」，**Anton 症候群**とよばれる症例が存在する。Anton 症候群患者は，実際に視覚を障害されていながら，さも見えているように振る舞うことが知られている。介入前に脳画像を評価し，想定されうる症状を確認しておくことは，臨床で誤った介入を行うリスクを軽減させることへとつながるだろう。

Anton 症候群
☞ p.61，63参照

■引用文献
1) 平山惠造: 眼の症候。神経症候学 第1巻，改定第二版，p.446-447，文光堂，2006．
2) 栢森良二，ほか: 各種疾患のリハビリテーション 低酸素脳症。総合リハビリテーション，25: 1083-1089，1997
3) 小澤瀞司，ほか監: 高次脳機能。標準生理学 第7版。医学書院，p.461-463，2009．
4) Barton JJ, et al: Directional defects in pursuit and motion perception in humans with unilateral cerebral lesions. Brain, 119: 1535-1550, 1996.

VI
Case Study

2 純粋失読

左後頭葉と脳梁膨大部の病変により純粋失読(古典型)が認められた症例

高杉　潤

KEY CONCEPT

■ 純粋失読とは，音読と読解だけがほぼ限局して障害される症状で，それ以外の話し言葉の理解，復唱，書き取り，自発書字，自発話などはほとんど障害されない[1,2,6]。

■ 自発書字や書き取りが良いので，自分の書いた文字や単語を読めないという，他の失語型にはみられない現象が起こる。

■ 純粋失読の神経学的な分類としては，古典型(後頭葉＋脳梁膨大部病変)[2]と非古典型(角回皮質下型)，そして後頭葉型がある[3]。

■ 古典型純粋失読の場合，文字は読めないが，その文字や単語を自身の指などで「なぞり読み」をすると，しばしば判読が可能となる特徴をもつ[6]。

1 症例

70歳代，女性，右手利き
診断：左後大脳動脈梗塞

2 臨床経過

● 現病歴：X年Y月Z日発症し，保存的治療を受けた。その後リハビリ目的のため，発症後5週目と8週目(Y＋2カ月)に2回転院し，発症後12週(Y＋3カ月)時点も入院でのリハビリテーションを継続した。

● 既往歴：本脳梗塞を発症する2週前(Z－14日)に心筋梗塞を発症した。これ以外の既往は特になし。

3 画像所見(発症後10週)

　頭部CTで，後頭葉内側部を中心に，左脳梁膨大部，左脳梁膨大後域，側頭葉内側・下部の一部に低吸収域が認められた(図1)。

図1 頭部CT画像（発症後10週）

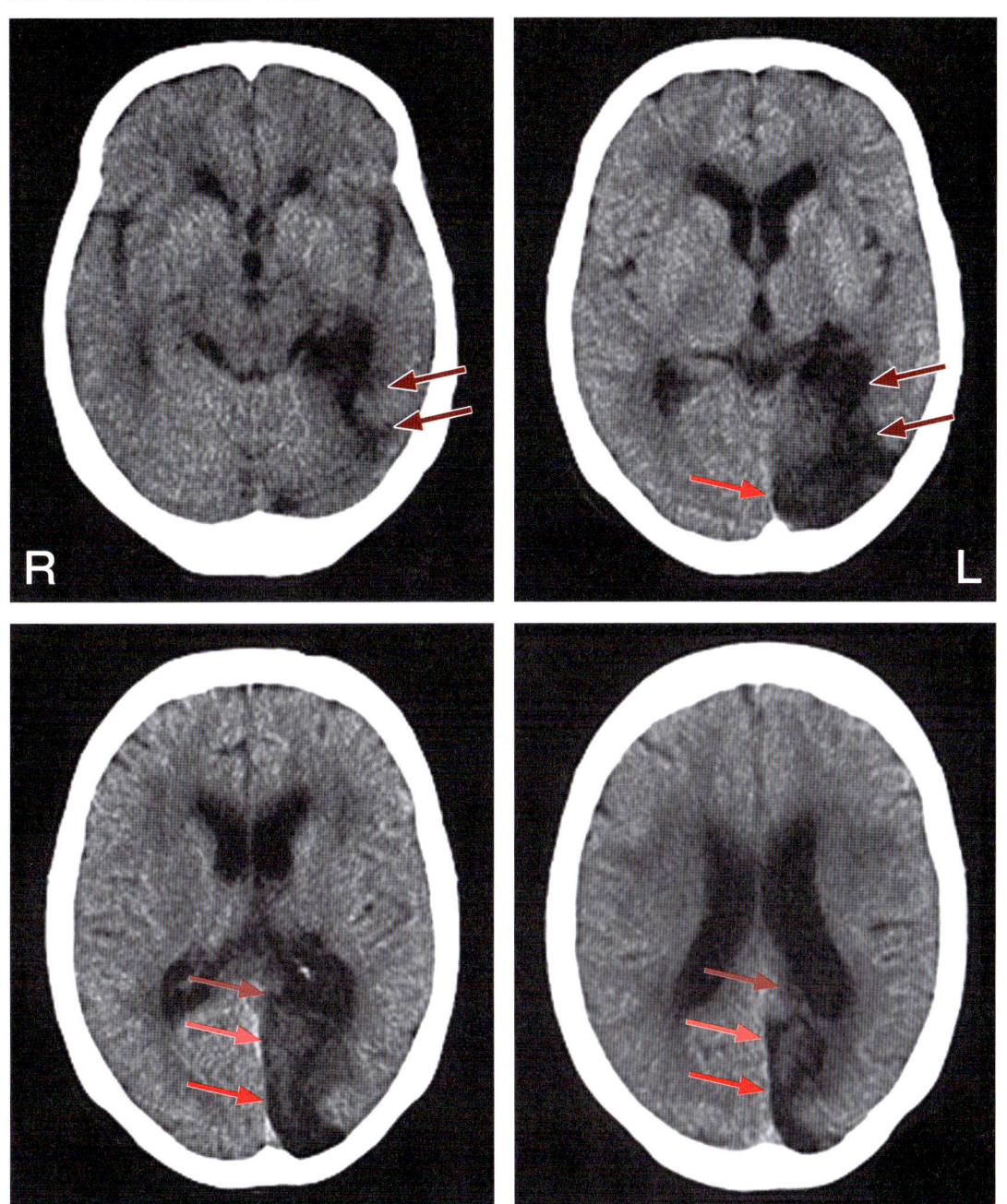

左後頭葉の内側面（➝）を中心に，左脳梁膨大部（➝），左脳梁膨大後域（➝），左側頭葉内側・下部（➝）の一部に低吸収域を認めた。

（文献8より一部改変引用）

4 神経学的所見（発症後12週）

意識晴明。視覚は右同名半盲を認めた。四肢の錐体路徴候（腱反射亢進，病的反射，運動麻痺，筋緊張異常）は認めず，感覚障害（表在・深部感覚，複合感覚）は正常であった。

5 動作所見（発症後12週）

運動機能面はまったく異常所見がなく，基本動作，ADLも自立レベルであった。移動は独歩で可能であったが，病棟から訓練室までの往来でエレベーターを使用する際，階数の番号のボタンの読み間違いによる操作の誤りが起こり要監視レベルであった。

6 神経心理学的所見（発症後12週）

全般性注意障害（覚度，持続性，選択性，分配性）は認めず，Gerstmann症候群，拮抗失行，観念失行，観念運動失行は認めなかった。

言語は自発話，復唱，聴理解は良好で，コミュニケーションの障害はまったく認められなかった。また，自発書字や読み上げられた文字・文章の書き取りも良好で失語の要素はみられなかった。しかし文字や数字の音読，写字については顕著な障害を認めた（詳細は後述）。呼称（日常物品，野菜や果物などの絵や写真）は即答・正答した。計算（加・減の暗算）は2桁の繰り上がり，繰り下がりでも正答した。その他，MMSEは20点であった（日付，計算，語想起，読み，構成で減点）。また地誌的失見当，相貌失認（既知相貌の想起，表情の判別に障害），変形視，軽度の右半側空間無視を認めた。色名呼称は問題を認めなかったが，色彩の想起に所見を認めた。これら異常所見を**表1**にまとめた。

MMSE：Mini Mental State Examination

表1　本症例の神経心理学的所見

障害項目	障害の内容
音読・読解・写字	症状の詳細は本文中に記載
一般知能	MMSE 20点（日付，計算，語想起，読み，構成で減点）
地誌的失見当	街並失認，道順障害（病棟階，病室の誤り）の疑い
相貌失認	既知相貌の想起，表情の判別に障害
変形視	長さ弁別の障害，水平・垂直軸の歪み
色彩の想起障害	検者「緑色の野菜は何がありますか？」 　→症例「何があったかしら…」（回答不能） 検者「信号の色は何色がありますか？」 　→症例「あか，きいろ…，むらさきです」

（文献8より一部改変引用）

7 本症例における失読の特徴（発症後４カ月）

▶文字（ひらがな，カタカナ，漢字）・数字の音読が困難

文字（漢字・仮名）および数字の読みと写字の障害が顕著であった。障害の特徴は，読みの誤りと逐次読みが認められ，読解に時間を要し，1文字，単語，文章のどのレベルも同様に困難を示した。具体的には「あ」を「さ」と読んだり，「ん」を「く」と読んだ。特に読解に難渋したのは，空間のある文字（「い」，「け」，「な」，「た」など），画数の多い（複雑な）漢字，似た形態の数字（「3と8」，「6と9」など）であった（**図2**）。

図2　読みの障害の読解例

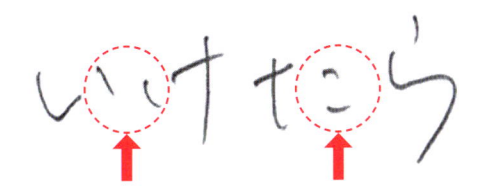

「け」「い」「た」「な」などの（字に空間のある）仮名は，特に読解に困難を要した。「いけたら」を提示すると，患者は矢印点線内の部分を読もうとして，読解に難渋していた。

（文献8より引用）

▶文字（ひらがな，カタカナ，漢字）の分類は可能

提示された文字の音読に難渋しても，それが「ひらがな，カタカナ，漢字」のどれに属するか尋ねると，「これはカタカナです。それはわかるんです。だけど何て書いてあるのかわからないんです」というように文字の属性まではすべて正確に答えられた。ほかに「何かはわかっているけれど，言葉にできない」，「小さい字より大きい字のほうが読みやすい」などの内省報告が聞かれた。

▶指で「なぞり書き」や「空書き」すると読める

文字は読めないが，自身の指（左右問わず）で文字をなぞり書きをすると，音読，読解が可能となった。この際，「読めないときは指でたどると何となくわかるんです」という内省報告が聞かれた。

▶自発書字は可能だが，その文字が読めない。写字は困難。

自発書字および検者の読み上げる文字（文章）の書き取りは可能にもかかわらず，その直後に（自身の書いた文字や文章の）読み誤りがみられるという，「書けるけれど読めない」という乖離した現象を示した。

また，文字を見ながら書き写してもらうと，形態の崩れが顕著で判読不能なものが多かった。患者自身も何を書いているのかわからず，模索しながら書いている様子であった（**図3，4a**）。しかし，検者がその文字が何かを教えると正確に，達筆に書くことができた（**図4b**）。

「ざるそば5つ」

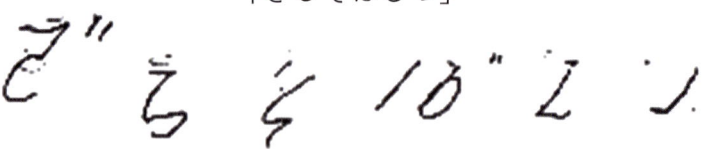

上のモデル「ざるそば5つ」を見せながら書き写してもらうと，下のような形態の崩れが顕著で判読不能な文字を書いた。患者本人も何を書いているのかわからず，模索している様子がみられた。

（文献8より一部引用）

図4　写字と自発書字の差

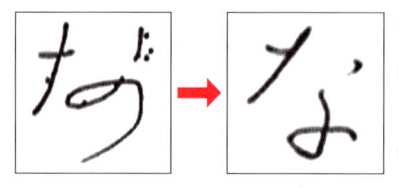

a　　　　　　　b

「な」を提示すると読めず，書き写してもらうと理解できないまま書いた(a)。検者が「それは"な"ですよ」と指摘すると，患者は「ああ"な"ですね。これですね」とすぐに正確に（しかも達筆に）書き直した(b)。

（文献8より引用）

8　純粋失読の神経学的メカニズム

　Geschwind（1965）[2]は，純粋失読における脳梁膨大部病変を重視し，失読が起こるのは左半球の一次視覚野の損傷（右同名半盲）に加え，脳梁膨大部の損傷により，右の後頭葉に達した文字の視覚情報が左半球（角回および言語野）に伝わらないためとした（**図5**）。すなわち「**読むことのできない右半球から，読むことのできる左半球への視覚情報の離断により生じる障害。字は見えるけれど読めない症状**」と言い換えられる。本症例の場合も，病巣および神経学的所見（右同名半盲）からこの型に属すると考えられる。視覚的な図形の識別や物品呼称などが可能であることより，文字の属性の判別が可能なのは図形として認識する能力が保持されているためとわかる。従って，視覚失認ではないと考えられる[4]。

　その後，純粋失読は脳梁膨大部に病変がなくとも左半球内の角回皮質下で起こることが明らかにされ，左後頭側頭葉下部病変（側脳室後角下外側型）または左頭頂葉皮質下白質病変（角回直下型）によって，左半球内の連合線維の離断症状として説明される。

　純粋失読の神経学的な分類としては，前述の古典型（左後頭葉＋脳梁膨大部病変）と非古典型（角回皮質下型），そして後頭葉型がある[3]。いずれもこれらは左角回への入力情報の離断で説明しようとするものである。近年，PETによる賦活研究では，読みには角回が賦活されないことや後頭葉から後頭・側頭移行部にかけての腹側部が賦活していることがわかり，失読自体が角回の損傷に由来するのかどうか疑問視する報告もある[7]。

PET：positron emission to-mography

図5　純粋失読の機序（古典型：左後頭葉＋脳梁膨大部病変[2]）の模式図

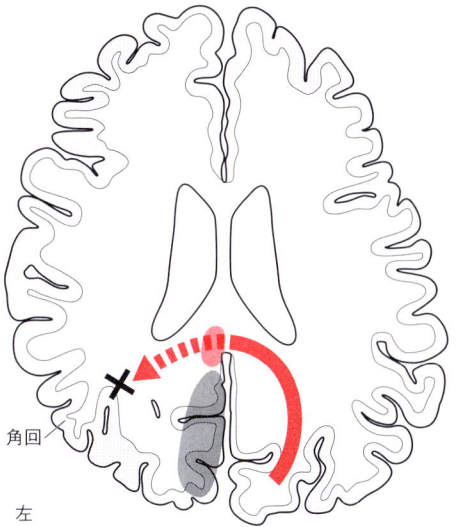

角回

左

左後頭葉内側の損傷（■）により右同名半盲を呈するため，右視野の視覚情報は左後頭葉へ直接到達せず，左視野の視覚情報のみ右半球に入力される。しかし右半球の視覚情報は脳梁膨大の病変（■）のため左半球の角回には投射されないため，文字情報の判読が困難となる。

9　臨床上のアドバイス

　本症例のような純粋失読（古典型）の場合，**なぞり書き，なぞり読みで音読が可能**となる特徴をもつ。医療従事者はこの特徴を考慮した評価やアプローチを実施することが重要である。

　後大脳動脈梗塞例の場合，病変部位は後頭葉以外に脳梁膨大部やその後域，頭頂葉内側，側頭葉内側・下部などに拡大することがあるため，多様な神経心理学的症候を伴うことが多い。そのため本症例のような**左後大脳動脈梗塞の場合は，純粋失読を含めた他の神経心理学的症候も考慮に入れて評価すること**が重要である。

　純粋失読を示す症例は臨床現場では決してまれではない。しかし，本症候の病態に対する医療従事者の理解は必ずしも十分とはいえず，見過ごされたり，認知症などほかの症候と見間違われたりするため十分配慮することが必要である。

■引用文献
1）武田克彦：純粋失読．神経内科, 35: 383-389, 1991.
2）Geschwind N: Disconnexion syndromes in animals and man. I. Brain, 88: 237-294, 1965.
3）河村満：非古典型純粋失読．失語症研究, 8: 185-193, 1988.
4）岩田　誠：書けるけれど読めない．からだの科学, 236: 122-128, 2004.
5）杉下守弘：脳梁症候群．高次脳機能障害のリハビリテーション Ver.2. p.83-87, 医歯薬出版, 2004.
6）杉下守弘：純粋失読および失読-失書．Clinical Neuroscience, 18: 1400-1403, 2000.
7）櫻井靖久：読字の脳内メカニズム．神経進歩, 47: 745-753, 2003.
8）高杉　潤，ほか：左後大脳動脈梗塞後，純粋失読を呈した症例－読みの障害の症候学的分析－．脳科学とリハビリテーション, 6: 33-37, 2006.

1 視床性運動失調

Hemiataxia-hypesthesiaを呈した左視床出血例

高杉　潤

KEY CONCEPT

- 視床性運動失調とは，視床病変による病巣と対側の上下肢にみられる運動失調である。本症候は，小脳病変による小脳性運動失調と大きな差異はなく，感覚障害に基づく運動失調とは区別される[1-3, 7]。
- 本症候は，視床外側腹側核（VL）の損傷によって小脳から投射される経路（歯状核赤核視床経路）の障害に起因するとされる[3]。
- VLを灌流する視床膝状体動脈は，後外側腹側核，後内側腹側核，内包後脚の内側に相当する領域を含むため，この血管の破綻は，感覚障害や運動麻痺を同時に伴うことが多い。そのため視床性運動失調が単独で現れることはまれとされる[1, 2, 6]。

1 症例

60歳代，男性，右利き
診断：左視床出血

2 臨床経過

　某日，仕事中に吐気と徐々に右下肢に脱力としびれ感，呂律障害，めまいが出現し，救急搬送された。受診時，右上下肢の脱力，感覚障害，構音障害，眼振を認め，頭部CTにて左視床出血と診断された。保存的治療が行われ，加療目的で入院となり，発症後5日目からベッドサイドで理学療法を開始した。発症後12日目，運動療法室での理学療法が開始された。

3 画像所見（発症直後と7週目のCT画像）

　発症直後は，左視床の後方および外側部，一部内包後脚に高吸収域を（図1a），発症後7週目は，左視床の後方外側部とわずかに内包後脚後端部に低吸収域を認めた（図1b）。視床における病巣は外側腹側核，後外側・内側腹側核が推定された（図2）。

図1　症例のCT所見

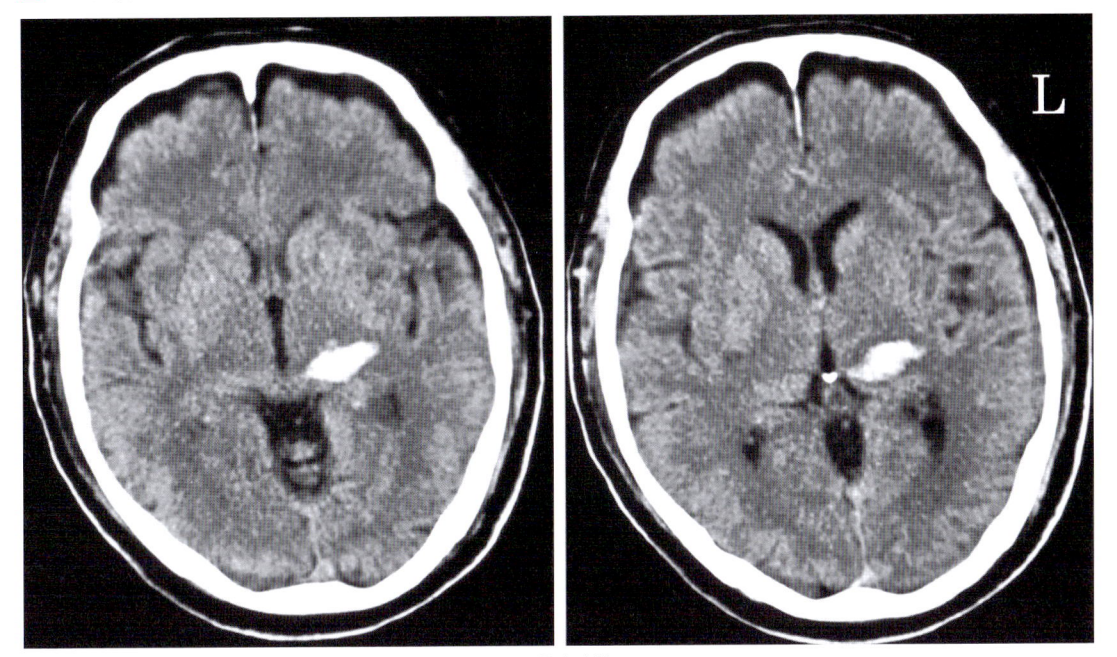

a　発症直後

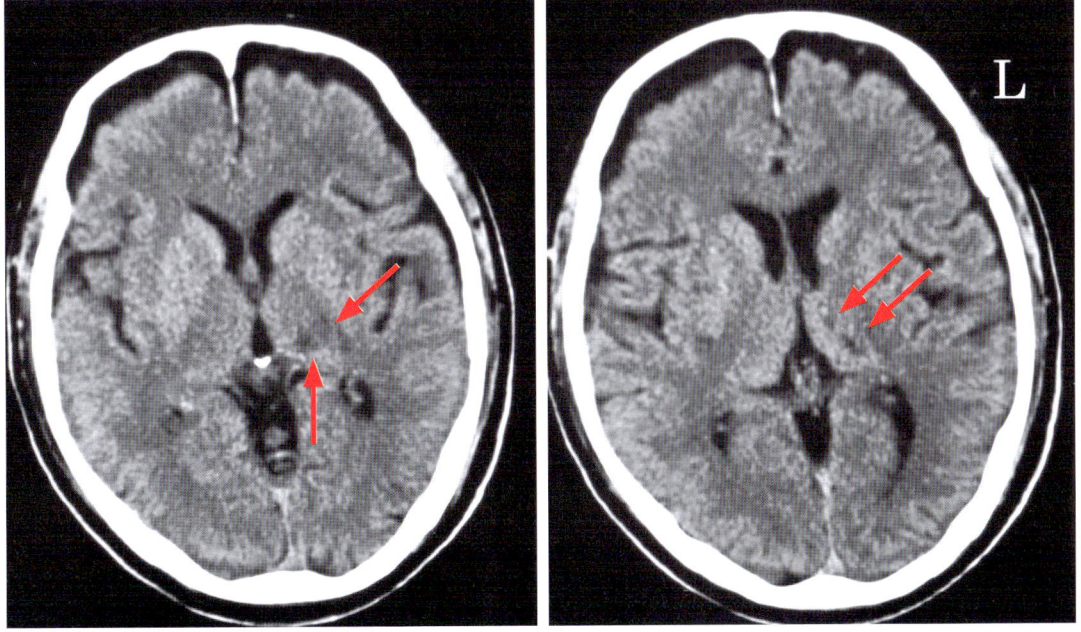

b　発症後7週目

a：発症直後。左視床の後方および外側部，一部内包後脚に高吸収域を認めた。
b：発症後7週目。左視床の後方部と外側部，わずかに内包後脚後端部に低吸収域が認められた（➡）。

（文献8より一部改変引用）

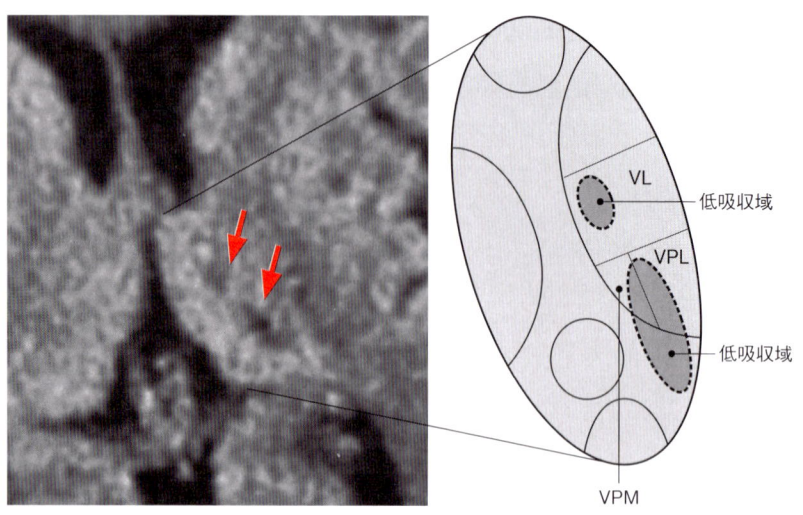

図2　病変部位が想定される視床核

VL

低吸収域

VPL

低吸収域

VPM

発症後7週目のCTを拡大し，左視床の低吸収域（→）から，病変部位（●）は主に，視床核のうち外側腹側核（VL），後外側腹側核（VPL），後内側腹側核（VPM）が想定された。

（文献8より一部改変引用）

4　神経学的検査所見（発症後2週）

　意識は清明。錐体路徴候は，深部腱反射が上下肢ともに左右差なく正常で，病的反射（Hoffmann反射，Babinski反射）は左右ともに陰性であった。右上下肢の随意運動は良好で明らかな運動麻痺は認められなかったが，筋トーヌスは低下傾向であった。体性感覚は，表在感覚（触覚・痛覚）が右上下肢で脱失，顔面（眉上，口唇）で重度〜中等度鈍麻，深部感覚は右上下肢で脱失であった。異常知覚は右上下肢にしびれに似た違和感が常時認められた。視覚・視野に異常所見は認められなかった。その他の運動障害では，右上下肢に軽度の測定異常（dysmetria）*1を認めたが，企図振戦*2はみられなかった。ヒョレア，アテトーシスといった不随意運動はみられなかった。

5　神経心理学的検査所見（発症後2週）

　病識は保たれていた。注意，記憶に異常所見を認めず，一般知能も保たれていた。観念運動失行，観念失行，半側身体失認，半側空間無視も所見は認めなかった。言語は，喚語，聴理解，復唱，自発話も良好でコミュニケーションにはまったく問題なかった。比較的軽度ではあるが，発話時に声量の大きさや語頭音が強調されるなど，爆発性言語様の症状を認めた。

6 本症例の動作所見と協調運動障害の特徴（発症後2週）

　起居動作は自立。トランスファー，立位保持，歩行（平行棒内）は近位監視から軽介助レベルであった。ADLはBarthel Indexで50点であった。

　起立動作や歩行（平行棒内）場面など動作全般において，右上下肢は頻繁に使用していたが，常に右手・足の状態を視覚的に確認しながら遂行していた。しかし，視線をはずしながら動作しているときは，右手が手すりから脱落したり，左側の起居動作時に右上肢が背中に回って引っかかるなどの場面がみられた（図3）。本人からは「（手すりを把握している際に）右手に力が入らない」という内省報告が聞かれた。歩行はスピードが遅く，常に視線を右下方に向け，右手の把持状態，右足の接地位置を一歩ごとに確認する場面が観察された。しかし，平行棒の土台の板（縦幅25cm，高さ5mm程度）の前に差しかかると，必要以上に大きく勢いよく右下肢を振り出し，歩幅の大きさは測定過大が特徴的であった（図4a，b）。

図3　諸動作場面でみられた右上肢の協調運動障害

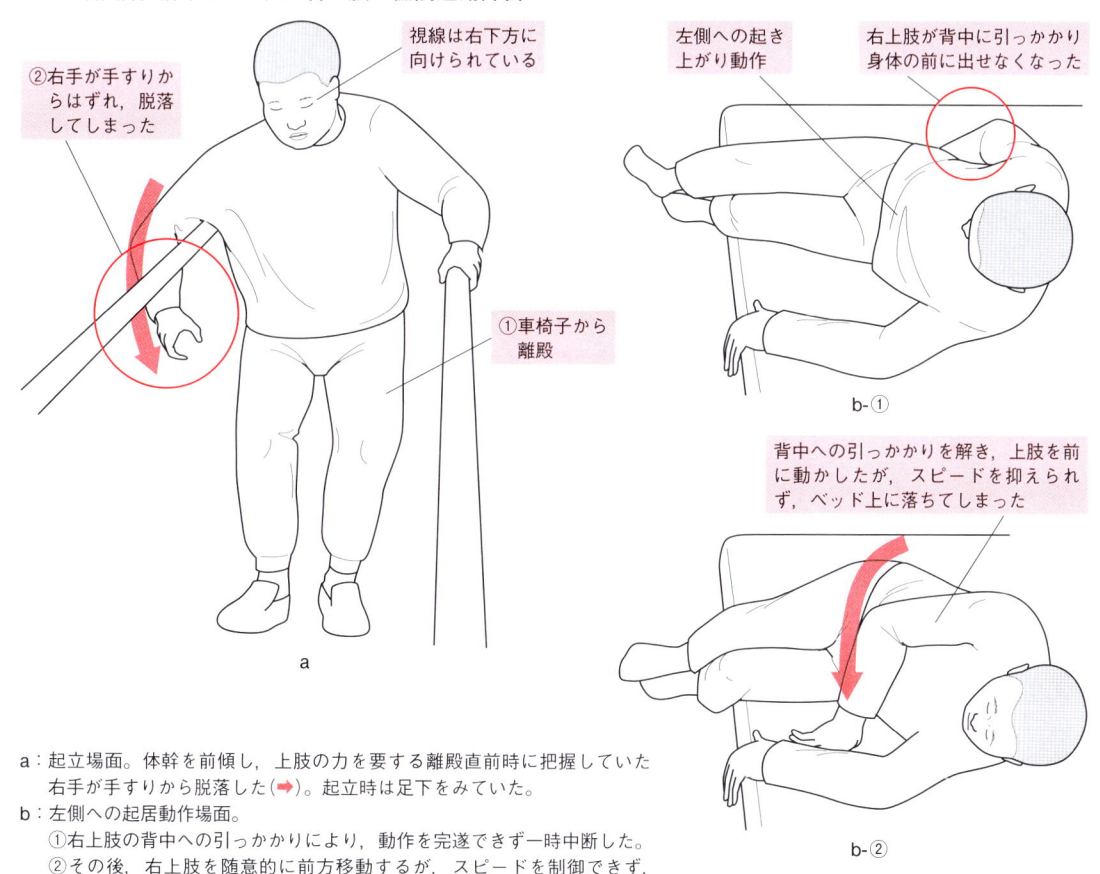

②右手が手すりからはずれ，脱落してしまった

視線は右下方に向けられている

①車椅子から離殿

左側への起き上がり動作

右上肢が背中に引っかかり身体の前に出せなくなった

b-①

背中への引っかかりを解き，上肢を前に動かしたが，スピードを抑えられず，ベッド上に落ちてしまった

b-②

a

a：起立場面。体幹を前傾し，上肢の力を要する離殿直前時に把握していた右手が手すりから脱落した（➡）。起立時は足下をみていた。
b：左側への起居動作場面。
　①右上肢の背中への引っかかりにより，動作を完遂できず一時中断した。
　②その後，右上肢を随意的に前方移動するが，スピードを制御できず，上肢は勢いよくベッド上に落下し手背部から落下した。

（文献8より一部改変引用）

図4　歩行時にみられた右下肢の測定障害

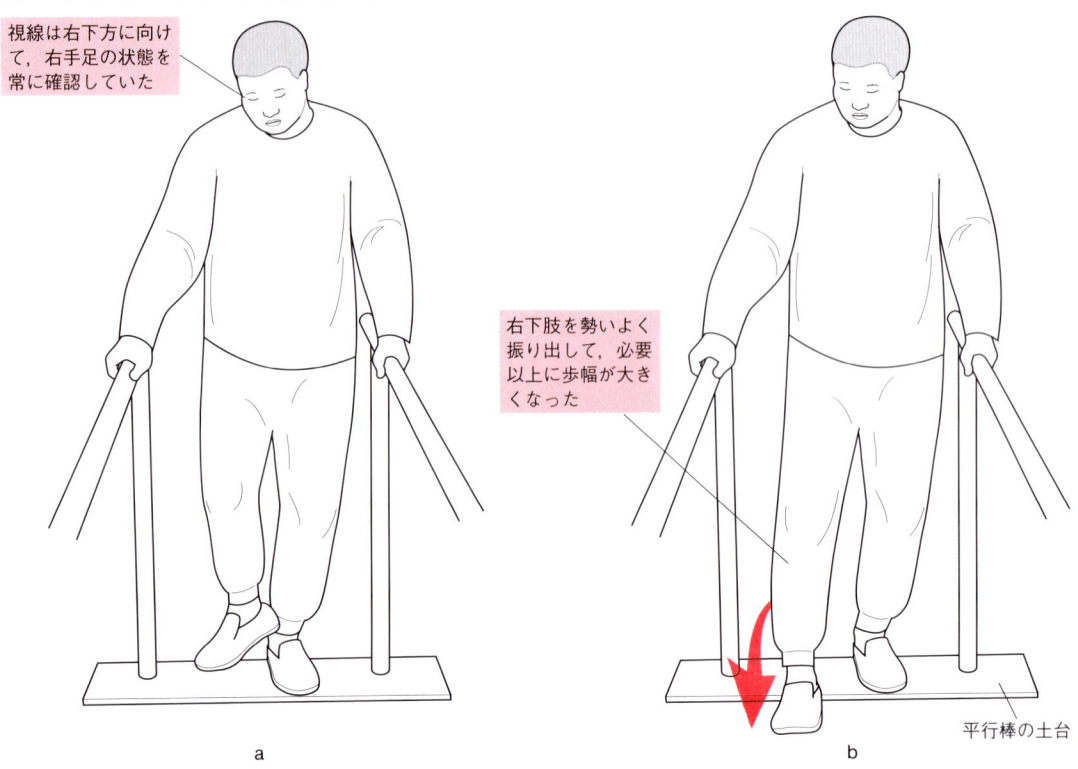

視線は右下方に向けて，右手足の状態を常に確認していた

右下肢を勢いよく振り出して，必要以上に歩幅が大きくなった

平行棒の土台

a

b

a：平行棒内歩行は，常に視線を右下方に向けて，視覚的に右手・足の状態を見ながら，一歩一歩確認する様子がみられた。

b：平行棒の土台の板をまたぐ際，右下肢の振り出しは勢いよく必要以上に大きな歩幅となる測定障害がみられた。

7　視床性運動失調の神経学的メカニズム

本症例の動作時にみられた右上下肢の運動障害の要因の1つとして，深部覚障害が顕著なことや視覚遮断時に運動の拙劣さが強くなることから後外側腹側核（VPL）の損傷に起因する感覚性運動失調[2]が考えられた。しかし，筋トーヌスの低下や，歩行での右下肢のまたぎ動作の際に必要以上に勢いよく大きく振り出した測定異常（測定過大），爆発性言語[*3]様の発話については，視床性運動失調による影響と推察された[8]。

視床性運動失調は視床病変でみられる運動失調であり，小脳病変による小脳性運動失調と大きな差異はなく，感覚障害に基づく運動失調と区別される[2,3,7]。視床外側腹側核（VL）の後部は小脳から豊富な入力線維を受けており[11]，視床性運動失調は，VLの障害により小脳からの投射線維である歯状核赤核視床線維の障害に起因する[1,3]（図5）。本症例もVLに相当する部位に病変を認めていた（図2）。企図振戦については，随伴する視床性運動失調例の報告[9]もあるが，本症例にはみられなかった。視床性運動失

VPL：ventral posterior lateral nucleus

＊3　爆発性言語
小脳性運動失調に特有な構音障害（運動失調性発語）の1つ。爆発性になったり，緩慢になったり，調子が急に変わり酔っぱらった人のような発語になる。本症例では，このような運動失調性発語がみられたが，本症候と視床性運動失調との関連について言及した報告はきわめて少ない。

VL：ventrolateral nucleus of thalamus

図5 視床病変と小脳への線維連絡との関係を示す模式図

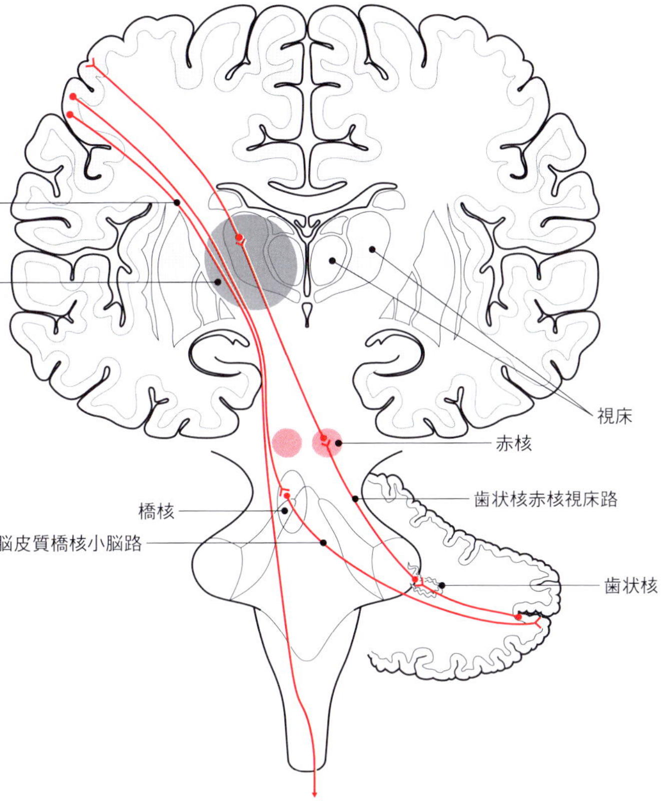

皮質脊髄路

病変部位

視床

赤核

歯状核赤核視床路

橋核

大脳皮質橋核小脳路

歯状核

視床病変で歯状核赤核視床路が障害されると，反対側に小脳性運動失調が出現する。病変が内包に及べば大脳皮質橋核小脳路の障害で反対側に小脳性運動失調が生じ，皮質脊髄路の障害で片麻痺が出現する。

（文献1より一部改変引用）

調は軽度で限局性との報告[7]もあり，本症例の視床性運動失調も軽度で限局していた点で類似している。

　視床性運動失調の原因病変は，視床膝状体動脈に支配される視床外側領域がほとんどとされる[4]。VL，VPL，後内側腹側核（VPM），そして内包後脚の内側に相当する領域を灌流するこの血管の破綻は後外側型視床出血となる[5]。そのため視床性運動失調が単独で現れることはまれとされ[2,6]，体性感覚障害や運動麻痺を併発することが多い[2,4]。視床性運動失調の病型として，患側肢と同側に

①運動麻痺を伴うataxic hemiparesis

②感覚障害を伴うhemiataxia-hypesthesia

③感覚障害と片麻痺の両者を伴うhypesthetic ataxic hemiparesis

の3つに分類される[1,2]。

　視床出血における片麻痺の原因は内包の皮質脊髄路の障害による[10]。しかし，本症例の発症後7週の頭部CTで内包後脚後端にわずかながら低吸

VPM：ventral posterior medial nucleus

VL，VPL，VPM
☞ p.68参照

収域を認めたが，明らかな錐体路徴候は確認されなかったことから，皮質脊髄路の損傷を免れていた可能性が推察される。以上から本症例は，視床外側部の損傷に起因する重度感覚障害と視床性運動失調を呈したhemiataxia-hypesthesiaと考えられた。

8 臨床上のアドバイス

視床を支配する血管群のなかでも視床膝状体動脈は最も破綻しやすい。そのため臨床では視床の後方外側の損傷が多く，VPM，VPL損傷に基づく感覚障害がクローズアップされてしまう。しかし，同時にVLや内包後脚の損傷も含まれることが多く，視床性運動失調や片麻痺の合併も視野に入れて評価することが重要である。

感覚障害由来の運動失調は，視覚代償の有無で運動・動作に差がみられる。一方，視床性運動失調は，視覚代償を用いても運動や動作は差がないため，両者の鑑別には**視覚代償による運動・動作の相違をみるとよい**。

視床は，病変部位が異なれば症状もまったく異なる。視床の機能解剖と実際の病巣（画像）とを照合した評価が有用である。

■引用文献

1）当間　忍: 視床障害の症候 視床性運動失調. Clin Neurosci, 31: 102-103, 2013.
2）当間　忍: 視床性運動失調. 神経内科, 60: 39-43, 2004.
3）Melo TP, et al: Hemiataxia-hypesthesia: a thalamic stroke syndrome. J Neurol Neurosurg Psychiatry, 55: 581-584, 1992.
4）Melo TP, et al: Thalamic ataxia. J Neurol, 239: 331-337, 1992.
5）吉井文均: 視床と疾患 画像診断−MRIを中心に−. Clin Neurosci, 18: 928-933, 2000.
6）Luijckx GJ, et al: Isolated hemiataxia after supratentorial brain infarction. J Neurol Neurosurg Psychiatry, 57: 742-744, 1994.
7）高橋　昭: 視床の症候 視床症候群（Dejerine-Roussy）. 神経内科, 60: 1-9, 2004.
8）高杉　潤, ほか: 左視床出血により重度感覚障害を呈した一例−Hemiataxia-hypesthesiaと考えられた症例. 脳科学とリハビリテーション, 7: 21-25, 2007.
9）北郷仁彦, ほか: 左視床出血によりAtaxic Hemiparesisを呈した一症例. 脳科学とリハビリテーション, 12: 27-30, 2012.
10）近藤健男, ほか: 視床出血. J Clin Rehabil, 13: 254-259, 2004.
11）黒田　優: 視床の構造 入出力線維連絡路. Clin Neurosci, 18: 880-883, 2000.

2 記憶障害と情動障害

両側視床の脳梗塞により記憶障害および情動障害を呈した症例

山本 哲

KEY CONCEPT

- 視床内側部は，辺縁系回路の1つであり扁桃体が関与するYakovlev回路の一部であるため，その損傷により情動や記憶障害が生じることがある。
- この神経回路は両側半球に存在し，交連線維を通じた連結が存在すると考えられるため，一側の損傷では記憶および情動障害は軽度または一時的なものとなるが，両側損傷では重篤で永続的な障害が残存すると考えられる。

1 症例

60歳代，女性
診断名：視床硬塞

　発症前に既往歴はなく，ADLは自立していた。自宅内役割として家事を行っていた。

2 臨床経過

- 突発的に意識障害が発症し，頭部MRIで視床梗塞の診断あり，入院加療となった。
- 本院転院となった発症後2カ月での症状は，意識障害は改善し，明らかな四肢の麻痺はみられなかったが，記憶障害，情動障害，眼球運動障害を呈していた。
- 発症後6カ月に，記憶障害および眼球運動障害，見当識障害は徐々に改善するも障害は残存した。環境調整および在宅サービスを導入し，自宅退院となった。

3 画像所見

*1 MR angiography
MRIによる血管描出を行う一方法。

　発症時の拡散強調画像で，中脳の正中部〜右正中部にかけて高信号を認めた（図1a）。また，左右視床内側部に高信号を認めた（図1b）。MR angiography*1では，両側の後大脳動脈は，後大脳動脈起始部（P_1）から描出が不良となっていた（図2）。

図1 拡散強調画像（発症日）

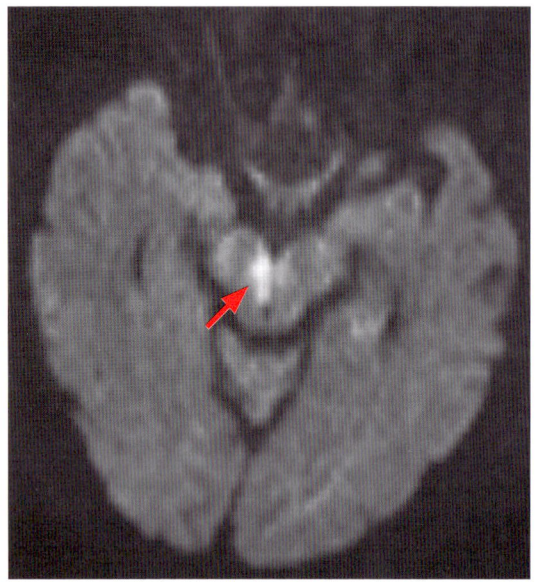

a　右中脳内側部の高信号（→）　　　　　　b　両側視床内側部の高信号（→）

図2 MR angiography（発症日）

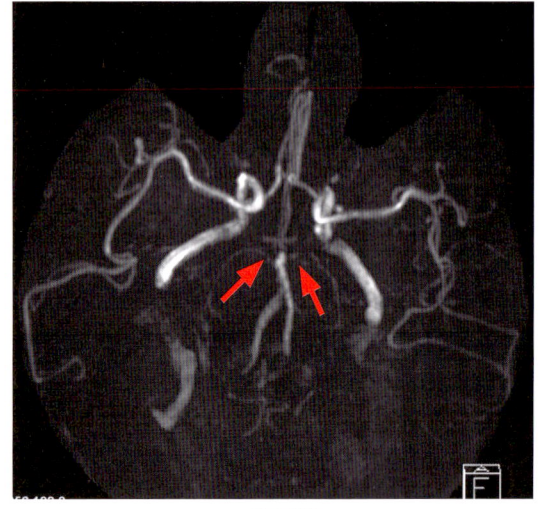

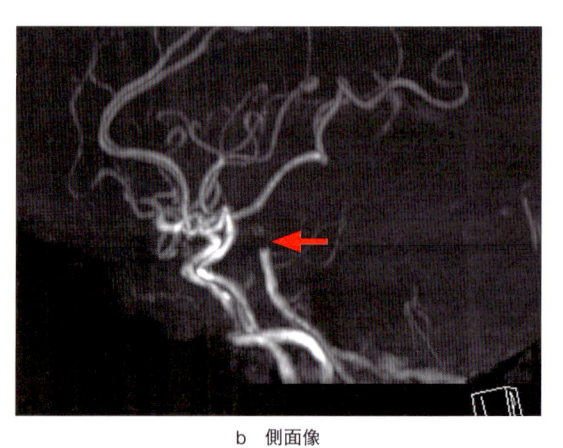

a　軸位断像　　　　　　　　　　　　　　b　側面像

両側の後大脳動脈はP_1から描出不良である（→）。

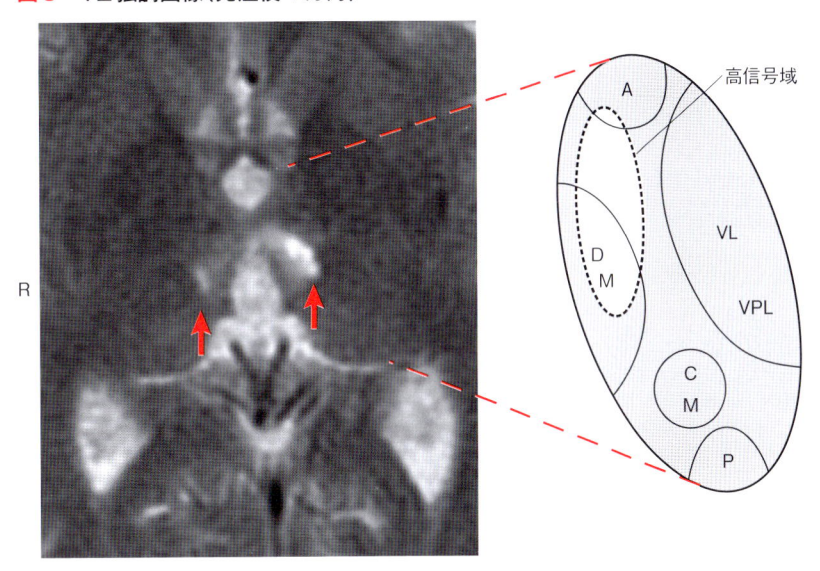

図3　T2強調画像（発症後１カ月）

高信号域

R

4　神経学的検査所見（発症後２カ月）

四肢に明らかな麻痺はなく，巧緻運動機能の障害もみられなかった。上下肢の腱反射は，両側ともに正常範囲であった。筋力低下，運動失調もみられなかった。眼球運動は，眼球の上転範囲が両側ともに狭小化し，また軽度の斜視を認めた。表在感覚は，右前腕の軽度鈍麻を認め，痺れ感を訴えたが，動作上の支障となるものではなかった。

5　神経心理学的検査所見（発症２カ月）

意識レベルはJCS 2[*2]であり，見当識が曖昧であった（住所および生年月日）。言語障害を認めず。日常会話の理解および表出は良好であった。MMSEは19点であり，見当識，注意・集中，遅延再生に減点を認めた。FAB[*3]は8点であった。記憶に関しては三宅式記銘力検査[*4]にて，有関係対語の正答数1-1-3，無関係対語の正答数0-0-0であり，著明な短期記憶障害を認めた。日常生活上においても，トイレの位置など，直近の経験を覚えていないことが散見された。TMT[*5]ではpart A 356秒（60歳代標準値：157秒），part Bは施行が不可能であった。精神状態は依存的であり，抑うつ状態を認め，苦悩感を訴えた。しかしながら，高次脳機能に関する病識は欠如しており，「目が見えないから気が滅入ります」との言葉が散見された。抑うつ状態がみられる一方，多弁傾向を認め，本人も混乱している状態であった。

*2　JCS
Japan Coma Scale。意識障害評価スケールの１つ。300が最重症を示す。

MMSE：Mini Mental State Examination

*3　FAB
Frontal Assessment Battery。前頭葉機能検査の１つ。18点満点。

*4　三宅式記銘力検査
記憶機能の検査方法の１つ。

*5　TMT
Trail Making Test。注意機能検査の１つ。TMT part Aは注意の持続と選択性，TMT part Bは注意の転換や配分の検査である。

VI
Case Study

6 動作所見（発症2カ月）

　基本動作および歩行は自立していた。入院後，病棟内1フロアの移動には慣れ，トイレの位置についても記憶し自立したが，階移動を伴う院内の移動では場所の定位が不可能で，付き添いが必要であった。

7 アセスメント

視床の核群

　発症後1カ月のT2強調画像で，損傷は両側視床内側部，特に背内側核（DM）および前核群（A）の一部に及んでいると推察された。

DM　：dorsal medial nucleus
A　　：anterior nucleus
TPA：thalamoperforating
　　　　artery

視床穿通動脈の閉塞
☞ p.187 COLUMN（両側性視床梗塞）参照

血流支配

　視床穿通動脈（TPA）：一側の動脈の閉塞により，両側の障害が生じることがある。意識障害，精神神経症状，失語，記憶障害，眼球運動障害などが起こる。TPAは，後大脳動脈の最近位部から起始する穿通枝である。本症例では後大脳動脈の閉塞がMR angiographyで認められていることから，TPAの閉塞であったと考えられる。

間脳（視床）性健忘[1]

　下記の回路の障害で起こるとされる[2]。

Yakovlev回路：扁桃体 → **視床背内側核（DM）** → 帯状回 → 前頭葉 → 扁桃体

Papez回路　：海馬 → 脳弓 → 乳頭体 → 乳頭視床路 → **視床前核（A）** →帯状回 →海馬傍回 → 海馬

　本症例は，DM核，A核群に損傷が及んだために視床性健忘が生じたと考えられる。

精神状態について

　A核の両側障害により，意識障害，注意力の低下，健忘症，病識の低下が生じるとされる[3]。本症例では，DM核の損傷が中心であるが，近傍に存在するA核群の損傷またはA核群に接続する白質線維が損傷していることが推察される。このことから本症例は意識障害，注意力の低下，健忘症，病識の低下などの精神症状が生じたと考えられる。

眼球運動障害が生じた理由

　右中脳内側部の梗塞により右動眼神経麻痺が生じたためと考えられる。

8 臨床上のアドバイス

　視床は両側同時に脳梗塞が起こりうる領域である。本症候は，両側障害でより重篤となり，遷延する可能性が大きい。また，**情動障害および記憶障害が合併**するため，社会機能の改善が難しいことがある。

　本症例では，**家族のサポート**により自宅復帰が可能となった。**環境調整**の重要性が示唆される。

■引用文献
1）大平芳則，ほか：両側視床梗塞により出現した記憶障害. 失語症研究, 9: 199-204, 1989.
2）高橋昭喜：海馬体・扁桃体. 脳MRI 1正常解剖 第2版（高橋昭善，編）. p.162-165, 秀潤社, 2005.
3）花北順哉：間脳と自立神経系. 神経局在診断 改訂第5版. p254, 文光堂, 2010.

VI

Case Study

3 視床性失立症

両側の視床梗塞により視床性失立症が遷延した症例

山本　哲

KEY CONCEPT

- 視床性失立症（thalamic astasia）とは，一側の視床病変によって，前庭神経系障害に類似した立位保持困難を呈し[1]，通常数日から数週間で自然軽快する症候である。
- 視床性失立症では運動麻痺，感覚障害，運動失調は認めず，あっても軽度である。
- 両側視床梗塞が生じた本症例において，視床性失立症が遷延した。一側の視床には両側前庭核からの情報が投射される。従って，一側に視床病変が生じても対側の機能代償により短期間で失立症は自然軽快する。しかし，両側の病変を伴った場合，前庭小脳からの情報は途絶えてしまうことになり，立位困難は遷延することになると考えられる。

1 症例

70歳代，男性
診断名：視床梗塞

2 臨床経過

- 突然のふらつきと全身性の痙攣により発症。
- 本院転院時（36病日）では，運動麻痺，感覚障害，運動失調は軽度。自立座位は可能であるが立位は困難であった。
- 入院翌日，突然のめまいとともに一過性の軽い意識障害が出現し，再び座位困難となる。リハビリテーションは主治医判断により継続された。
- 自立座位は再び可能となるが，手すりを用いた立位保持可能となるまでに，初回発症時から約2カ月を要した。
- およそ4.5カ月経過後に，開眼での開脚立位が不安定ではあるが可能となる。しかし，閉脚立位（Romberg肢位）をとらせると，後方に突然崩れるように転倒する現象は残存していた（図1）。歩行器を使用し要監視下で歩行練習が可能となるも，日常の移動手段は車椅子を使用していた。

3 画像所見

　発症後5病日のT2強調画像（図2）では，左視床後外側に梗塞による高信号域が認められる。拡散強調画像（図3）では右視床の後外側部にも，淡い高信号域が認められる。同部位の灌流低下が考えられるが，神経学的所見は不明なため，その影響は明らかではない。

図1　立位保持障害（4.5カ月経過後）

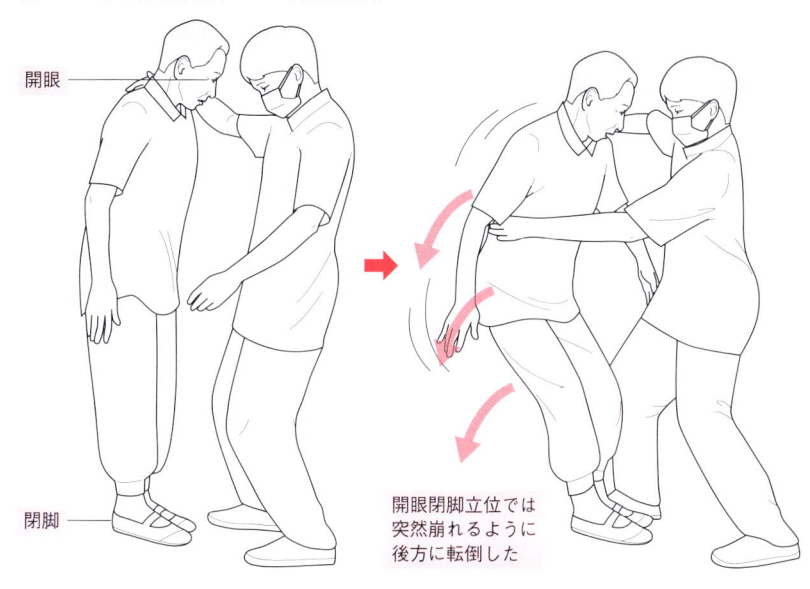

開眼

閉脚

開眼閉脚立位では
突然崩れるように
後方に転倒した

図2　T2強調画像（5病日）

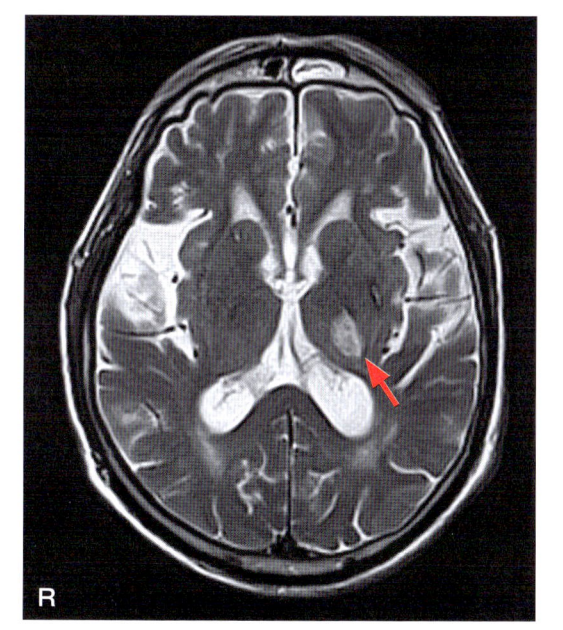

左視床後外側部に高信号（➡）が認められる。

図3　拡散強調画像（5病日）

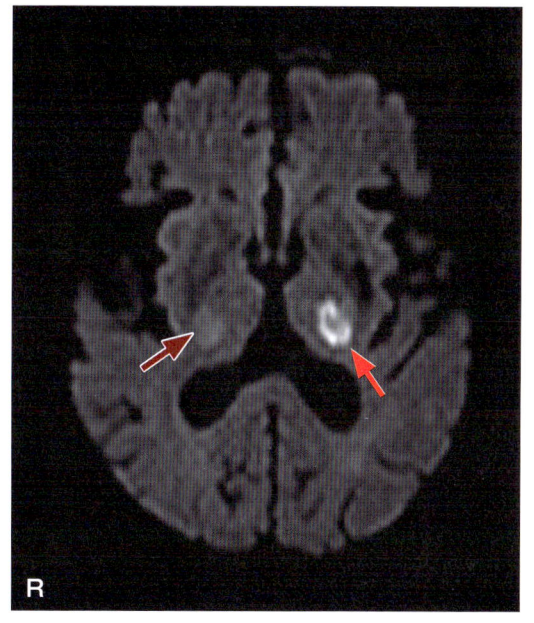

左視床後外側部に明瞭な高信号（➡），右の同部位に淡い高信号（➡）を認める。

第37病日（軽い意識障害出現）のT2強調画像（図4）に，右視床後外側部のごく小さな領域に不明瞭な高信号域がみられた。拡散強調画像（図5）では同領域に明らかな高信号が認められたことから，右視床には二度目の虚血が生じたと考えられた。また，T2強調画像には，初回発症の左視床梗塞巣が縮小し，慢性期に示す所見が認められ，両側視床病変が明らかとなった。脳幹部および小脳には画像上の病変は認められなかった。

4 神経学的検査所見

意識清明，構音障害は認められなかった。左右肢の筋緊張は正常範囲。Brunnstrom stageは左右上肢・手指・下肢ともにⅥレベル。筋力低下は認められなかった。膝蓋腱反射は右軽度亢進，左は正常。病的反射は左右とも陰性であった。右上下肢の表在感覚は，軽度鈍麻（7/10），左は正常であった。深部感覚障害は左右とも正常であった。検査姿勢がとれないためRomberg徴候は精査不可であった。四肢に軽度の企図振戦[*1]（右＞左）を認めた。眼振・眼球運動など脳神経系の異常を示唆する神経学的所見は認めなかった。

図4　T2強調画像（37病日）

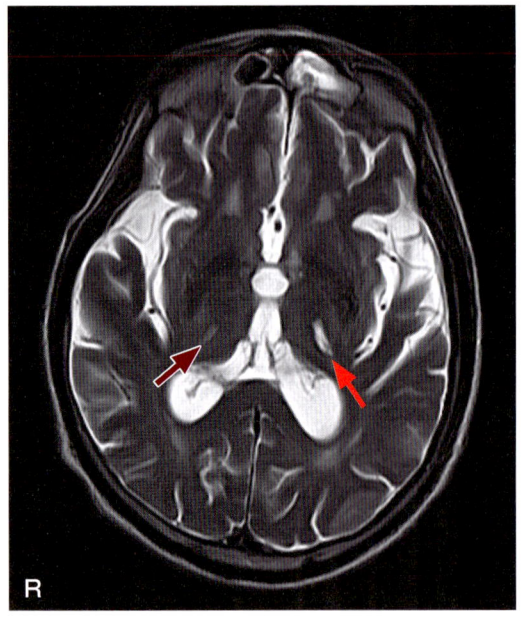

右視床後外側部のごく小さな領域に不明瞭な高信号域がみられた（→）。左視床後外側部に初回発症時の病巣の液化嚢胞性変化が認められる（→）。

図5　拡散強調画像（37病日）

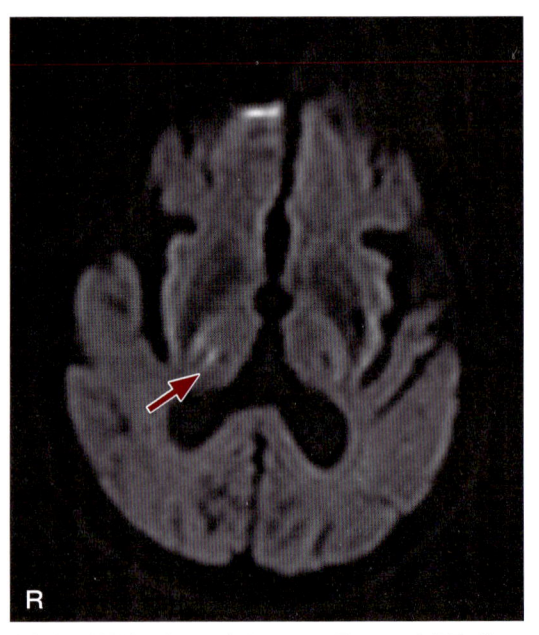

右視床後外側部に新たな虚血によると思われる高信号が認められる（→）。

5 神経心理学的検査所見

MMSE：Mini Mental State
Examination

コミュニケーション良好。MMSE 25/30点，レーヴン色彩マトリックス検査 29/36点（70歳代平均 26.9±5.396点）。その他，視空間・身体認知などの認知機能をはじめ高次脳機能障害は認められなかった。

6 アセスメント

左上下肢に出現した企図振戦は，新たな右視床病変に起因すると考えられる。一方，左視床病変に起因する右上下肢の錐体路徴候，表在感覚障害および企図振戦は引き続き軽度であり，神経学的徴候の変化もみられなかったことから，右視床病変による影響はなかったと考えられる。

VL核　：ventral lateral
　　　　nucleus
VPL核：ventral posterolat-
　　　　eral nucleus

初回発症時からみられた右肢の企図振戦は，VL核（小脳からの投射），また感覚障害はVPL核（感覚路の投射）の一部に左視床病変の影響が及んでいたためと考えられる（図6）。

視床の解剖と線維結合
☞ p.68参照

また，本症例ではVL核を含む視床の病変により，視床性失立症が生じた。企図振戦とともにこの症候は小脳核から視床を経由し，皮質に投射される線維の離断により生じる。ただし，両者の神経回路は異なる。企図振戦は，小脳半球→歯状核→VL核の経路の障害により起こるとされ，視床性失立症は，前庭神経核→室頂核→視床VL核の後方領域の経路の障害により起こるとされる[1]。両者の神経回路の走行は近接しており，一方の症候のみを呈する症例は少ない。

図6　T2強調画像（第37病日）

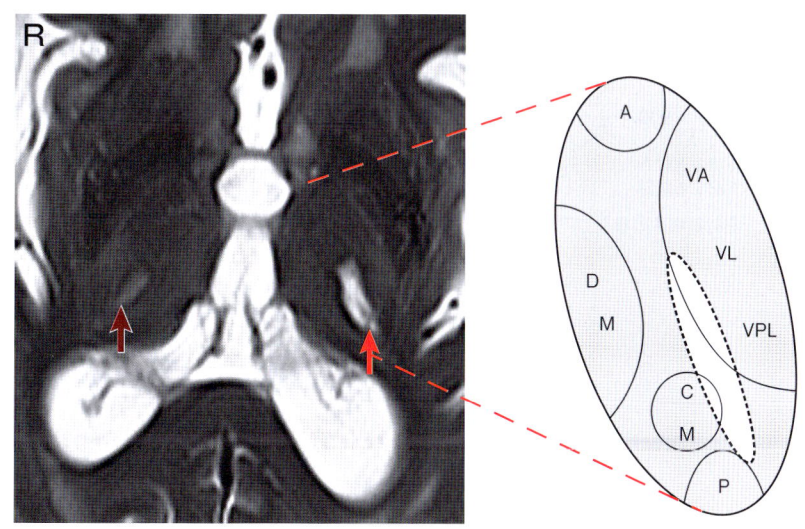

視床の模式図に破線で囲んだ領域が梗塞巣。その影響がVL核・VPL核の一部に及んでいると考えられる。➡ で示す右視床病変は左肢に新たに出現した企図振戦の原因と考えられる。

7 両側視床梗塞で視床性失立症が遷延する神経学的メカニズム

　Masdeuら[1]は，一側視床病変による視床性失立症とは，体幹機能障害が著明となるために立位のみならず座位保持も困難となり，後方もしくは病巣側に倒れる症候であり，その症候は通常数日から数週間という短期間で自然軽快するとしている。視床性失立症の責任病巣である視床VL核の後方領域には，両側の前庭神経核からの情報が小脳の室頂核を経由し，皮質の多様な領域に投射される神経線維が存在する（**図7**）。視床性失立症は，この求心性経路の一側が破綻することで起こる。従って，一側に視床病変が生じても，前庭小脳から両側に投射される神経経路があるため，対側に機能代償が起こり短期間で失立症は自然軽快する。しかし，本症例のような両側の病変を伴った場合，前庭小脳からの情報は途絶えてしまうことになり，立位困難は遷延することになると考えられる。

図7　遷延する視床性失立症の神経学的メカニズム

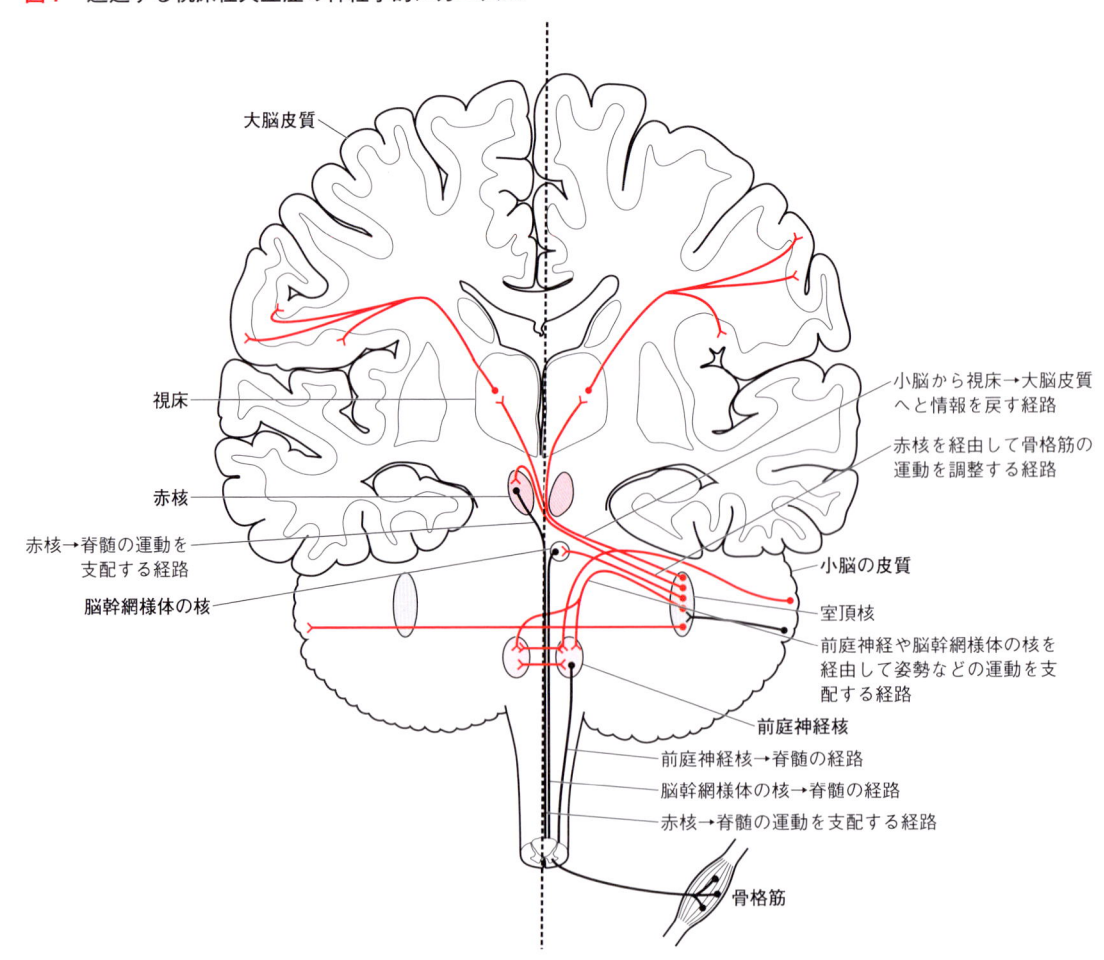

8 臨床上のアドバイス

　視床性失立症は，視床の限局された領域の障害で発症するため症例報告は少ない。また両側の視床梗塞で失立症が生じた症例の報告[2]はさらに少ないために，不明な部分が多い。視床性失立症と判断された場合，一側あるいは両側視床損傷いずれの場合においても，機能的推移やリハビリテーション期間を予測する場合に参考になる。視床性失立症に類似した疾患として，延髄病変で生じるlateropulsionがあるが，その神経学的背景は異なっており鑑別は重要である。

lateropulsion
☞ p.194参照

■参考文献

1) Masdeu J, et al: Thalamic astasia: inability to stand after unilateral thalamic lesions. Annals of neurology 23: 596-603, 1988.
2) 北郷仁彦，ほか: 左視床出血によりAtaxic Hemiparesisを呈した一症例. 脳科学とリハビリテーション, 12: 27-30, 2012.
3) 斉木臣二，ほか: 視床梗塞により視床性失立症を呈した2例. 臨床神経 40: 383-387, 2000.
4) 内藤　泰，ほか: 前庭情報と空間識の皮質処理機構 − fMRI による知見 − . Equilibrium Res 63: 66-75, 2010.
5) Nieuwenhus R, et al: 図説 中枢神経系 第2版. 水野昇，岩堀修明，中村泰尚（訳），医学書院，pp161-162, 1991.

COLUMN

両側視床梗塞

　視床梗塞では，その血管支配の特徴から，両側性の病変を呈する場合がある[a]。視床へは後大脳動脈からの穿通枝により栄養供給される。特に視床内側部を灌流する傍正中視床動脈は，左右別々に後大脳動脈から分枝する場合と，1本で後大脳動脈から分枝した後，左右に分かれる場合がある（図A）[b]。後者の場合，両側視床の傍正中部梗塞が生じうる。両側視床傍正中部梗塞では，視床内側核群の障害により突然の意識障害で発症する。錐体路が通過する内包後脚と視床内側部は離れているため四肢の運動麻痺が生じることは少ない。

図A　傍正中視床動脈の分枝パターン

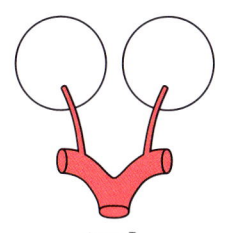 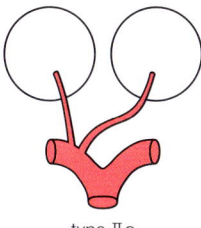 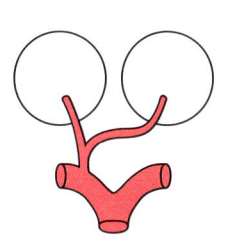 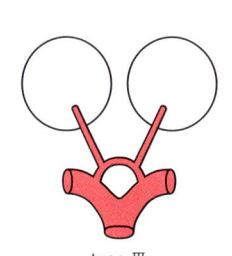

type I　　　　type IIa　　　　type IIb　　　　type III

typeIIbの分枝パターンの場合，傍正中視床動脈の起始部が閉塞することにより，両側視床梗塞が同時に起きることとなる。

（文献bより引用）

■参考文献

a) 織田雅也, ほか: 両側視床傍正中部梗塞症候群. 神経内科, 60(1): 10-15, 2004.
b) Schmahmann JD: Vascular syndromes of the thalamus. Stroke, 34(9): 2264-2278, 2003.

VI

Case Study

1 小脳損傷による認知・情動障害

小脳出血後に認知機能障害，情動障害が問題となった症例

若旅正弘

- 小脳は運動機能の制御にかかわっており，その損傷により運動失調，平衡障害などが生じる。
- 小脳は運動機能の制御のみならず，認知・思考を含む言語機能，ひいては広く「精神機能」の制御にもかかわっていると考えられるようになってきている[1]。
- Schmahmannら[2]は小脳損傷後の高次脳機能障害を，①遂行機能障害，②言語障害，③視空間認知機能障害，④人格障害の4要素に要約し，小脳性認知情動症候群（CCAS）という概念を提唱した。
- 小脳損傷後の認知機能障害，情動障害（以下，認知・情動障害）は，他の神経変性疾患による認知症と，症状は一見同様であるが，経過が異なりその鑑別は重要である。
- 小脳損傷後の認知・情動障害はリハビリテーションや社会復帰に多大な影響があり[3-6]，その病態に関してセラピストが知っておくことは重要である。

CCAS : cerebellar cognitive affective syndrome
CCAS
☞ p.77参照

IADL : instrumental activities of daily living

1 症例

60歳代，女性。病前は自動車の運転，主婦業，仕事をしており，IADLを含めて自立していた。認知・情動障害の原因となる既往はなかった。
診断名：小脳出血

2 現病歴

　意識障害により発症し，急性期病院に救急搬送された。上記診断にて同日，開頭血腫除去術が施行された。発症1カ月時点で回復期病院に転入院した。

3 画像所見

　発症当日の頭部CT画像（**図1a**）では右小脳半球〜虫部に血腫を認める。脳室穿破（−），水頭症（＋）。第四脳室は変形し，かつ左方へ偏位しており脳幹の圧迫が認められる。発症4カ月時点の頭部CT画像（**図1b**）では水頭症，脳幹の圧迫は改善している。

図1 頭部CT画像（発症当日，発症後4カ月）

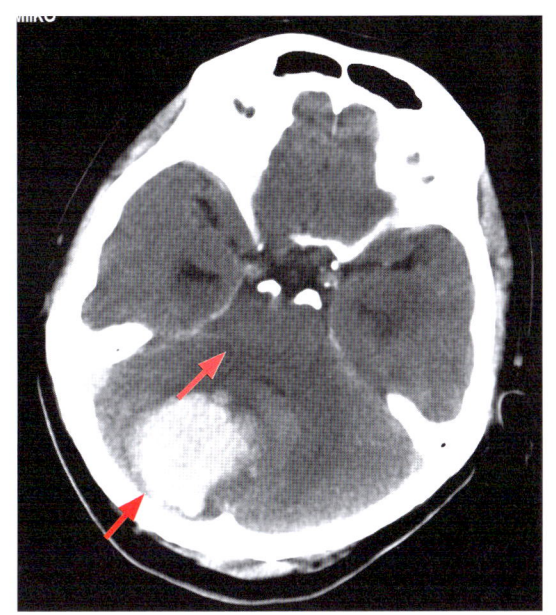
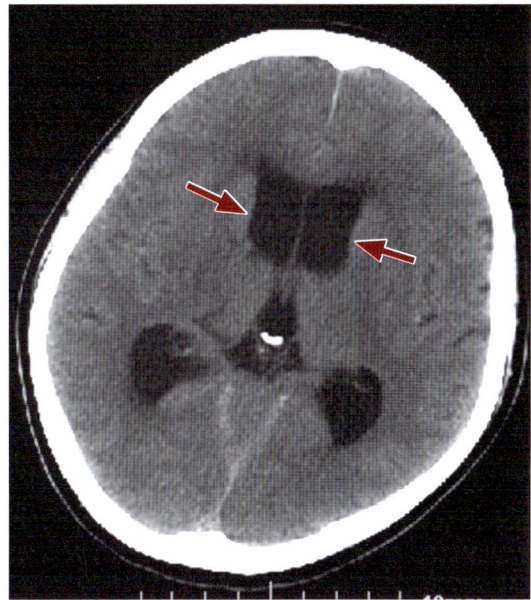

a 発症当日

発症当日。小脳右半球〜虫部にかけて高吸収域（➡），水頭症（➡），脳幹の圧迫（➡）を認める。

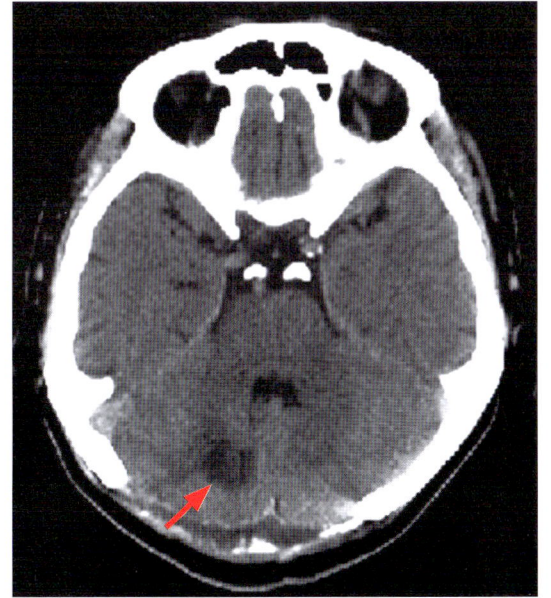
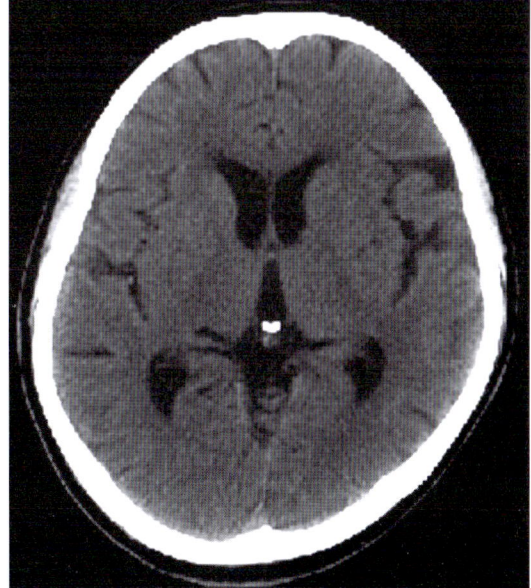

b 発症後4カ月

発症後4カ月。小脳右半球〜虫部にかけて低吸収域（➡）を認める。水頭症，脳幹の圧迫はない。

4 神経学的検査所見

回復期病院への転入院時，意識清明，右上下肢に軽度の企図振戦，軽度の体幹失調を認めた。運動麻痺，感覚障害，構音障害は認められなかった。病的反射は陰性，深部腱反射は正常，側方注視時に軽度の眼振を認めた。ときおり，嘔気，めまいの訴えがあった。その他，脳神経所見に異常は認められなかった。

5 神経心理学的検査所見

呼びかけに対して，短文での応答が可能であるが，視線は合わず，声量は小さく，声の抑揚もみられなかった。終日促しがなければ臥床状態であり，衣服や頭髪の乱れには無関心だった（図2）。食事，更衣などのADL，リハビリテーションを介助下で行おうとすると，かたくなに首を横に振り頻繁に拒否した。

場所，日にち，曜日の認識は曖昧だった。順唱3桁，タッピングスパン3個と言語性，空間性スパンともに低下。MMSE18/30と認知機能の低下を認めた。その他，失行，失認，失語症はなかった。

MMSE：Mini Mental State Examination

図2 入院時の状態

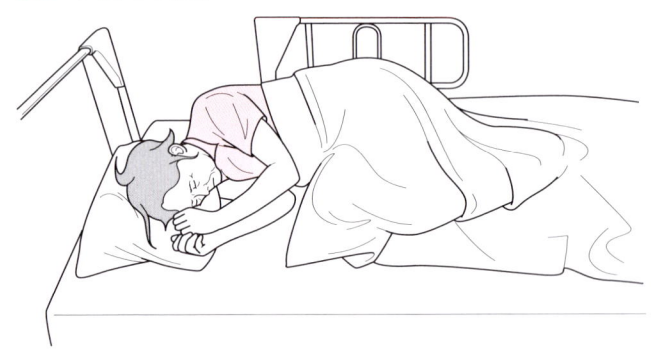

頭髪，衣服は乱れ，促しがなければ終日，ベッド臥床の状態であった。

6 動作所見

座位は見守りで可能，歩行は右側方への不安定性があり軽介助を要した。FIM運動項目49/91とADL全般に介助を要した。

FIM：Functional Independence Measure

7 臨床経過

経過で徐々に自発性は改善。発症7カ月時点でFIM運動項目91/91と，

ADL全般が自立し自宅退院となった。退院時，表情は豊かであり積極的に他者とのコミュニケーションをとるようになった（**図3**）。衣服や頭髪は自身で清潔にするようになり，日中にベッド臥床していることはなくなった。

退院時の神経心理学的検査の結果では，知的機能の低下，注意障害，記銘力障害，遂行機能障害が残存した（**表1**）。自動車運転の再開は困難であり，主婦業，職業復帰は一部にとどまった。

図3　退院時の様子

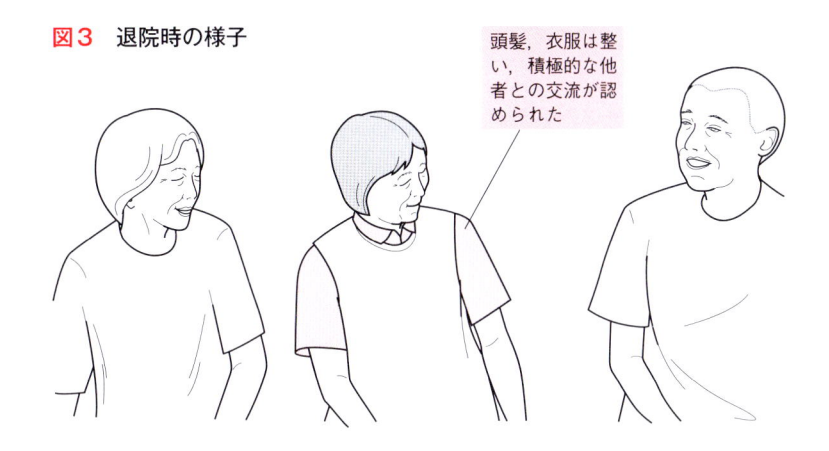

頭髪，衣服は整い，積極的な他者との交流が認められた

表1　退院時の神経心理学的検査所見

数唱	順唱	4
	逆唱	3
Tapping Span	forward	5
	backward	4
MMSE		24/30
PASAT	2秒条件	27％
	1秒条件	20％
WMS-R	言語性記憶	71
	視覚性記憶	72
	一般的記憶	67
	注意／集中	76
	遅延再生	58
WAIS-Ⅲ	VIQ	55
	PIQ	79
	FIQ	63
BADS	総プロフィール得点	12

PASAT：Paced Auditory Serial Addition Task

WMS-R：Wechsler Memory Scale-Revised
WAIS-Ⅲ：Wechsler Adult Intelligence Scale-Third edition
VIQ：verbal intelligence quotient
PIQ：performance intelligence quotient
FIQ：full intelligence quotient
BADS：Behavioural Assessment of Dysexecutive Syndrome

8 神経学的メカニズム

　小脳は大脳の運動関連皮質のみならず，前頭前野や頭頂葉など運動領域以外の連合野を含む多様な領域と線維連絡があり神経回路を形成している[7,8]（**図4**）。小脳が損傷されると，この神経回路を介しremote effectとして，**二次的に対側大脳皮質を中心とした領域の局所脳血流量が低下する現象**[9,10]（crossed cerebello-cerebral diaschisis）が知られている。小脳損傷後の認知・情動障害はこのdiaschisisにより生じた大脳皮質の機能低下として説明されることが多い。

diaschisis
☞ p.157参照

図4　認知機能にかかわる小脳の入出力系

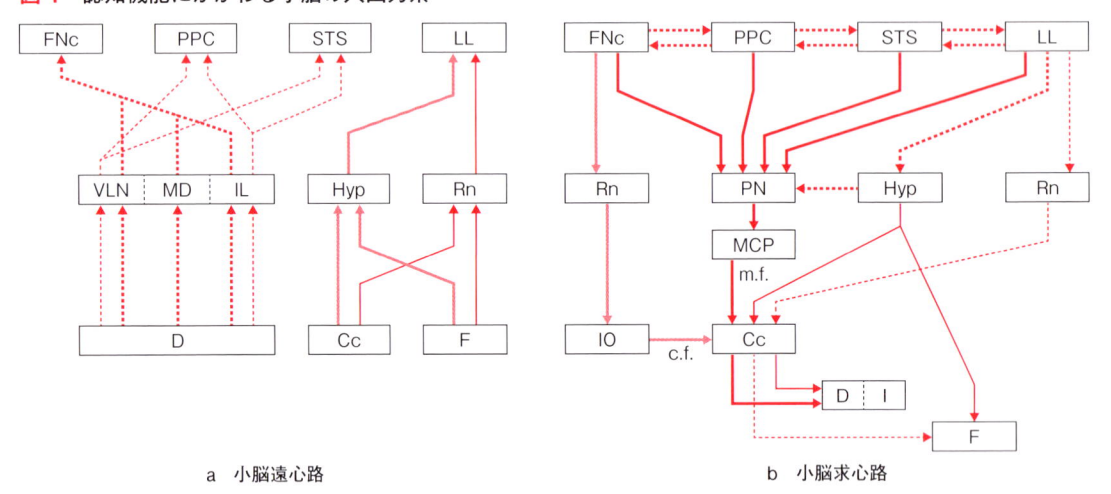

a　小脳遠心路　　　　　　　　　　　　b　小脳求心路

小脳は運動関連皮質のみならず脳の多様な領域と神経回路を形成している。

FNc：前頭葉新皮質，PPC：後部頭頂皮質，STS：上側頭溝，LL：辺縁葉
VLN, MD, IL：視床の腹外側核，背内側核，髄板内核，Hyp：視床下部，Rn：網様体核
D：歯状核，Cc：小脳体，F：室頂核，I：中位核，RN：赤核，PN：橋核，MCP：中小脳脚
IO：下オリーブ核，c.f.：登上線維，m.f.：苔状線維

（文献8より引用）

9 臨床上のアドバイス

　本症例が呈した認知機能障害，著明な自発性の低下，リハビリテーションの拒否は一見，**Alzheimer型認知症をはじめとする神経変性疾患による認知症の症状と同様である。**神経変性疾患による認知症は一般に進行性の経過をたどるが，小脳損傷後の認知・情動障害は報告により程度の差はあれ，一般に改善の経過をたどる[2,4,11-14]。そのため，リハビリテーションを計画するうえでその鑑別は重要である。

■引用文献

1) 川村光毅: 皮質連合野と小脳の高次精神機能. 分子精神医学, 7: 27-36, 2007.

2) Schmahmann JD, et al: The cerebellar cognitive affective syndrome. Brain, 121 (Pt 4): 561-579, 1998.

3) 工藤由理, ほか: 小脳出血後, 認知, 感情, 行動障害がリハビリテーションの障害となった1例. リハビリテーション医学, 42: 463-468, 2005.

4) Mariën P, et al: Posterior fossa syndrome after cerebellar stroke. Cerebellum, 12: 686-691, 2013.

5) 森 涼子: 精神とこころのリハビリテーション～小脳性認知情動症候群(CCAS)～. 慢性期リハビリテーション学会誌, 2: 14, 2015.

6) Malm J, et al: Cognitive impairment in young adults with infratentorial infarcts. Neurology, 51: 433-440, 1998.

7) Leiner HC, et al: The human cerebro-cerebellar system: its computing, cognitive, and language skills. Behav Brain Res, 44: 113-128, 1991.

8) Botez MI, et al: The blackwell dictionary of neuropsychology (Beaumont GJ, et al, eds), p.194-209, Willy-Blackwell, New Jersey, 1996.

9) Rousseaux M, et al: Crossed hemispheric diaschisis in unilateral cerebellar lesions. stroke, 23: 511-514, 1992.

10) Komaba Y, et al: Crossed cerebellocerebral diaschisis in patients with cerebellar stroke, 101: 8-12, 2000.

11) Gómez Beldarrain M, et al: Diaschisis and neuropsychological performance after cerebellar stroke. Eur Neurol, 37: 82-89, 1997.

12) Alexander MP, et al: Cognitive impairments due to focal cerebellar injuries in adults. Cortex, 48: 980-990, 2012.

13) Richter S, et al: Cognitive functions in patients with MR-defined chronic focal cerebellar lesions. J Neurol, 254: 1193-1203, 2007.

14) Maeshima S, et al: Stroke rehabilitation in a patient with cerebellar cognitive affective syndrome. Brain Inj, 21: 877-883, 2007.

VI

Case Study

COLUMN

慢性期の小脳損傷例の認知・情動障害

発症3カ月以降の慢性期の小脳損傷例(小脳出血, 梗塞, 腫瘍切除後の症例を含む)の認知・情動障害はあってもごく軽度[11-13]という報告がある一方, 本症例のように中等度～重度の認知・情動障害を呈している報告[3, 4, 14, a]もあり一定していない。これらの違いが何に起因しているのかは不明であるが, 重度に残存した報告のうち,

Maeshimaら[14]の報告, Mariënらの報告[4], 本症例も共通して急性期に一過性の水頭症を呈し, 一過性の脳幹の圧迫所見があるのは興味深い。慢性期小脳損傷例を対象とした研究では急性期の画像所見は検討されていない。今後は, 急性期の画像所見を含め慢性期小脳損傷例の認知・情動障害を検討していく必要があるのかもしれない。

■参考文献

a) De Smet HJ, et al: Posterior Fossa syndrome in an adult patient following surgical evacuation of an intracerebellar haematoma. Cerebellum, 11: 587-592, 2012.

1 lateropulsion

延髄背外側および小脳虫部梗塞によりlateropulsionが遷延した症例

岡本善敬

KEY CONCEPT

- lateropulsionとは，一側に身体が不随意に倒れてしまい重篤な立位・歩行障害を呈する症候である。めまいや運動麻痺，感覚障害がみられずlateropulsionのみを呈する場合，isolated body lateropulsionという。
- 多くは2週間程度で自立歩行可能となるため予後は良好である。
- lateropulsionは，延髄，橋，中脳，視床，小脳などの病巣によって出現することから，姿勢制御に重要な脊髄小脳路，外側前庭脊髄路，前庭視床路の障害が要因と考えられている。
- 左延髄後外側および小脳虫部に梗塞を認めた本症例ではlateropulsionが遷延した。本症例の病巣部位は，姿勢制御に重要な役割を果たす意識にのぼらない固有知覚情報を伝達する背側脊髄小脳路およびその投射先である小脳虫部であり，いずれもlateropulsionが生じうる部位である。lateropulsionに関与する複数領域に病巣が及ぶと，代償的な神経回路が働きにくくlateropulsionが遷延すると考えられる。

1 症例

60歳代，男性
診断名：脳梗塞（左延髄外側），Wallenberg症候群

2 臨床経過

- 椅子から立ち上がった際，左へ倒れ立位・歩行困難となり近医へ救急搬送され上記の診断を受けた。
- 当院入院となった発症から40病日の所見は，ワイドベースでの立位保持は可能であったが，閉脚立位保持や歩行では左へ傾倒するため介助が必要であった（**図1**）。
- その他の所見として，左上下肢で軽度の筋緊張低下と運動失調，左指先の感覚障害を認めたものの，運動麻痺はなく，Wallenberg症候群でみられるHorner徴候や眼振，めまい，嚥下障害などはみられなかった。
- 発症から3カ月経過時点では，閉脚立位保持が可能となり歩行は屋内外ともに歩行補助具を使わなくとも自立となった。

図1　ステップ位での立位保持の様子

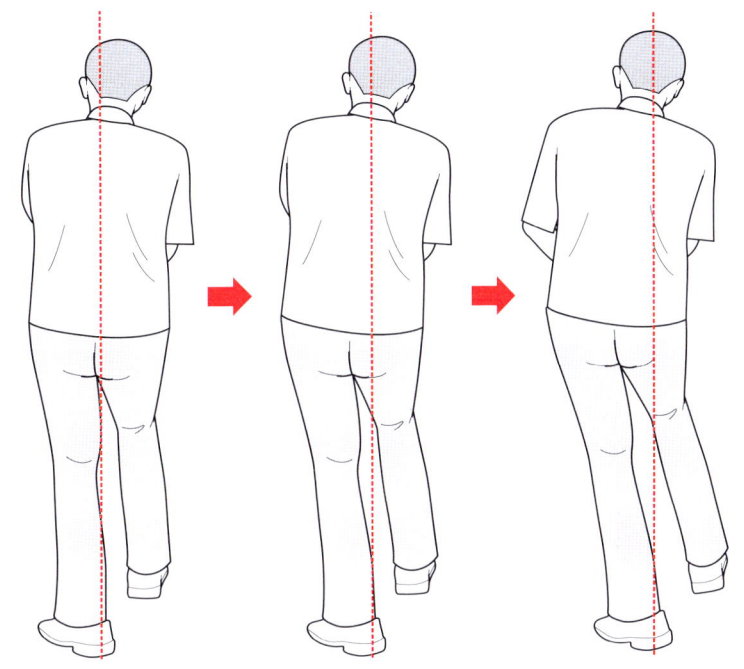

ステップ位を保持できず左へ傾倒してしまう。

3　画像所見

　発症直後の頭部MRI画像では，拡散強調画像にて左延髄後外側および左小脳虫部に高信号域が認められた（**図2**）。T1およびT2強調画像に明らかな信号変化はなかった。

4　神経学的検査所見

　当院入院時の40病日の神経学的所見は，意識清明，腱反射は左右差なく，病的反射は陰性で錐体路徴候は認められなかった。運動麻痺はないものの筋緊張は左上下肢でやや低下がみられた。筋力は左上下肢MMT4，他はMMT5。指鼻試験および踵膝試験により左上下肢に軽度の運動失調を認めた。感覚検査では，左手指末端で中等度の触覚低下を認めるも，その他の部位は表在・深部知覚（触覚，温痛覚，運動覚，位置覚）ともに正常であった。Romberg徴候は陰性。Wallenberg症候群でみられるHorner徴候や眼振，眼球運動障害，構音障害，嚥下障害はなかった。視野は正常であった。

MMT：Manual Muscle Testing

図2 拡散強調画像（発症直後）

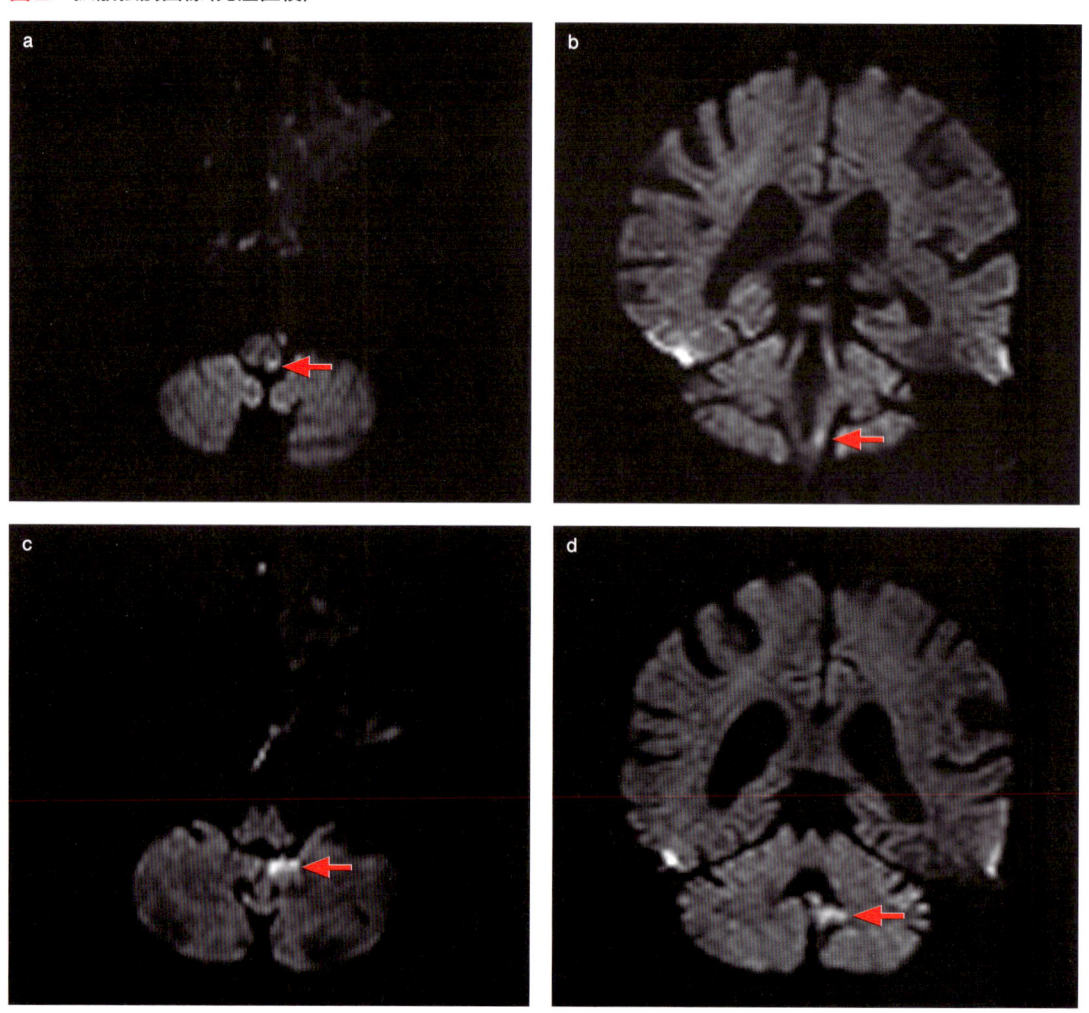

左側は水平断画像，右側は冠状断画像を示した。左延髄後外側（a，bの━▶）および左小脳虫部（c，dの━▶）に高信号域が認められた。

5 神経心理学的検査所見

MMSE : Mini Mental State Examination

　MMSEは30/30点であった。脳卒中患者の垂直性判断について詳細に検討しているPérennouらの報告によると，脳幹病巣でlateropulsionを呈した患者は，視覚的な垂直性の自己判断が平均13°病巣側に偏倚していたことが示されている[1]。そこで，視覚的な垂直性の自己判断を，患者の前方1.5mの壁に25cmの回転する棒を設置し，患者が垂直と思う位置に定位させて評価した。その結果，垂直からの誤差は左右に3°程度の範囲内であり明らかな偏位は認めなかった。その他，失行や失認などの高次脳機能障害は認められなかった。

6 lateropulsion が遷延した神経学的メカニズム

　lateropulsion とは，一側に身体が不随意に倒れてしまい重篤な立位・歩行障害を呈する症候である。また，本症候は発症初期では重篤な起立・歩行障害を呈するが，予後は比較的良好で2週間程度で自立歩行が可能になるとされる[2-4]。延髄，橋，中脳，視床，小脳などの病巣によって出現することが知られているが，とりわけ延髄外側梗塞を原因病巣とした症例報告が多く，通常 lateropulsion とともに Horner 徴候，小脳性運動失調，解離性感覚障害，構音障害，嚥下障害，回転性めまい（Wallenberg 症候群）といった多様な症状を伴う。一方，まれにだが lateropulsion を主症状とする isolated body lateropulsion 症例も存在する[2-4]。

　lateropulsion に関する神経回路として脊髄小脳路，外側前庭脊髄路，前庭視床路が挙げられている。その1つである**背側脊髄小脳路**は，同側下肢と体幹の筋紡錘からの**意識にのぼらない深部感覚**を同側小脳虫部や半球の吻側部および尾側部に伝えており，無意識下の**姿勢制御に関与**している[5]。本症例は，背側脊髄小脳路の経路や投射部位である左延髄背外側と小脳虫部に梗塞が生じたことにより lateropulsion を呈したと考えられる（**図3**）[2]。他の神経回路については，運動失調を伴っていたこと[6]，温痛覚障害がないこと[7]，視覚的な垂直性の判断に偏倚がないこと[2]から関与は低いと考えられた。

　通常 lateropulsion は短期間で軽快するが，それは姿勢調整に関与する外側前庭脊髄路，前庭視床路，視覚，体性感覚など，複数の代償的に働く神経回路が存在するためと推察される。しかし，本症例のように lateropulsion に関連する複数領域に病巣が生じると遷延することになると考えられる。

背側脊髄小脳路
☞ p.87 参照

lateropulsion に関連する
その他の神経回路
☞ p.199 COLUMN 参照

VI

Case Study

図3 lateropulsionに関与する神経回路と本症例の病変部位

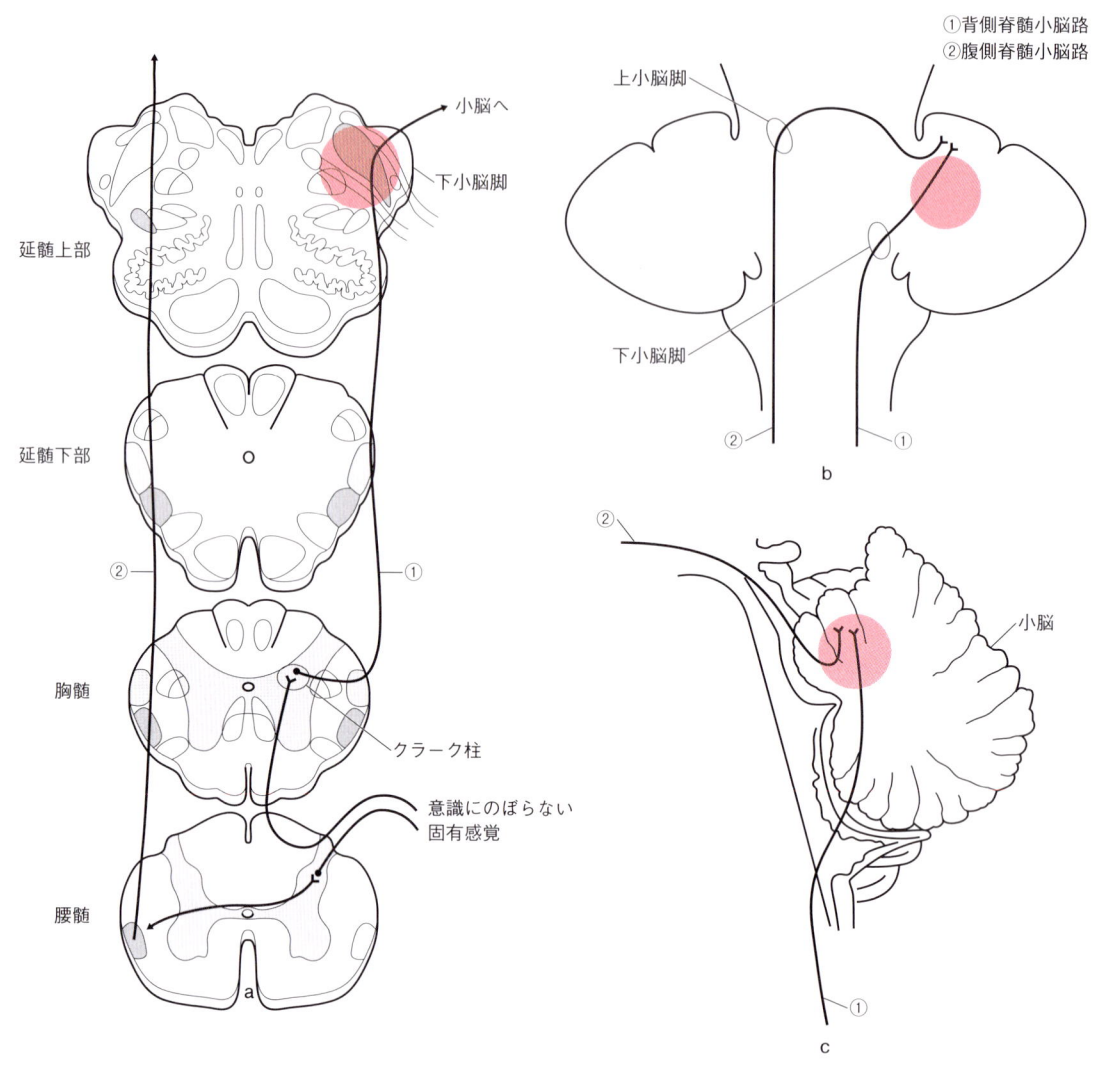

本症例では ⬤ で示した部位に病巣が及んでいたことから，背側脊髄小脳路の障害により lateropulsion が生じたと考えられる。

（文献2より改変引用）

7 臨床上のアドバイス

　lateropulsionは無防備に側方へ倒れてしまうため，患者のリハビリテーションを進めるうえで重大な阻害因子となる。リハビリテーション場面において本症状は，筋緊張，バランス，筋力などで評価されることが多いが，**その症状をバイオメカニクスの観点からのみ解釈するには難がある。**lateropulsionは，初期は重篤な立位・歩行障害を呈するが短期間で軽快することが多い。臨床場面では，将来的な歩行自立を意識しつつ，初期では転倒防止に努めるよう介入する必要があるだろう。そのため，脳画像などを用いて本症状の神経学的背景を理解することで機能予後を推測し，適切なリハビリテーション治療を立案・提供できると考える。

■引用文献

1) Pérennou DA, et al: Lateropulsion, pushing and verticality perception in hemisphere stroke: a causal relationship? Brain, 131: 2401-2413, 2008.
2) 中里良彦, ほか: Isolated body lateropulsionの神経解剖学. Brain and Nerve, 68 : 263-270, 2016.
3) 阿部浩明: 脳機能を考慮した理学療法思考プロセス－Isolated lateropulsionを呈した症例. 脳科学とリハビリテーション, 11: 11-22, 2011.
4) Maeda K, et al: Lateropulsion due to a lesion of the dorsal spinocerebellar tract. Intern Med, 44: 1295-1297, 2005.
5) Bähr M 原著, 花北順哉, 訳: 神経局在診断 改訂第5版. p.38-39, 174, 文光堂, 2010.
6) Thömke F, et al: A topodiagnostic investigation on body lateropulsion in medullary infarcts. Neurology, 64: 716-718, 2005.
7) Kim H, et al: Ipsilateral axial lateropulsion as an initial symptom of lateral medullary infarction: a case report. J Clin Neurol, 3: 197-199, 2007.

VI
Case Study

COLUMN

lateropulsionに関連するその他の神経回路（図A）

　外側前庭脊髄路は，同側の脊髄前角細胞に接続し平衡性を保つのに必要な伸筋の筋トーヌスを維持しており姿勢制御に重要である。この経路の障害によっても病巣と同側方向へのlateropulsionが生じる[a]。脊髄小脳路障害に起因するlateropulsionとの臨床症状の違いとして，脊髄小脳路では運動失調を伴うのに対し，外側前庭脊髄路障害では運動失調を伴わないとの報告がある[b]。また，外側前庭脊髄路には脊髄視床路が隣接しているため温痛覚障害を伴う場合もある[a]。

　橋，中脳，視床の病巣においてもlateropulsionが生じることが報告されており，上行性の重力情報の知覚路として機能している前庭視床路の障害が考えられている[c, d]。この経路の障害でlateropulsionを呈した症例は，視覚的な垂直性の自己判断に誤りがあることが報告されている[c]。

　興味深いことに橋下部の病巣では病変部位と同側へ傾倒するのに対して，橋上部より上位では対側へと傾倒するとされている（**図A**）。これは，前庭視床路が橋下部で交差しているためと考えられている[c, d]。

図A lateropulsionの方向

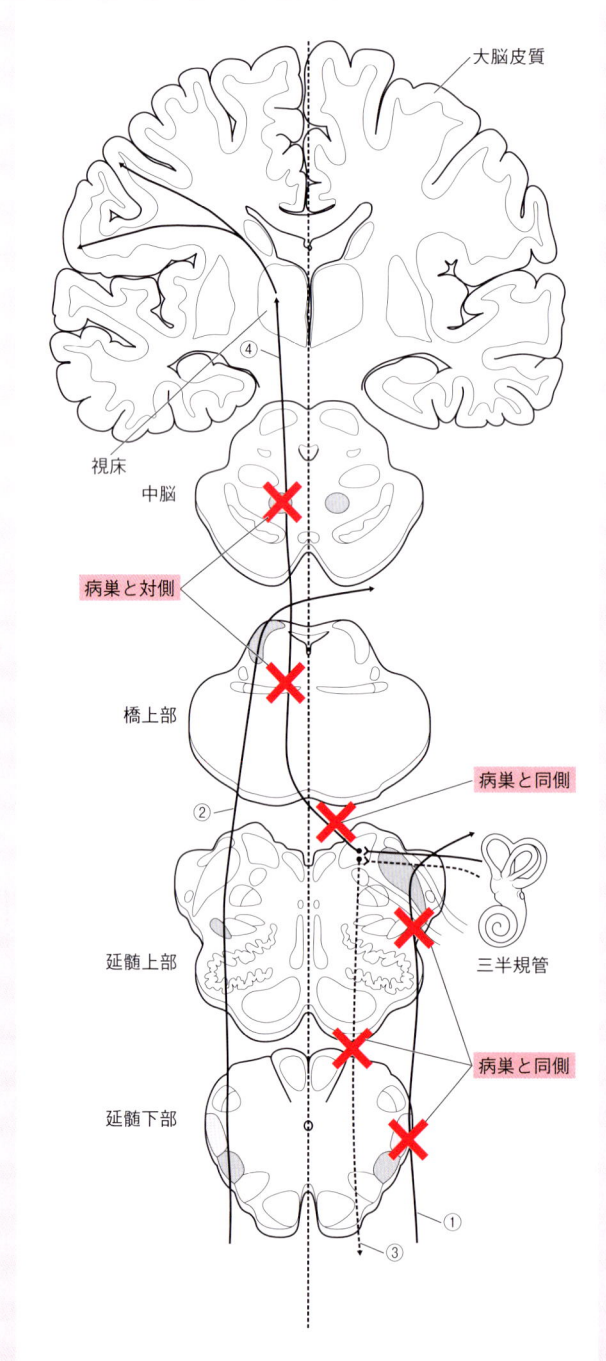

各神経経路の障害において生じるlateropulsionの方向を示した。
①背側脊髄小脳路，②腹側脊髄小脳路，③外側前庭脊髄路，④前庭視床路／上行性重力知覚路

（文献1より引用）

■引用文献

a) Kim H, et al: Ipsilateral axial lateropulsion as an initial symptom of lateral medullary infarction: a case report. J Clin Neurol, 3: 197-199, 2007.

b) Thömke F, et al: A topodiagnostic investigation on body lateropulsion in medullary infarcts. Neurology, 64: 716-718, 2005.

c) Yi HA, et al: Body lateropulsion as an isolated or predominant symptom of a pontine infarction. J Neurol Neurosurg Psychiatry, 78: 372-374, 2007.

d) 中里良彦, ほか: Isolated body lateropulsionの神経解剖学. Brain and Nerve, 68: 263-270, 2016.

2 四肢近位筋の筋力低下

橋梗塞により近位筋優位に筋力低下を呈した症例

岡本善敬

KEY CONCEPT

- 外側皮質脊髄路（錐体路）の損傷では四肢遠位部の巧緻運動がより重度に障害されることが多いが，四肢遠位部と比較し近位部の運動機能障害が重度である症例も存在する。
- 体幹筋や四肢近位筋を制御し姿勢保持に寄与する神経回路としては，皮質網様体脊髄路，前庭脊髄路，視蓋脊髄路からなる内側運動制御系が重要である。
- 橋梗塞により近位筋優位に筋力低下を認め，立位バランスの低下や歩行の不安定さを呈した本症例は，橋網様体にあたる橋背内側に梗塞巣を認めたことから内側運動制御系，特に網様体脊髄路の障害による影響が考えられた。

VI

Case Study

1 症例

70歳代，女性
診断名：左橋梗塞

2 臨床経過

- めまいにより発症し，保存的に加療された。
- 当院転院となった発症25病日では，軽度の右片麻痺を認めるも巧緻動作は可能で，食事では箸の使用が可能であった。
- 一方，手指や足部と比較し肩関節や股関節周囲筋で優位な筋力低下を認め，立位バランスの低下，歩行時のふらつきや膝折れにより移乗動作は軽介助を要し，移動には車椅子を使用していた。
- 退院時には膝折れは改善したものの，四肢近位筋の筋力低下は残存し，立位バランスの低下，歩行時のふらつきの改善は乏しく，歩行器の使用が必須だった。

3 画像所見

　頭部MRI画像では発症時の拡散強調画像にて，左橋腹側から橋背内側に高信号を認めた（図1）。また，31病日に撮像されたT2強調画像においても，左橋腹側および橋背内側に高信号を認めた（図2）。

図1　拡散強調画像（発症時）

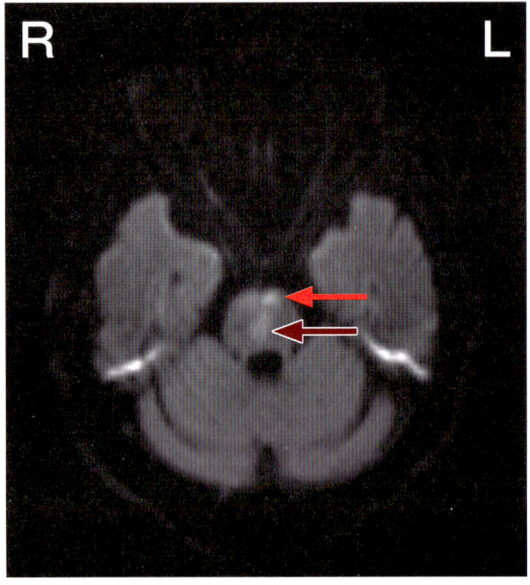

左橋腹側（→）から橋背内側（→）に高信号を認めた。

図2　T2強調画像（31病日）

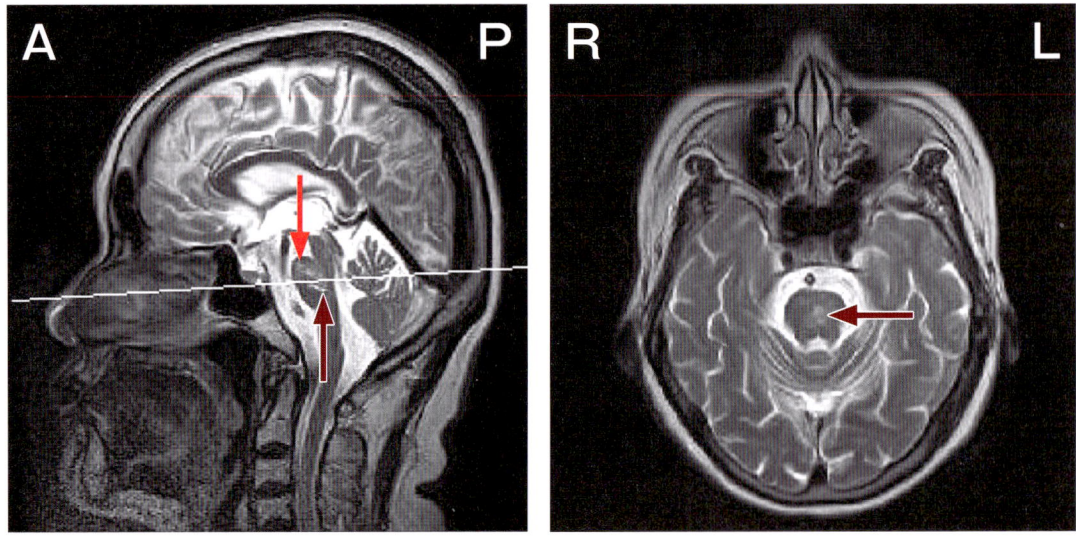

橋腹側（→）および橋背内側（→）に高信号を認めた。

4 神経学的検査所見

JCS：Japan Coma Scale

　意識状態はぼんやりしておりJCS I -2（日付，所在地の間違いあり）であったが，会話によるコミュニケーションは可能であり，検査指示に対する理解・遂行も可能であった。触覚，深部覚，痛覚，温度覚は正常。めまいや眼振なし。明らかな企図振戦や測定異常はみられず，協調運動障害はなかった。深部腱反射は右上下肢で軽度亢進，Brunnstrom recovery stageは上肢VI，手指VI，下肢Vと軽度の右片麻痺があり錐体路徴候を認めた。

MMT：Manual Muscle Testing

四肢筋力はMMT（右／左）で，肩関節外転3/4，肘関節屈曲4 － /4，手指伸展4/5，手指屈曲4/5，股関節屈曲3/4，膝関節伸展4 － /5，足関節背屈4＋/5であり近位筋優位な筋力低下を認めた。

5 神経心理学的検査所見

MMSE：Mini Mental State Examination

　MMSEは17/30点で，見当識（日付，所在地），記憶（遅延再生），注意（100から7を引く問題）で減点がみられた。失語，失認，失行などの高次脳機能障害は認めなかった。

6 アセスメント

近位筋優位の筋力低下
- **四肢近位筋の神経支配**：網様体脊髄路などが関与[1,2]
- **症状**：右上下肢の肩関節周囲筋，股関節周囲筋で顕著な筋力低下
- **頭部MRI**：橋背内側（橋網様体）に病巣あり
  - → 網様体脊髄路の障害

錐体路徴候
- **外側皮質脊髄路（錐体路）**：橋のレベルでは腹側を走行[3]
- **症状**：右上下肢の深部腱反射軽度亢進，軽度右片麻痺
- **頭部MRI**：橋腹側に病巣あり
  - → 外側皮質脊髄路の部分的な障害

遷延性意識障害

上行性網様体賦活系 ☞ p.26参照

- **意識**：大脳皮質および上行性網様体賦活系により維持される[3]
- **症状**：日付・場所の見当識障害，短期記憶障害，注意障害あり
- **頭部MRI**：橋背内側（橋網様体）に病巣あり
  - → 上行性網様体賦活系の障害

VI
Case Study

7　橋梗塞で近位筋優位の筋力低下が生じた神経学的メカニズム

　本症例は，左橋梗塞により近位筋優位に運動障害が生じ，姿勢保持や歩行に障害を呈した。一方で手指や足部の運動は良好であった。

　随意運動の制御に関わる神経経路は大きく2つの系統に分けられる[1,2]（図3）。1つは外側運動制御系であり，外側皮質脊髄路と赤核脊髄路が含まれ，遠位筋を制御し巧緻性動作に寄与している。もう1つが内側運動制御系であり，皮質網様体脊髄路，前庭脊髄路，視蓋脊髄路が含まれ，体幹や近位筋を制御し姿勢保持に寄与している[1]。

　損傷半球と対側の肢において近位筋優位の筋力低下を呈した脳梗塞症例では，皮質網様体路の障害が認められており[4,5]，また，運動前野（6野）を含む脳梗塞患者では，含まない患者と比較して病巣と対側の下肢近位筋が弱く，歩行自立度も低いことが報告されている[6]。

　本症例の画像所見では橋背内側に病巣（図1，2）を認めており，これは橋網様体の部位と一致する（図4）。臨床所見では近位筋優位の筋力低下を呈し，立位バランスの低下により歩行の際は歩行器を要する状態であった。前述した報告は皮質および皮質下病巣であるが，橋網様体は4野よりも6野から豊富な線維投射を受けていることから[2]，本症例は内側運動制御系である網様体脊髄路の障害により近位筋優位の筋力低下が生じ，姿勢保持や歩行能力の低下を呈したと考えられた。

網様体脊髄路
☞ p.83参照

　右上下肢の深部腱反射が軽度亢進，軽度右片麻痺を認めたことに関しては，発症時の拡散強調画像（図1）で外側皮質脊髄路の経路である左橋腹側に高信号を認めたことから，外側皮質脊髄路の部分的な損傷も含まれていることが考えられる。

図3　外側運動制御系と内側運動制御系の模式図

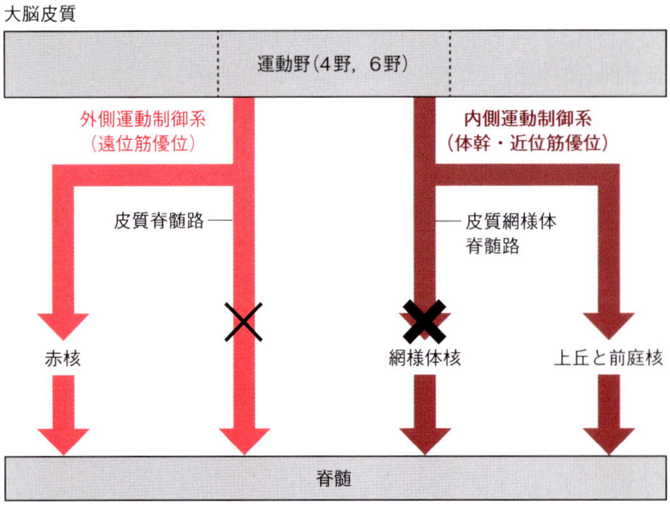

➡で示された経路が外側運動制御系であり，皮質脊髄路，赤核脊髄路が含まれ主に遠位筋の制御を担っている。➡で示された経路が内側運動制御系であり皮質網様体脊髄路，前庭脊髄路，視蓋脊髄路が含まれ主に四肢近位筋や体幹筋を制御している。本症例では一部皮質脊髄路の損傷が含まれるものの，主として皮質網様体脊髄路の経路が障害されたと考えられた。

（文献1より一部改変引用）

図4　橋の断面図

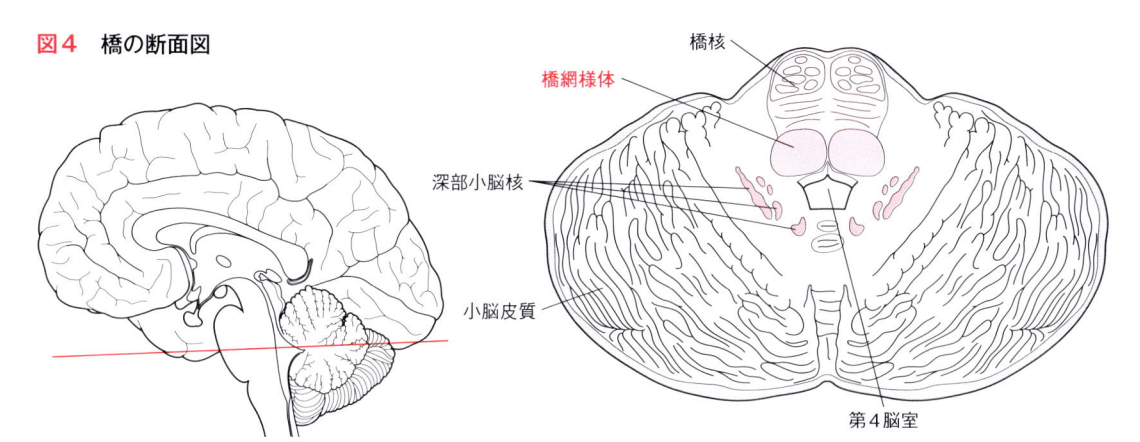

橋核
橋網様体
深部小脳核
小脳皮質
第4脳室

本症例で提示したMRIとほぼ同じ高位での橋断面図を示した。橋の背内側部には橋網様体があり，
その腹側には橋核が位置している。MRI画像より橋網様体を含んでいると考えられる。

（文献1より一部改変引用）

8　臨床上のアドバイス

　本症例は橋梗塞により近位筋の筋力低下が生じたが，大脳皮質や皮質下病変においても生じることが報告されており，皮質網様体脊髄路の重要性がいわれている。近位筋の筋力低下は，特に**抗重力活動における姿勢保持**に大きな影響を及ぼすため，日常生活活動の自立を阻害する要因となる。内側運動制御系の障害を考慮することで，立位・歩行の予後や歩行補助具の選定などを決定する際の一助になると考えられる。

■ 引用文献

1）MF ベアー，ほか著，加藤宏司，ほか監訳：神経科学−脳の探求−．p.355-356，西村書店，2007.
2）高草木 薫：大脳基底核による運動の制御．臨床神経，49: 325-334, 2009.
3）医療情報科学研究所：病気が見える，Vol7, 脳・神経．p.166, p457, メディックメディア，2011.
4）Do KH, et al: Injury of the corticoreticular pathway in patients with proximal weakness following cerebral infarct: diffusion tensor tractography study. Neurosci Lett, 546: 21–25, 2013.
5）Jang SH, et al: Recovery of an injured corticoreticular pathway via transcallosal fibers in a patient with intracerebral hemorrhage. BMC Neurol, 14: 108, 2014.
6）Miyai I, et al: Middle cerebral artery stroke that includes the premotor cortex reduces mobility outcome. Stroke, 30: 1380-1383, 1999.

3 Kernohan切痕による病巣側の麻痺

脳内出血後に出血側と同側の身体に運動麻痺が出現した症例

大村優慈

1 症例

50歳代，女性，右利き
診断名：皮質下出血（左前頭葉，腫瘍出血）

2 臨床経過

*1 除脳硬直
中脳障害による異常肢位で，四肢および体幹が伸展位をとる。頭蓋内圧亢進症状の1つである。

*2 瞳孔不同
中脳障害による散瞳が一側に強く生じている状態である。頭蓋内圧亢進症状の1つである。

- 突然の意識障害により発症した。A病院に救急搬送され，開頭術が実施された。重度意識障害，除脳硬直*1，瞳孔不同*2を呈していた。
- 発症1カ月後，B病院に転院し，リハビリテーションと脳腫瘍に対する化学療法が実施された。意識障害は徐々に改善したが，左上下肢の重度運動麻痺，左動眼神経麻痺，左重度内反尖足（図1）に加え，保続や喚語困難（失語症）といった高次脳機能障害がみられた。
- 発症10カ月後，自宅退院した。意識は清明となり保続や動眼神経麻痺も改善したが，喚語困難は残存していた。端座位保持は自立していたが，重度左片麻痺と内反尖足のため立位保持には介助を要し，歩行は困難であった。
- 発症1年11カ月後，C病院に入院し，アキレス腱延長術が実施された。
- 発症2年後，D病院に転院し，歩行練習を中心としたリハビリテーションが実施された。
- 発症2年1カ月後，自宅退院した。歩行は四点杖と短下肢装具を使用して3動作揃い型にて見守りで可能となった（図2）。

図1　左重度内反尖足，左動眼神経麻痺（発症3カ月後）

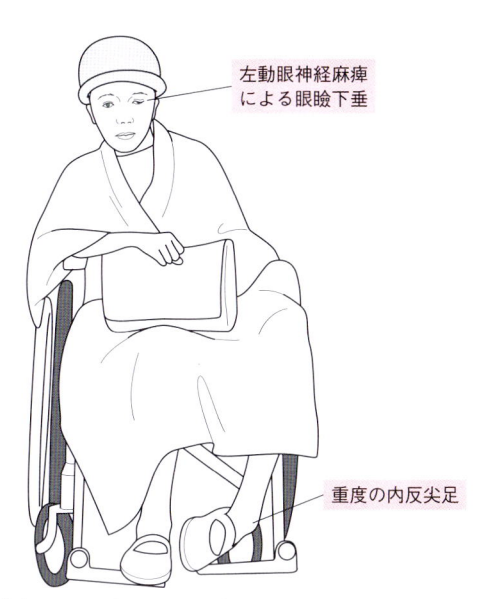

左動眼神経麻痺
による眼瞼下垂

重度の内反尖足

左重度内反尖足と左動眼神経麻痺による眼瞼下垂が観察された。

図2　自宅での歩行（発症2年1カ月後）

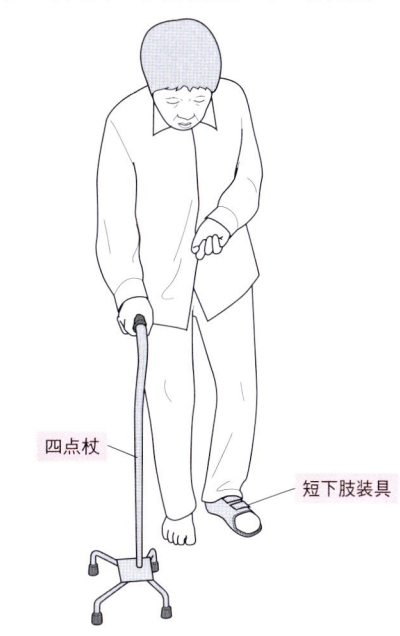

四点杖

短下肢装具

内反尖足が改善し，四点杖と短下肢装具を使用して
歩行可能となった。

VI
Case Study

3　画像所見

　発症当日のCT画像（図3）では，左前頭葉に血腫と腫瘍による高吸収域を認めた。正中線が右方偏位しており，右迂回槽の圧排もみられた。

　発症1年6カ月後のT2強調画像（図4）では出血源の左前頭葉に加え，右大脳脚外側部，右橋底部，右延髄錐体に高信号を認めた。大脳脚外側の高信号域は小脳テント*3への圧迫によるKernohan切痕，橋底部と延髄錐体の高信号域は錐体路のWaller変性*4によるものと考えられた。左半球の錐体路に病変は認めなかった。

4　神経学的検査所見

JCS：Japan Coma Scale

　A病院入院時はJCS Ⅲ桁，除脳硬直，瞳孔不同であったが，経過とともに改善した。

　B病院退院時は意識清明であった。Brunnstrom stageは左上肢・手指・下肢ともにⅡで，上肢屈筋と下肢伸筋に痙縮がみられ，内反尖足が著明であった。左に軽度の眼瞼下垂がみられた。表情筋麻痺は認めなかった。表在・深部感覚は正常であった。

　アキレス腱延長術実施段階でのBrunnstrom stageは左上肢Ⅱ・手指Ⅲ・下肢Ⅲであった。

図3 CT画像（発症当日）

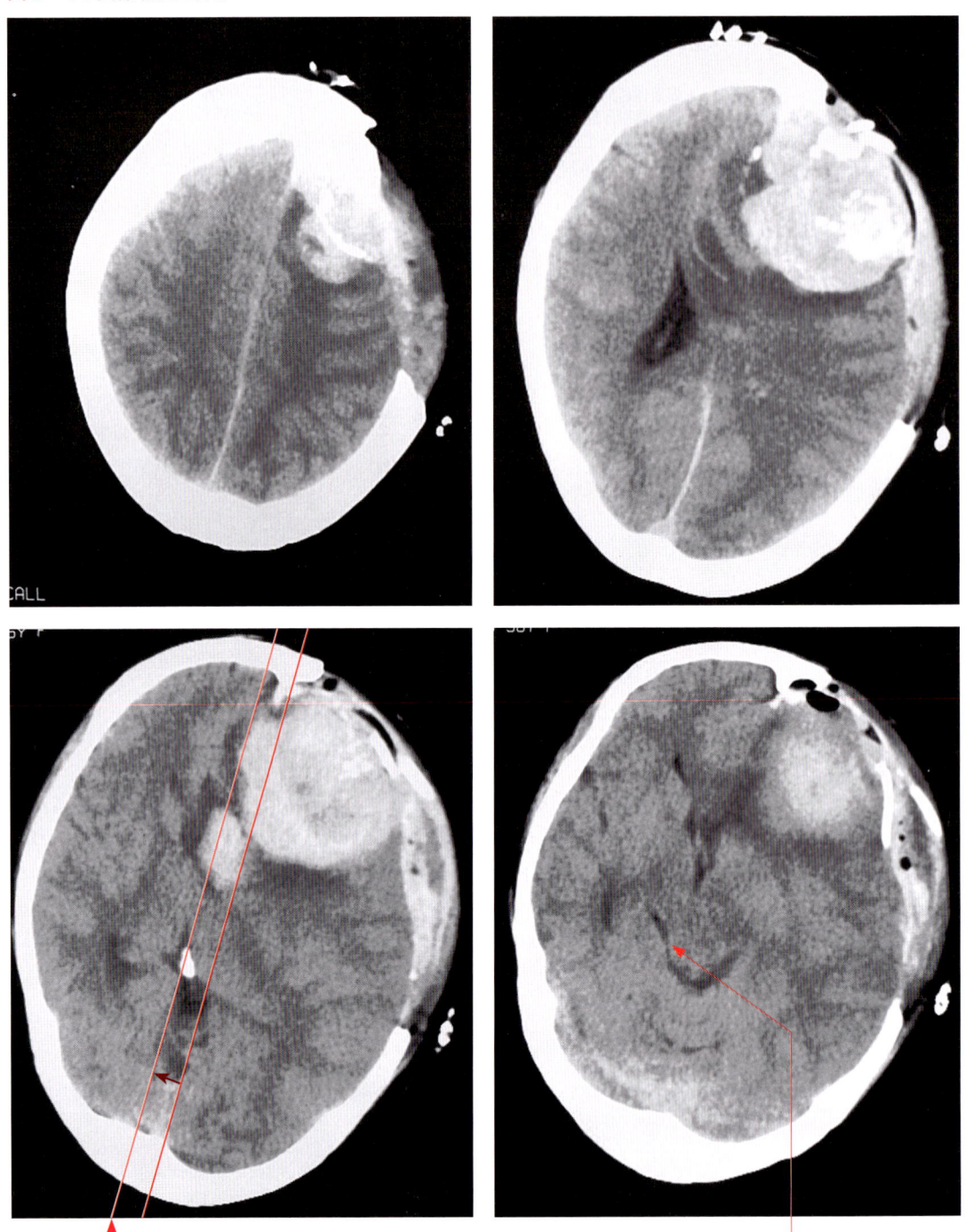

側脳室前・後角のレベルの画像で8.5mmのmidline shift

左前頭葉に高吸収域を認める。正中線が右方偏位し，右迂回槽は圧排されている。

中脳レベルの画像で脳底槽（右迂回槽）が圧排

（文献1より引用）

図4　T2強調画像（発症1年6カ月後）

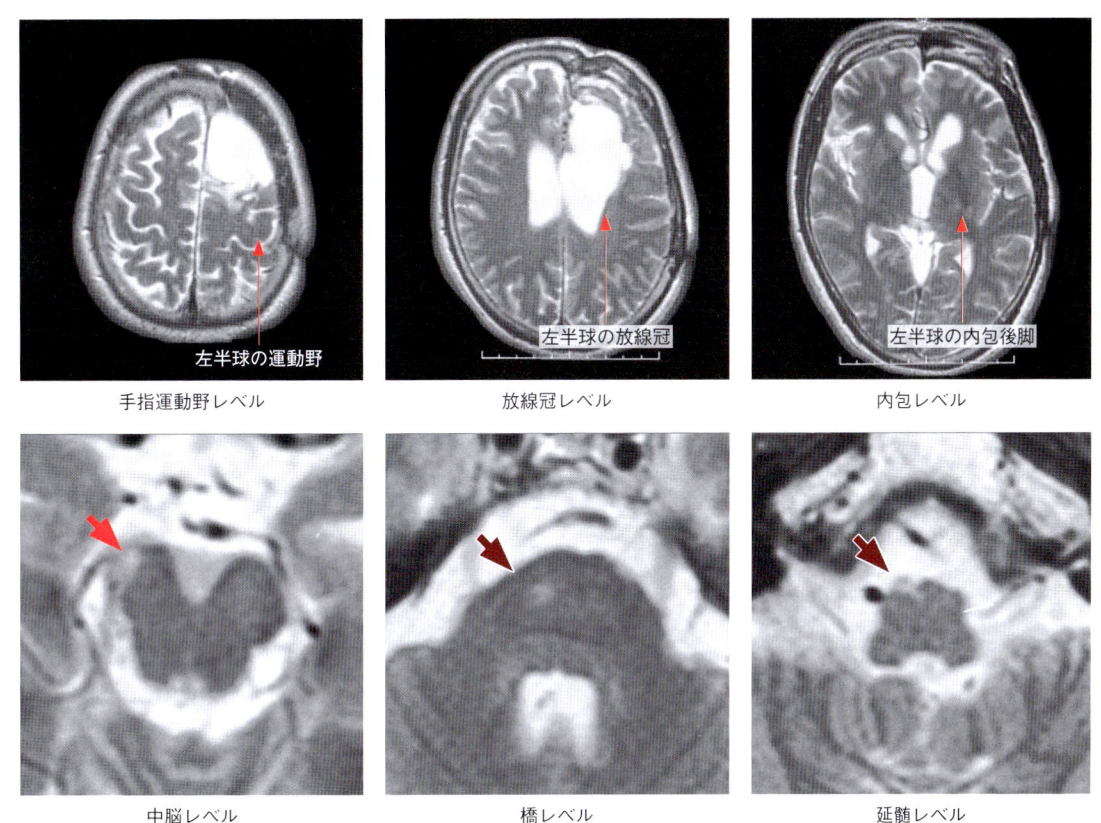

手指運動野レベル　　　　　　放線冠レベル　　　　　　内包レベル

中脳レベル　　　　　　　橋レベル　　　　　　　延髄レベル

左前頭葉，右大脳脚外側部，右橋底部，右延髄錐体に高信号を認める。左半球の錐体路（運動野，放線冠，内包後脚）に病変は認めない。　　➡：Kernohan切痕，➡：Waller変性

（文献1より引用）

5　神経心理学的検査所見

　B病院入院後，意識障害の改善とともに保続や喚語困難が表面化したが，これらの症状は経過とともに改善した。B病院退院時には保続は認めなかったが，喚語困難は残存していた。アキレス腱延長術実施段階では保続も喚語困難も認めなかった。

6　アセスメント

　発症時のCT画像で正中線の右方偏位と右迂回槽の圧排がみられており，意識障害，除脳硬直，瞳孔不同（動眼神経麻痺）は鉤ヘルニアによる脳幹圧迫に起因すると考えられる。

　意識障害改善とともに表面化した保続や喚語困難は血腫による左前頭葉損傷に起因すると考えられる。

左上肢・手指・下肢の運動麻痺は右大脳脚のKernohan切痕に起因すると考えられる。左内反尖足は急性期の除脳硬直によって重度化したと考えられる。運動麻痺が右半身にみられなかった理由としては，左大脳半球の血腫による損傷領域は前頭前野とその皮質下が主であり，錐体路損傷はなかったことが考えられる。また，左半身の表在・深部感覚障害や表情筋麻痺がみられなかった理由としては，Kernohan切痕による損傷が表在・深部感覚の伝導路である中脳被蓋や顔面支配の錐体路が通過する大脳脚内側部に至らなかったことが考えられる。

7　出血側と同側の身体に運動麻痺が出現する神経学的メカニズム

　錐体路の大半は延髄錐体および脊髄白交連で対側に交叉するため，通常は脳内出血後の運動麻痺は出血側と対側に出現する。しかし，脳内出血後に脳ヘルニアの1つである**鉤ヘルニア（テント切痕ヘルニア）**が生じると，対側の大脳脚が小脳テントに圧迫されて損傷を受けることがある（**図5**）。このようにして生じた大脳脚の圧痕を**Kernohan切痕**という。大脳脚は錐体路の通過部位であるため，**Kernohan切痕が生じると大脳脚の対側，すなわち出血側と同側に運動麻痺が生じる**。Kernohan切痕は大脳脚のなかでも特に外側部に生じやすい。錐体路の大脳脚における体性局在は**図6**のように配列しているので，**下肢支配領域が最も損傷されやすく，顔面支配領域は損傷されにくい**。

図5　鉤ヘルニアによる対側大脳脚の小脳テントへの圧迫

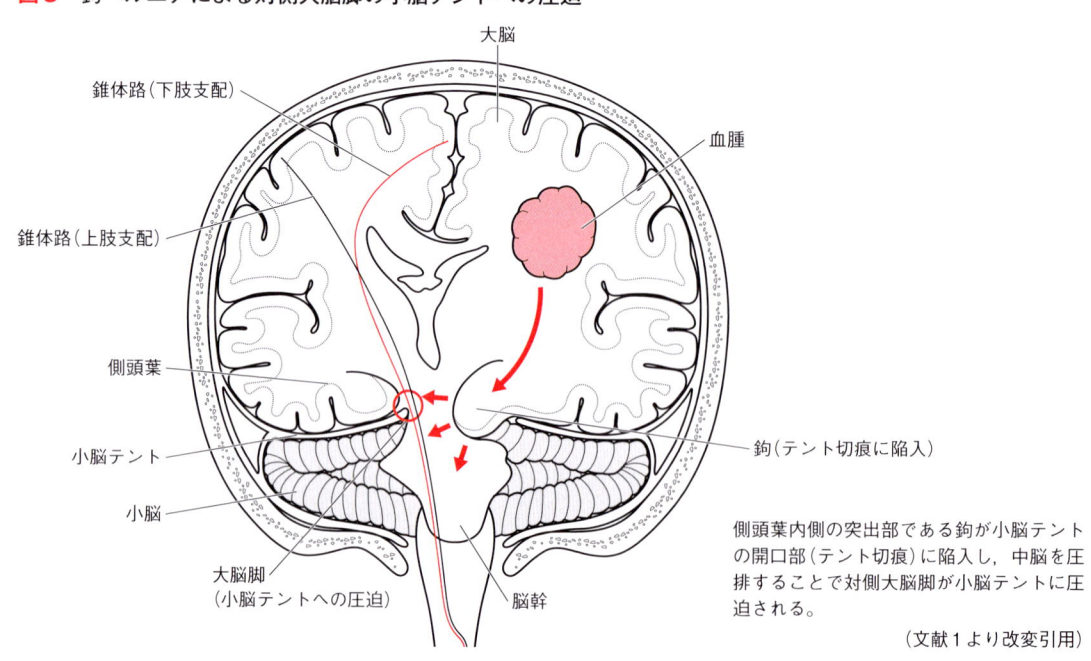

側頭葉内側の突出部である鉤が小脳テントの開口部（テント切痕）に陥入し，中脳を圧排することで対側大脳脚が小脳テントに圧迫される。

（文献1より改変引用）

図6　大脳脚における錐体路の体性局在とKernohan切痕

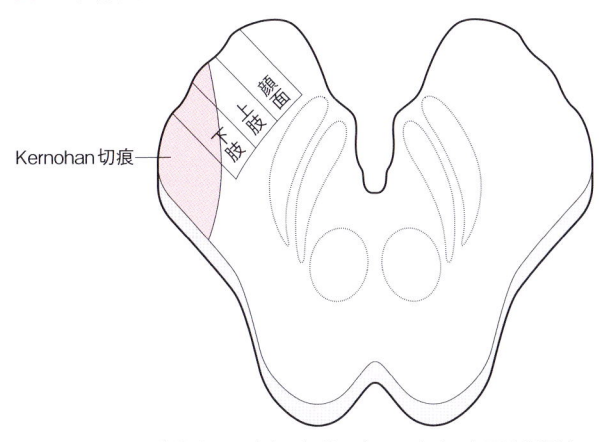

Kernohan切痕は錐体路の下肢支配領域に生じやすく，顔面支配領域には生じにくい。

（文献1より引用）

8　臨床上のアドバイス

　脳画像上，**正中線偏位が強い脳内出血症例**ではKernohan切痕が生じることで**出血側と同側の身体に運動麻痺が出現する可能性がある。** そのため，脳画像を読影する際は血腫の部位だけでなく脳幹にも着目する必要がある。

　Kernohan切痕による麻痺では下肢の運動麻痺が重度化しやすい反面，表情筋麻痺や表在・深部感覚障害はみられにくく，一般的な片麻痺と障害像が異なるため注意が必要である。また，急性期に意識障害と除脳硬直が生じやすいため，拘縮予防が重要になる。拘縮予防が困難な場合，意識障害改善後にアキレス腱延長術の適応となる場合がある。

　脳内出血後にKernohan切痕が生じて出血側と同側の身体に運動麻痺が出現した症例では，麻痺側と高次脳機能障害の対応関係が一般的な症例とは逆になる。すなわち，「**右片麻痺＋左半側空間無視などの劣位半球症状**」あるいは「**左片麻痺＋失語症などの優位半球症状**」といった組み合わせで症状が出現することに注意が必要である。

■参考文献
1）酒向正春 監，大村優慈 著：コツさえわかればあなたも読める リハに役立つ脳画像．メジカルビュー社，p95-97, 2016.

4 鏡像運動

麻痺手運動に伴い非麻痺側手に鏡像運動(Mirror movement)が観察された症例

大塚裕之

KEY CONCEPT

- 鏡像運動(mirror movement)とは,一側肢の随意運動中に反対側肢に同様の運動が出現する不随意運動である。
- 脳卒中患者の場合,麻痺側手指運動中に非麻痺側手指にmirror movementが観察されることが多い。
- 橋梗塞後に左片麻痺を呈した本症例において,麻痺側手指における随意運動の拡大に伴って,非麻痺側手指におけるmirror movementが縮小していった。これらの変化を計測することは,脳卒中後の運動機能回復のプロセスの解明に有用だと考えられる。

1 症例

70歳代,女性
診断名:橋梗塞
障害名:左片麻痺

2 臨床経過

ROM : range of motion

- 10年前に脳梗塞を発症し,施設へ入所している。
- 日常生活動作は右上肢で自立しているが,左上肢の使用頻度は少ない。
- 作業療法でアクティビティを行う際に,左手を補助手として使用する目的で,左手指への運動療法を開始した。運動療法は,左示指運動を促すために,自動運動および他動運動でのROM exercise,物体把持練習などを行った。
- 運動療法中,左示指運動に伴い右示指に鏡像運動が観察された。数カ月ごとにこれらの運動を計測したところ,左示指の随意運動が漸増し,右示指の鏡像運動は漸減していた(図1)。

3 画像所見

発症時の拡散強調画像(図2)では,橋に高信号域が認められた。

図1 左示指随意運動と右示指鏡像運動の時系列的変化

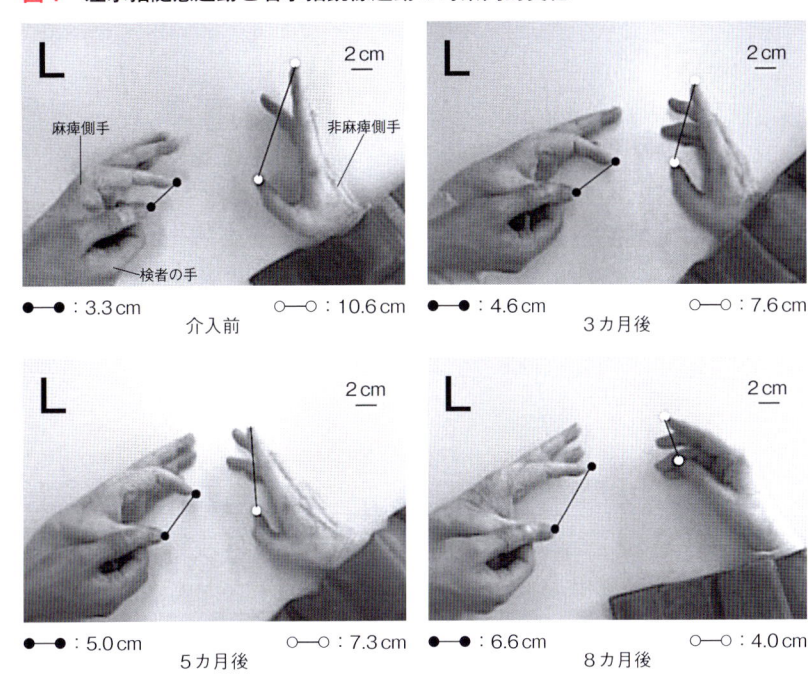

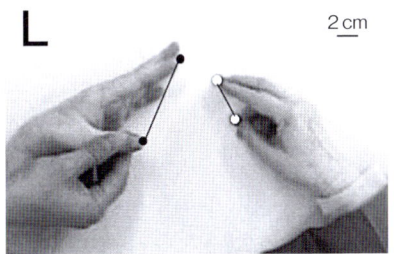

検者は麻痺側手の親指を把持・固定し，麻痺側手の示指を伸展する運動をしてもらう。
介入前に麻痺側手の運動を行ったところ，非麻痺側手に鏡像運動が現れた。その後，運動療法中の示指と母指の先端の距離を計測し，数カ月ごとに距離の変化を確認した。bにその距離の変化をグラフ化した。

a　左示指の運動療法場面

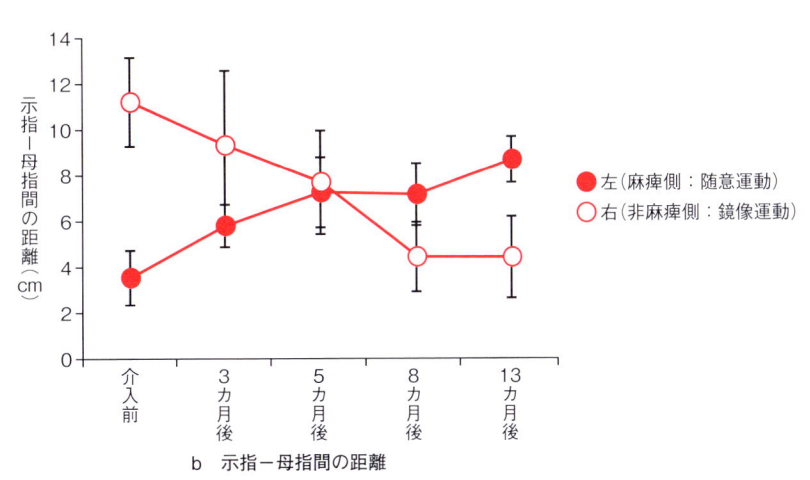

b　示指－母指間の距離

図2 拡散強調画像（発症直後）

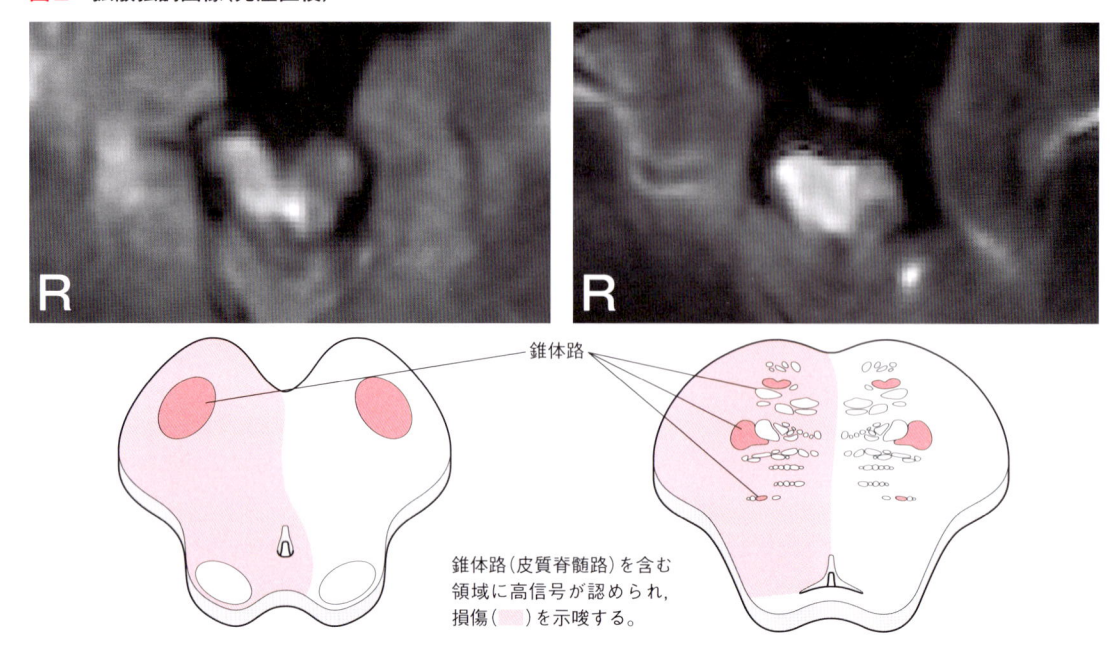

錐体路

錐体路（皮質脊髄路）を含む
領域に高信号が認められ，
損傷（　）を示唆する。

4 神経学的検査所見

　意識清明，軽度の構音障害，左上下肢および体幹の筋力低下，左手関節屈筋群の筋緊張亢進を認めた。深部腱反射は左上肢で亢進し，感覚障害は認めなかった。Hoffmann反射，Trömner反射は陽性であった。左手関節・左手指の関節可動域制限は認めなかった。

　Brunnstrom stageは上肢Ⅲ・手指Ⅳ・下肢Ⅳレベルであった。MRC scaleを運動機能のパラメータとして使用した（0：筋収縮がない。1：筋収縮が触知できるが，明らかな運動は認められない。2：重力の影響を除けば運動が認められる。3：重力に抗する運動が認められる。4：健側と比較して弱い抵抗に抗して運動できる　5：健側と同様に強い抵抗に抗して運動できる）。本症例の示指伸展運動のMRC scaleは2レベルであった。

　左手指運動に伴い，右手指に鏡像運動が観察された。鏡像運動は，特に，左手指運動だけに集中しているときに出現していた。右手に鏡像運動が出ていることを指摘すれば，弛緩することもできたが，その後左手指運動を繰り返すと再び鏡像運動が観察された。患者の鏡像運動に対する内観は，「左手を動かそうと頑張ると右手が動いてしまう」とのことであった。

5 神経心理学的検査所見

　コミュニケーション良好。MMSE 24/30点。その他，視空間・身体認

MRC：Medical Research
　　　Council

知などの認知機能をはじめ高次機能障害は認められなかった。

6 アセスメント

　本症例の運動障害は，皮質脊髄路が橋病巣の影響を受けたためと考えられる。

7 鏡像運動が生じる神経学的メカニズム

　Nellesらは，非麻痺側に鏡像運動が観察された患者は，観察されない患者と比較して，麻痺側の運動機能が低下していると報告している[1]。本症例における麻痺側手指の運動機能は，Brunnstrom stageが4レベル，MRC scaleが2レベルであり，質的・量的にも運動機能障害を認めている。従って，本症例における非麻痺側手指の鏡像運動の発現には，**麻痺側の運動機能障害が関係している**と考えられる。

MMSE：Mini Mental State
　　　Examination

　脳卒中患者における鏡像運動の生理学的メカニズムについて，麻痺側手指運動に伴い，非損傷側一次運動野の活動が高まることが関係すると考えられている[2]。この結果，非麻痺側手指の運動ニューロンへ投射する皮質脊髄路の興奮性が高まり，鏡像運動が発現すると考えられている[3]。

8 臨床上のアドバイス

　麻痺側随意運動中の非麻痺側の鏡像運動は，頻繁に観察される症候である。本症例のように，随意運動と鏡像運動を時系列的に評価することは，脳卒中後の運動機能回復のプロセスを解明するのに有用である[4]。また，**鏡像運動には努力を要する運動**が関与していると報告されており，実際，健常人においても，慣れない手指運動を行ったとき，対側指に鏡像運動や鏡像運動様の筋活動が生じることが明らかとなっている[5, 6]。従って，鏡像運動をモニターすることで，どの程度の努力度で麻痺側手指運動を行っているかがわかるかもしれない。

■参考文献
1）Nelles G, et al: Quantitative assessment of mirror movements after stroke. Stroke, 29: 1182-1187, 1998.
2）Kim YH, et al: Bilateral primary sensori-motor cortex activation of post-stroke mirror movements: an fMRI study. Neuroreport, 14: 1329-1332, 2003.
3）Tsuboi F, et al: Neuronal mechanism of mirror movements caused by dysfunction of the motor cortex. Eur J Neurosci, 32: 1397-1406, 2010.
4）Ohtsuka H, et al: Longitudinal Follow-Up of Mirror Movements after Stroke: A Case Study. Case Rep Neurol Med, 354134, 2015.
5）Ohtsuka H, et al: Tuning of the excitability of transcortical cutaneous reflex pathways during mirror-like activity. Exp Brain Res, 216: 135-144, 2012.
6）Aranyi Z, et al: Effort-induced mirror movements. A study of transcallosal inhibition in humans. Exp Brain Res, 145: 76-82, 2002.

5 余剰幻肢

橋出血後に随意性のある余剰幻肢を呈した症例

山本竜也

KEY CONCEPT

- 余剰幻肢（supernumerary phantom limb）とは，本来の麻痺肢とは別にもう1本余分に上/下肢があると感じる症状である[1]。
- 右半球（特に頭頂葉皮質下領域）損傷後，左上/下肢に出現し，急性期（発症後1カ月程度）に消失した余剰幻肢例の報告が多い[2,3]。発症機序としては主に深部感覚障害の関与が考えられている[3]。
- 余剰幻肢症例の多くは，幻肢の存在を感じるだけで，幻肢を見ることや動かすことはできないと訴える[3]。
- 本症例は随意的に動かすことができる余剰幻肢が，橋出血後4年以上遷延したまれな症例である。

1 症例

60歳代，男性，右利き（幼少期に利き手交換）
診断名：橋出血

2 臨床経過

- 40歳代から高血圧症。
- 4年以上前に橋出血を発症し，他院にて入院。

JCS : Japan Coma Scale

- 発症時には意識障害が認められた（JCS：10）。現在は家族とともに在宅生活を送っており，リハビリテーション目的で当院の通所施設を利用している。

3 頭部MRI所見（発症後7年）

　左橋背部に慢性期出血巣を認めた（**図1**）。病巣中心部はT1強調画像で低信号，T2強調画像およびFLAIR画像で高信号であった。T2強調画像およびFLAIR画像で病巣周辺部に輪状の低信号が認められた[4]。頭部MRI画像は以下の各種評価実施後に撮像された。

図1 頭部MRI画像（発症後7年）

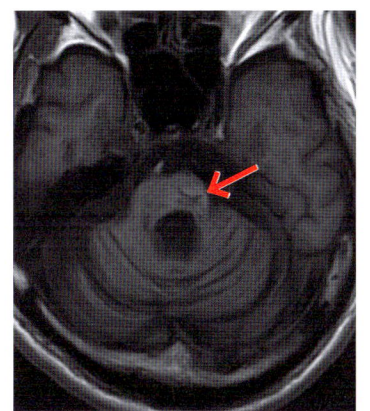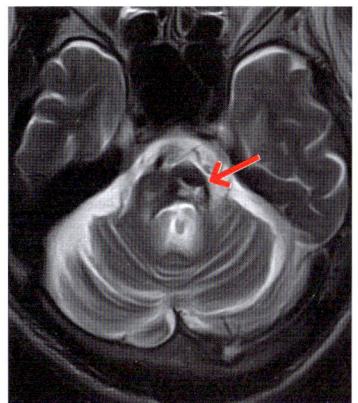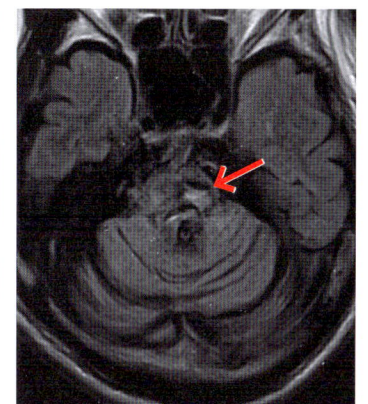

a　T1強調画像　　　　　　　　b　T2強調画像　　　　　　　c　FLAIR画像

左橋背部にて慢性期出血巣を認めた。➡は病巣を示す。

（文献4より引用）

4 ADL評価（発症後4年）

Barthel Index：80/100点（減点項目：入浴【5点】，歩行【5点】，階段昇降【5点】，更衣【5点】）

5 神経学的検査所見（発症後4年）

意識清明。右上下肢において重度運動麻痺（Brunnstrom stage：上肢Ⅲ，手指Ⅳ，下肢Ⅳ），深部腱反射亢進（膝蓋腱反射，上腕二頭筋腱反射を含む），体性感覚脱失（表在感覚，深部感覚，温度覚），痛覚脱失（ただし，車椅子のホイールに手を挟むなどの強い圧刺激に対しては痛みを感じる），異常感覚（安静時にジリジリと痺れた痛みを上下肢の遠位部に感じる，手に氷が触れると痛みを感じる）を認めた。左上下肢では運動麻痺や体性感覚障害はみられなかったが，軽度運動失調（企図振戦を含む）を認めた。その他，軽度構音障害，嚥下障害（経口摂取：1口大），左顔面神経麻痺および左外転神経麻痺（左眼球の内方偏位および複視の訴え）を認めた。

6 神経心理学的検査所見（発症後4年）

MMSE：Mini Mental State Examination

軽度構音障害を認めたがコミュニケーションは良好であった。全般的認知機能は，MMSEが27/30点（減点項目：遅延再生【1点】，計算【2点】）とおおむね保たれていた。半側空間無視・病態失認・身体失認・構成障害・注意機能障害などの高次脳機能障害は認めなかった。

7 余剰幻肢について（発症後4年）

患者の訴え

　初回評価時にて「おかしいと思われるだろうから言わないでいたけれど，実は僕には右腕がもう1本あるんですよ」と，本症例は「もう1本の腕」と表現する余剰幻肢の存在を訴えた。余剰幻肢に対する検者の質問と本症例の返答を表1に示す。本症例の余剰幻肢は麻痺肢と基本的には同形・同大の上肢・下肢が右肩・右股関節からそれぞれ生えているものであった。患者自身は幻肢を見ることはできず，その四肢が幻感覚であることを認識していた。本来の麻痺肢と同様に，幻肢には異常感覚（ジリジリと痺れた痛い感じ）があるとの訴えがあった。幻肢の手指や上腕が存在していると訴えがある空間を刷毛で触れても，幻肢に触感覚が生じることはなかった。本症例の右上肢に生じた余剰幻肢には随意性があり，「自由に動かすことができる」と訴えていた。一方，右下肢に生じた余剰幻肢には随意性はなく，麻痺肢から幻肢が「垂れ下がっている」ように感じると報告していた。

自画像描写課題

　随意性のある右上肢余剰幻肢の特徴を評価するために，安静時・余剰幻肢運動時・麻痺肢運動時における自画像描写課題を行った。安静時において余剰幻肢は麻痺肢と同じ位置に存在していたが（図2a），余剰幻肢運動時（幻肢を天井に向けて挙上する課題時）では麻痺肢から離れた位置に幻肢が描かれていた（図2b）。この両者の分離は麻痺肢を随意的に動かすことができる可動範囲（上肢屈筋共同運動における自動的肩関節屈曲可動域：約25°）を幻肢が超えた瞬間に生じ，その際には余剰幻肢が麻痺肢を「置いてくるイメージ」があると表現していた。麻痺肢運動時（補助手として目の前にある紙を麻痺肢で押さえる課題時）には，余剰幻肢を動かすと麻痺肢が動くという感覚があり，マリオネット（操り人形）のように余剰幻肢が麻痺肢を「引っ張って」操る感じがするとの訴えがあった（図2c）。余剰幻肢と麻痺肢とで異なる運動を行うことはできず，例えば幻肢の手指を伸展した際には麻痺肢の手指も伸展し，一方，麻痺肢の手指を屈曲させる際には余剰幻肢の手指を屈曲させる必要があった。

表1 余剰幻肢に対する検者の質問と本症例の返答

検者の質問	本症例の返答
「見えますか？」	「見えません。実際には腕がないのはわかっています。おそらくあるように脳が感じているんでしょうね。なので…，もう1本の腕は『リアルな腕』ではなく『バーチャルな腕』といったところですか」
「痛みはありますか？」	「ジリジリと痺れた痛い感じがあります」
「動かせますか？」	「自由に動かせます」
「いつからありますか？」	「はっきりとは覚えていませんが，（橋出血後）1カ月以内にはあったと思います。動かせることがわかったのは（橋出血後）2～3カ月くらいだったと思います」
「今どこにありますか？」（安静時）	「右腕と一緒です。右腕は左腕よりも少し大きく感じます」（図2a）
「上に（天井に）向けることはできますか？」（余剰幻肢の運動時）	「ちょっと待ってください。（しばらくして）できました。動かすのは簡単というわけではないですね。指数関数的に重くなっていく感じがします。（分離の際には）『バーチャルな腕』が『リアルな腕』を置いてくるイメージですかね」（図2b）
「右腕（本来の麻痺肢）で目の前の紙を押さえることはできますか？」（麻痺肢の運動時）	「やってみます。（上記余剰幻肢の運動課題よりも時間がかかって）できました。『バーチャルな腕』を動かすと『リアルな腕』が動くんです。要するに，もう1本の腕は右腕を動かすための『コントローラー』のような働きがあるわけです。UFOキャッチャーみたいな感じです。『バーチャル』で『リアル』を吊り上げて引っ張っているような」（図2c）
「（余剰幻肢と麻痺肢との関係は）マリオネットのような感じですか？」	「そうです」
「『バーチャル』と『リアル』とで異なった運動を行えますか？ 例えば，『バーチャル』の手をパー，『リアル』の手をグーにすることはできますか？」	「やってみます。（しばらくして）いや，できませんね」
「もう1本の足はありますか？」	「右足からもう1本の足が垂れ下がっているように感じることがあります。ただ，腕とは違って自由に動かすことはできません」

（文献4より引用）

図2 自画像描写課題

破線は余剰幻肢を示す。

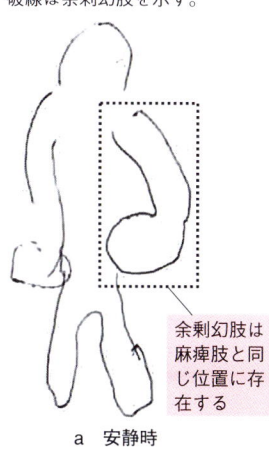

a 安静時

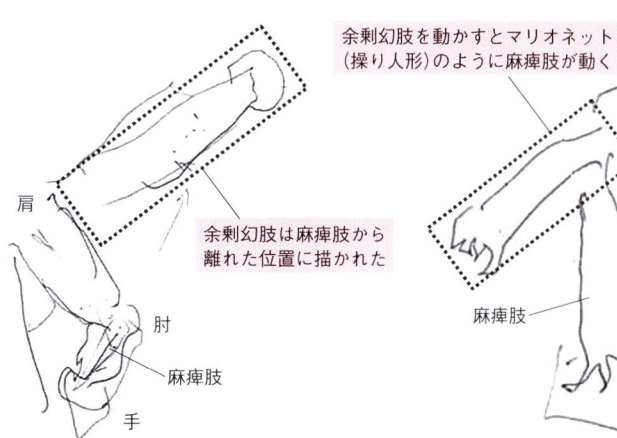

余剰幻肢を動かすとマリオネット（操り人形）のように麻痺肢が動く

余剰幻肢は麻痺肢から離れた位置に描かれた

肩　肘　手　麻痺肢

余剰幻肢は麻痺肢と同じ位置に存在する

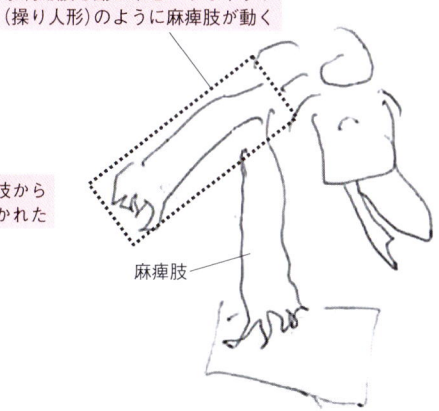

麻痺肢

b 余剰幻肢の運動時
（幻肢を天井に向けて挙上する課題時）

c 麻痺肢の運動時
（補助手として目の前にある紙を麻痺手で押さえる課題時）

（文献4より引用）

8 余剰幻肢発症メカニズム仮説

これまでにさまざまな余剰幻肢の特徴が報告されている[3]。上下肢の存在感はあるが，動かすこと・見ること・感じることはできないという幻肢の報告が多い[5]。一方，動かすことができる幻肢[3, 6, 7]，見ることができる幻肢[2, 3, 7,9]，物体や体の部位に触れると感覚が生じる幻肢[3, 10, 11]なども報告されている。このような知見から，余剰幻肢発症メカニズムにはさまざまな感覚様式が関与していることが示唆される。

Khatebら[3]は，動かすこと・見ること・感じることができる余剰幻肢を呈した症例において，fMRIを用いた脳活動計測を実施したところ，幻肢を動かす際には幻肢側からみて対側の1次運動野（手／腕領域）・対側の運動前野・同側の後頭葉（19，18野）が，また，幻肢に感覚が生じた際には対側の体性感覚野が賦活され，患者の訴えと脳賦活部位には相関がみられたことを報告している。

「損傷前の脳内に形成されていた感覚運動表象」と「損傷により変化した脳と麻痺肢との情報連絡」との解離，空間表象の欠如，現実吟味能力の障害，フィードバック情報欠如による運動コマンドの更新不可など，さまざまな余剰幻肢発症メカニズム仮説が提唱されているが，少なくとも**「運動麻痺」**と**「体性感覚障害（特に深部感覚障害）」**は余剰幻肢の発症に必須な要因であると考えられている[3, 12]。本症例においても上下肢の運動麻痺と体性感覚障害（深部覚を含む）が認められた。

9 臨床上のアドバイス

脳血管障害における余剰幻肢はきわめてまれな症候であるとされてきたが，近年ではこれまで推測されてきたよりも発症頻度の高い症候であると考えられている。Antonielloら[12]は，脳卒中患者50例に対し，余剰幻肢に関するインタビューを行ったところ，半数以上である27例において余剰幻肢の体験が認められ，そのうち主治医に幻肢体験を自ら伝えていた患者は5例のみであったことを報告している。

余剰幻肢がまれな症候であると考えられてきた背景として，**自らの幻肢体験を他者に伝えることに大きな戸惑いがあるために自発的に症状を訴えない可能性**や，**脳卒中急性期において身体イメージ[*1]の精査が行われることは少ないために他の症状に紛れて見過ごされてしまう可能性**が指摘されている[15]。前者の可能性に関しては，本症例の「おかしいと思われるだろうから言わないでいたけれど」という初回評価時における訴えからも推察できる要因である。脳血管障害患者に対する評価をより詳細に行い，潜在的な余剰幻肢症例の発見に努めることは，本症候に対する理解を深める

＊1　身体イメージ（body image）[13, 14]
経験によって獲得された多種感覚情報（視覚，触覚，体性感覚）を統合する自己身体の表現のこと。「幻肢」のみならず，「道具学習」「ラバーハンドイリュージョン」「仮想現実（virtual reality）」など，多様な研究分野からその特性に関する検証が進められている。

ことのみならず，不安や戸惑いを共有することによる患者のQOL向上に
もつながることが期待される。

■ 引用文献

1) 石合純夫: 高次脳機能障害学 第2版, 医歯薬出版, 2012.

2) Miyazawa N, et al: Supernumerary phantom limbs associated with left hemispheric stroke: case report and review of the literature. Neurosurgery, 54: 228-231, 2004.

3) Khateb A, et al: Seeing the phantom: a functional magnetic resonance imaging study of a supernumerary phantom limb. Ann Neurol, 65: 698-705, 2009.

4) 山本竜也, ほか: 橋出血後に随意性のある余剰幻肢が4年以上遷延した症例. 脳科学とリハビリテーション, 16: 17-23, 2016.

5) Grossi D, et al: On the syndrome of the "spare limb": one case. Percept Mot Skills, 94: 476-478, 2002.

6) Staub F, et al: Intentional motor phantom limb syndrome. Neurology, 67: 2140-2146, 2006.

7) 田島里佳, ほか: 右被殻出血に余剰幻肢を呈した1症例. 総合リハビリテーション, 27: 73-76, 1999.

8) Halligan PW, et al: Three arms: a case study of supernumerary phantom limb after right hemisphere stroke. J Neurol Neurosurg Psychiatry, 56: 159-166, 1993.

9) Halligan PW, et al: Supernumerary phantom limb after right hemispheric stroke. J Neurol Neurosurg Psychiatry, 59: 341-342, 1995.

10) Bakheit AM, et al: Supernumerary phantom limb after stroke. Postgrad Med J, 81: e2, 2005.

11) Mazzoni M, et al: Supernumerary phantom limb after ischaemic stroke. Neurocase, 3: 223-230, 1997.

12) Antoniello D, et al: Phantom limb after stroke: an underreported phenomenon. Cortex, 46: 1114-1122, 2010.

13) 鍋嶋厚太, et al: マルチモーダル感覚の同期性に基づくロボット身体図式延長モデルと実機実現. ロボティクス・メカトロニクス講演会, 2005.

14) 本間元康: ラバーハンドイリュージョン：その現象と広がり. 認知科学, 17: 761-770, 2010.

15) 北惠詩穂里, ほか: 中枢性疼痛を伴う余剰幻肢を呈した橋出血の1例. 脳卒中, 36: 266-270, 2014.

VI

Case Study

1 拮抗失行

脳梁梗塞により上肢の拮抗失行が生じた症例

遠藤　博

KEY CONCEPT

- 拮抗失行（diagonistic dyspraxia）とは，右手の随意運動に触発されて生じた左手の異常行動，下肢あるいは体全体の「意図した行為と逆の行動をとってしまう」という異常行動に特徴づけられる症候である。
- 拮抗失行は，運動麻痺，運動失調を認めず，あっても軽度である。
- 類似症状として，他人の手徴候（alien hand syndrome）や道具の強迫的使用などが考えられるが，自己所属感，脳梁離断症状を認めるという点で異なる。
- 拮抗失行は急性期に多く認められ，患者は困惑した訴えをするが，軽度のものは診察場面で確認できず，見過ごされることが多い。

1 症例

60歳代，男性，右利き
診断名：多発性脳梗塞

2 臨床経過

- 10年前に左脳梗塞による右片麻痺のため，元々右足をひきずるような歩行であった。
- 自転車に乗っているときに左右の足に力が入りにくくなり，また呂律が回らないとのことで受診した。
- 入院2日後より理学療法を開始し，端座位までは自力で可能であったが，座位保持はバランス不良で介助が必要であった。1週間以内に，一時的な意識レベルの低下があったが，翌週には平行棒内の歩行練習が可能となった。2カ月後には，手すりを使用しながらの階段昇降も可能となった。
- 本症例の拮抗失行は，食事動作や歯磨き動作の日常生活場面に現れ，「右手使用時に左手が邪魔をする」という訴えが本人・病棟看護師より報告され，患者も困惑している状態であった。

3 画像所見

　拡散強調画像では入院日に右前頭葉皮質下，2日後に右頭頂葉皮質下に高信号域を認めた。7日後の拡散強調画像では，脳梁膨大部から体部後方と右前頭葉内側部，右頭頂葉皮質下に新たな高信号域を認めた(図1)。

　同日のFLAIR画像では両側の被殻周囲に陳旧性病巣および皮質下に多発性のラクナ梗塞巣と思われる高信号を認めた(図2)。

　3カ月後のFLAIR矢状断像では脳梁膨大部に高信号域と脳梁体部後部に萎縮を認めた(図3)。

図1　拡散強調画像（7病日）

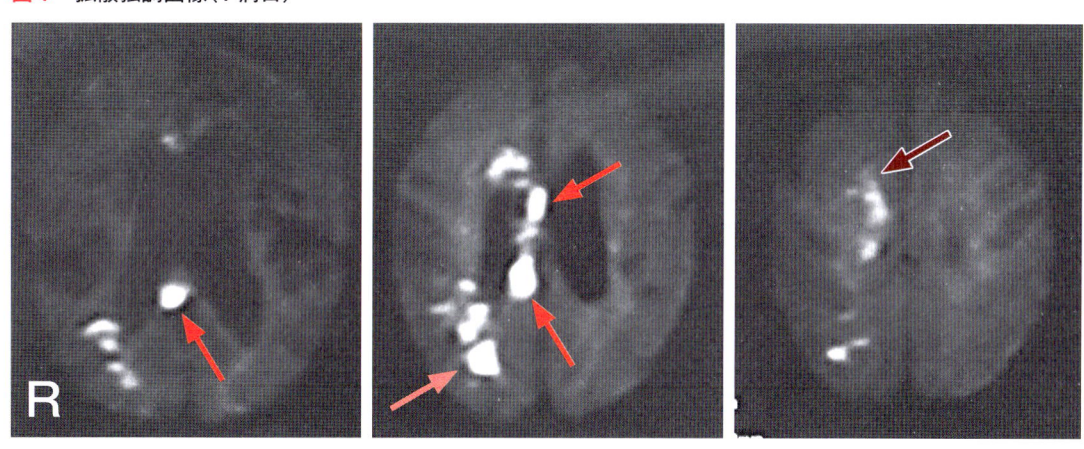

脳梁膨大部から体部後方（➡）にかけてと右前頭葉内側部（➡），右頭頂葉皮質下（➡）に高信号域を認める。

図2　FLAIR画像（7病日）

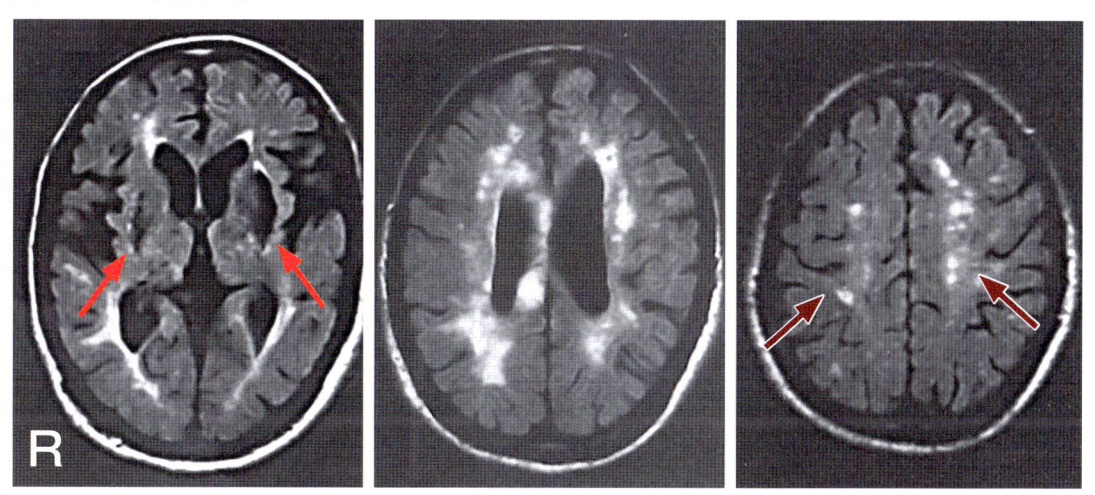

両側の被殻周囲に陳旧性病巣（➡）および皮質下に多発性のラクナ梗塞巣（➡）とみられる高信号を認める。

図3　矢状断FLAIR画像（3ヵ月後）

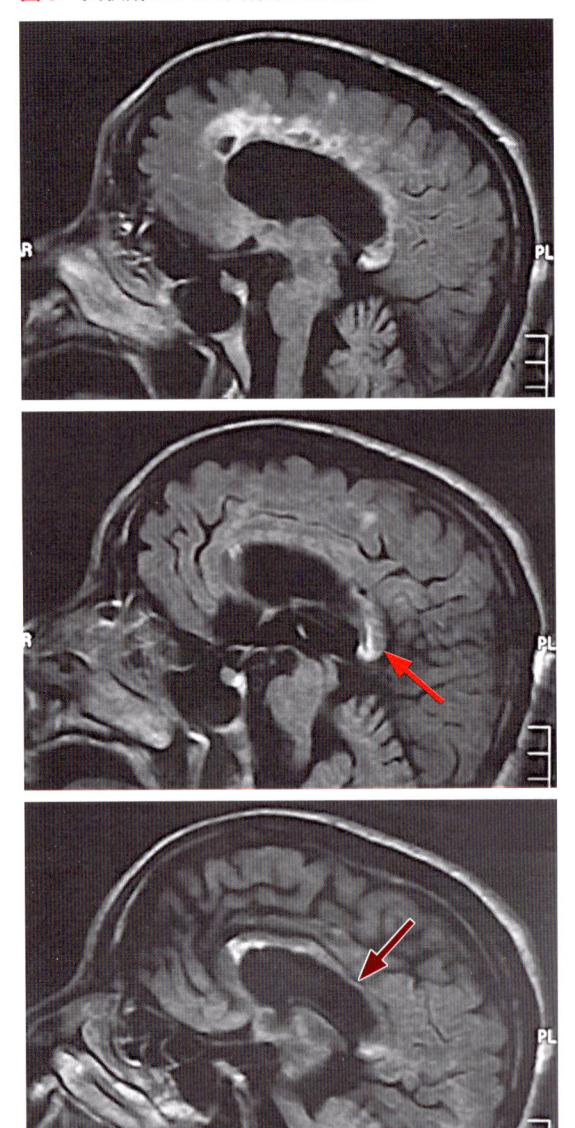

脳梁膨大部に高信号域（➡）と脳梁体部後部に萎縮（➡）を認める。

4　神経学的検査所見

　意識晴明。仮性球麻痺陽性。腱反射は右上下肢で亢進，病的反射は右上肢のみ陽性。運動麻痺は左右上下肢ともにBrunnstrom Stageは上下肢手指すべてⅥレベルであり，極軽度。触感覚は左右差なし。視野障害は認めなかった。

5 神経心理学的検査所見

HDS-R：Hasegawa demen-
tia scale-revised

発話不明瞭，語頭音の保続を認めるもコミュニケーションは可能。復唱，音読，物品呼称には異常がなかった。HDS-Rは19点で，減点内容は日付，計算，数字の逆唱，物品の再生であった。右手については，線分抹消試験と線分二等分試験により左半側空間無視を認めた。左手については，観念失行および観念運動失行を認めた。右手で使用中の道具を左手が奪う，「右手だけで実施しましょう」の口頭指示に対して，左手が右手より先行して道具を取る，両手間で道具を奪い合うなどといった両手間の拮抗失行を認めた（**図4**）。触覚性物品呼称は，正解率は右手5/5，左手2/5，片側の手で触ってもらい視覚にて複数の物品のなかより選択するようにしたところ，正解率は右手6/6，左手2/7であった。立体覚における半球間移送*1障害の確認のため，視覚を遮断し，片側の手で触れたものと反対の手で3種類を次々に握ってもらい，同じか違うかを判断してもらうように指示した。正解率は右手15/20，左手7/11と両側とも低かった。左手の失書は失行のため検査完了できなかった。道具の強迫的使用，病的把握現象は左右手ともに認めなかった。

*1　立体覚の半球間移送
左（右）手で感じたものを右（左）手の感覚で再生するには，左右半球の感覚連合野間における神経信号の脳梁を介した移送が必要である。脳梁体部後半の背側部および前方部が示唆されている[1,2]。

図4　拮抗失行場面（発症より半月経過後）

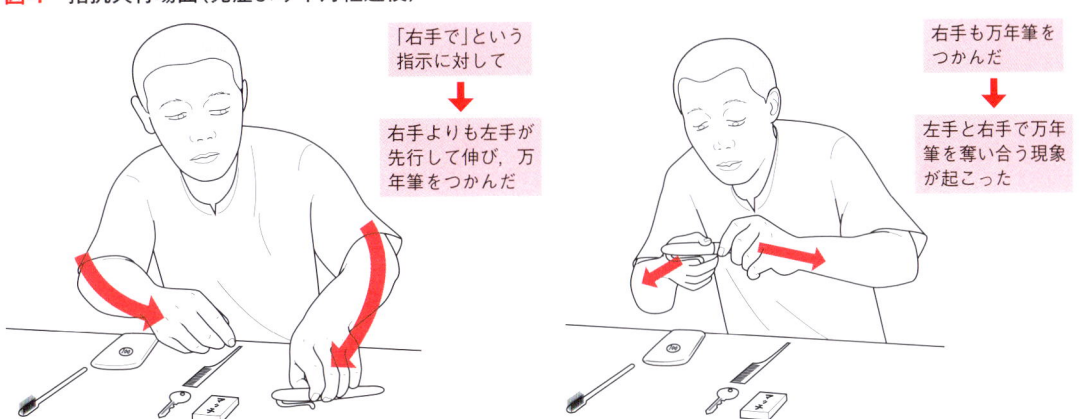

「右手で」という指示に対して
→ 右手よりも左手が先行して伸び，万年筆をつかんだ

右手も万年筆をつかんだ
→ 左手と右手で万年筆を奪い合う現象が起こった

「右手だけで実施しましょう。100円玉と万年筆をハンカチの上に乗せて下さい」という指示を受けて，右手で100円玉をハンカチの上に乗せた後，万年筆を取る際に左手が先行して伸び（左図），その後右手と左手とで奪い合う両手間の抗争を認める（右図）。

6 アセスメント

脳梁離断症状
☞ p.13参照

　責任病巣として，画像所見より左頭頂葉皮質下が障害されず，脳梁体部後方が障害されていることから，左手の観念失行および観念運動失行，両手間の拮抗失行は，**脳梁離断症状**[3,4]であったと考えられる。また，左右半球間での立体情報が伝達されにくいことも一因と考えられる。左手の触覚性呼称障害をきたす病変の脳梁内局在は，部分的脳梁損傷の研究から**脳梁体部後方**が重視されている[2,4,5]。また，左右手間の立体覚の移動に関する判断障害も同様に脳梁体部後方が重視されている[6,7]。

　本症例において，右手が道具を使用していても，後から左手が道具を奪うような場面があった。視覚情報などの外的な刺激に対して左右両半球が活性化するが，右脳側の脳梁損傷により，左脳を抑制する情報が届きにくくなり，右半球が過剰に活性化され，左手の異常行動となったのではないかと考えた。右手の行為は同側半球内に言語野が存在することから言語で説明できるが，左手の行為を説明[*2]できず，両手間の抗争につながるのではないかと考えられた。

＊2　左手の行為の説明
左手の行為は，左手→右脳1次感覚野 → 右脳感覚連合野 → 脳梁 →左脳感覚連合野→左脳角回→左脳言語野→左脳角回→左脳運動連合野 → 左脳1次運動野→発話となり，脳梁を介して左手の感覚・運動情報を言語化できる。左手の場合，脳梁が途絶すると行為の説明（言語化）ができなくなる。右手の行為の説明は脳梁を介さない経路となる。

7 脳梁梗塞で拮抗失行が発現する神経学的メカニズム

　脳梁損傷後の拮抗失行は「右手の意図的な動作に際して左手が不随意に反対目的の動作を行う現象」[8]として定義されている。しかし，「必ずしも左手が右手とは反対目的の行動をとらなくてもよい」[9]とし，田中らの定義では右手の運動意図そのものでなく，運動意図に連動したまとまりのある行為を含めた概念である。本症例も田中らの定義する拮抗失行概念にあてはまると考える。

拮抗失行の責任病巣
☞ p.41 COLUMN参照

　田中らは，脳梁梗塞症例のなかで拮抗失行が現れた症例と現れなかった症例の損傷領域を比較し，その責任病巣を**脳梁体部後端**とした[10]。そこは**上頭頂小葉の連絡線維が走行**しているとして，左半球の上頭頂小葉の活動時に右半球の同部位に運動情報が伝達されているのではないかと推測している。

　矢行症の模式図を図5に示す。左右中心領域への連絡が途絶されることで，左半球からの意図した運動情報が右半球に届かず，また右半球の運動情報も左半球へ届かないことを示す。本症例では言語野が存在する優位半球側の行為を言語化し説明できるものの，左手は説明どおり動かず，左手の意図も伝わらないため暴走し，左右の手が協調動作を完遂することができなかったと考える。

図5　失行症の水平図式

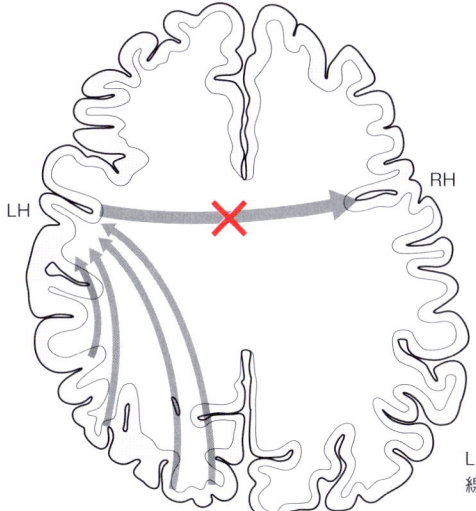

LH：左中心領域，RH：右中心領域。実
線は主として関係する連絡路。

（文献11より改変引用）

8　臨床上のアドバイス

　　拮抗失行は日常動作において出現する症状であり，患者は困惑した訴え
をするが，軽度のものは診察場面で確認できず，見過ごされることが多い。
鑑別が必要なものとして**本能性強制把握による両手間の抗争や他人の手徴
候，道具の強迫的使用**などがあり，**そのときの行為だけでなく離断症状が
伴っているかが重要である**。また，脳梁の完全損傷は認めにくく，ほとん
どは部分損傷であり，何らかの大脳半球内病変を伴うため評価が困難にな
ることが多い。その理由として，脳梁内の解剖学的境界は明瞭でないもの
の吻（rostrum），膝（genu），体（body），膨大（splenium）部の4つに大きく
分けられ（**図6**），左右半球のほぼ同じ部位を連絡していること，栄養する
血管が脳梁の前半3/4〜5/6は前大脳動脈領域からの脳梁周囲動脈，後半1/4
〜1/6は後大脳動脈領域の後脳梁周囲動脈と異なっているためである[12]。
　　リハビリテーション的介入は，

- 動作時に十分リラクセーションを図り，習得した動作を中心に行うこと，
視覚的フィードバックを用いることなどが重要[13]
- 心的緊張を緩和すること，連続動作が左手の失行により妨げられる場合
は，一度左手の動作を中断すること[14]

などを挙げている。その他に，

- Luriaの言語的行動調整を用いる[15]
- 行為に先行した運動イメージを用いる[16]
- 行為の手段を分割し注目させて練習する[17]

が報告されている。運動をイメージしてから実施する方法は，運動イメー

本能性強制把握
☞ p.100参照

ジが補足運動野や上頭頂小葉を賦活し，両手の協調動作の実現に働いたと考察されている。

　拮抗失行に対する介入報告で共通している点は，**精神的な興奮状態で拮抗失行が出現しやすい**ことから，動作遂行中に失敗した際には一度動作を静止させることでリラクセーションを図ること，視覚的フィードバックや運動イメージを利用することである。しかし，どの方法も個別・経験的な方法であり，今後統一された方法論の発展が必要である。

図6　脳梁の構造

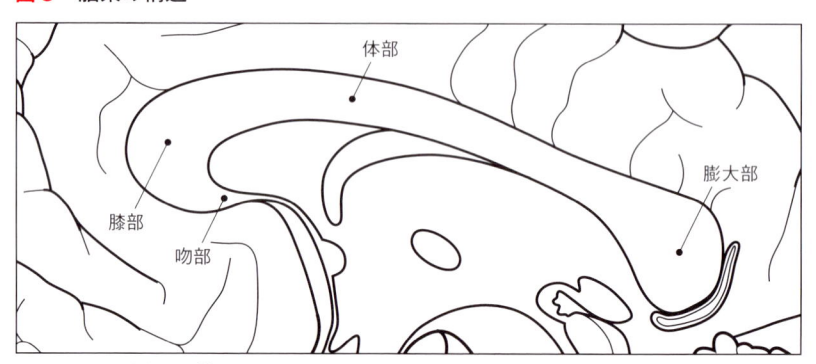

脳梁は，横からみた形で上に凸のC形をしている。全長は7cm程度。

■参考文献
1) Ihori N, et al: Somesthetic disconnection syndromes in patients with callosal lesions. European Neurology, 44: 67-71, 2000.
2) 野飼千津子, ほか：脳外傷により callosal disconnection を呈した1例. 失語症研究, 21: 216-221, 2001.
3) 杉下守弘: 脳梁症候群 精神科 MOOK No.29, 1993.
4) 鹿島晴雄, ほか編: よく分かる失語症と高次脳機能障害. p.336-340, 永井書店, 2003.
5) Kawamura M, et al: Different interhemispheric transfer of kanji and kana writing evidenced by a case with left unilateral agraphia without apraxia. Brain, 112: 1011-1018, 1989.
6) 相馬芳明: 拮抗失行. 神経内科, 55: 138-142, 2001.
7) 田中康文, ほか: Alien hand signの意義－道具の強迫的使用現象と拮抗失行を中心に－. 神経心理学, 13: 172-176, 1997.
8) Akelaitis AJ, et al: Studies on the corpus callosum.Ⅲ. Acontribution to the study of dyspraxia and apraxia following partial and complete section of the corpus callosum. Arch Neur Psych, 47: 971-1008, 1942.
9) 田中康文: 拮抗失行およびその類縁症候. 神経進歩, 35(6): 1015-1030, 1991.
10) Tanaka Y, et al: Diagonistic dyspraxia Clinical characteristics responsible lesion and possible underlying. Brain, 119: 859-873, 1996.
11) 早川裕子, ほか: 失行症に対するアプローチ. MB Med Reha, 192: 57-62, 2016.
12) 吉澤浩志, ほか: 脳梁離断症候群. 総合リハ, 34(9): 861-866, 2006.
13) 渡邉　修, ほか: 脳梁梗塞患者のリハビリテーション. リハ医学, 38: 465-470, 2001.
14) 林　恵子, ほか: 脳梁離断症状を呈する患者へのリハビリテーション－その具体的なアプローチ法を巡って－. 神奈川総合リハビリテーションセンター紀要, 25: 25-31, 1999.
15) 種村留美, ほか: 離断症候群の症例に対する言語的行動調整の試み. 作業療法, 10: 139-145, 1991.
16) 杉山あや, ほか: 脳梁損傷後の拮抗失行に対する運動イメージを用いた認知リハビリテーション. 認知リハビリテーション, 93-100, 2006.
17) Pappalardo A, et al: Posterior alien hand syndrome: case report and rehabilitative treatment. Neurorehabil Neural Repair, 18: 176-181, 2004.

COLUMN

脳梁の血管

　脳梁の主要な栄養血管枝は，前交通動脈，脳梁周囲動脈，後脳梁動脈から分岐している。脳梁内の細動脈は直径100μm以下の複数の血行路があり（図Aa），動脈の直径が100μm以下であると，動脈硬化も解離も起こりにくいとされ，かつ長さも8mm以下と短いため，ラクナ梗塞，小血管病変も起こりにくい。脳梁梗塞は比較的まれな疾患であり，脳梁内の機能局在もまだ不明なことが多く，損傷による症例報告は今後とも大変重要である。後脳梁周囲動脈は脳梁膨大部を主に栄養し，分岐のバリエーションが多い。近位型（80％），遠位型（10％），混合型（10％）に分類され（図Ab），それぞれ膨大部の下部，上部，両方から栄養枝が分岐している。

図A　脳梁の動脈

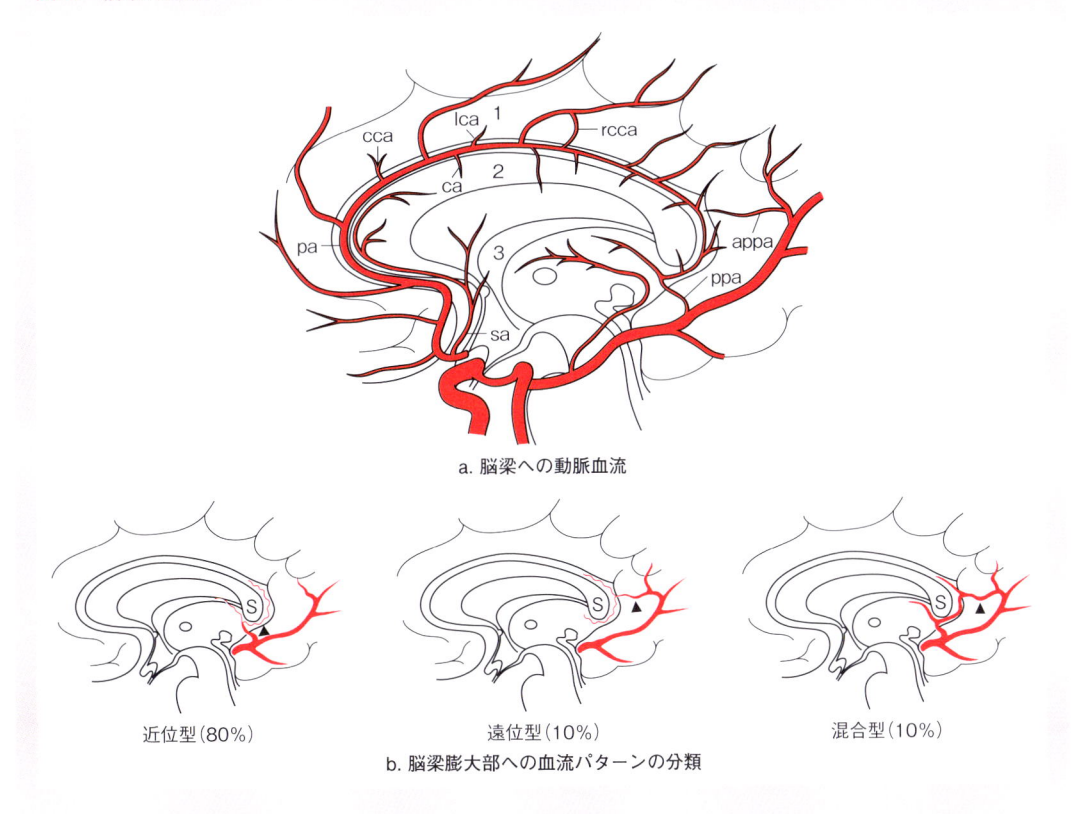

a. 脳梁への動脈血流

近位型（80％）　　遠位型（10％）　　混合型（10％）

b. 脳梁膨大部への血流パターンの分類

■ 参考文献

a）宮坂俊輝，ほか：脳梁の病変．画像診断，35（5）：517-527，2015．

VI

Case Study

2 下肢優位の運動麻痺

放線冠領域の脳梗塞により下肢優位に運動麻痺を生じた症例

岡本善敬

KEY CONCEPT

- 1次運動野や放線冠などの皮質下の小病変では，まれではあるが顔面や上肢または下肢の単独麻痺が生じることがある。
- 1次運動野には体部位局在があり，そこから下行する神経線維の配列は顔面，上肢，下肢で分かれている。そのため，小病変により1次運動野や皮質下神経線維の一部が損傷すると，対応する身体部位に運動麻痺が生じる。
- 放線冠領域において，側脳室レベルの水平断MRIにより側脳室と島皮質をランドマークとした体部位局在の推定方法が提案されている。この手法を基に本症例を検討したところ，梗塞部位が下肢の領域に一致しており，片麻痺症状と一致する見解が得られたことから，臨床における画像の見方の1つとして有用であると考えられる。

1 症例

70歳代，男性
診断名：脳梗塞（左放線冠）

2 臨床経過

- 右上下肢の脱力により発症し，保存的に加療を受けた。
- 回復期リハビリテーション病棟へ入院となった発症後第60病日には，右上肢と比較し右下肢で運動麻痺が重度であり，移動には車椅子を使用していた。
- 回復期リハビリテーション病棟退院時には，自立歩行可能となったが，短下肢装具およびT字杖が必要であった。
- 右上肢は箸の使用など物品操作が可能となった。

3 画像所見

図1には100病日に撮像された本症例の頭部MRI T2強調画像を示した。放線冠の一部に高信号を認めた。また，本症例の病巣位置をSongの提案している手法（図2）を用いて同定した[1]。同定方法は，前方比であるanteriority indexと側方比であるlaterality indexから求める。anteriority indexは側脳室の前角（A）と後角（P）の距離（AP）と，病巣中心（L）と後角（P）との距離（LP）の比（LP/AP）より算出した。次に，laterality indexは病

巣中心(L)と側脳室壁(V)との距離(LV)と，島皮質(I)と側脳室壁(V)の距離(IV)の比(LV/IV)より算出した。

　本症例の病巣位置はanteriority indexが0.34，laterality indexが0.48であり，Songの報告した単独麻痺症例群の分布に合わせると下肢の領域に当てはまる結果となった(図3)。

図1　T2強調画像(発症後100病日)

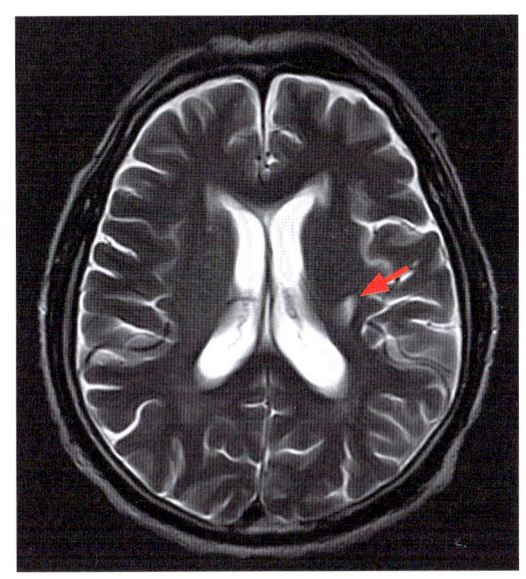

左放線冠領域に高信号が認められた(——➤)。
本症例の病巣位置は，anteriority indexが0.34，laterality indexが0.48であった。

図2　放線冠における病巣位置の評価

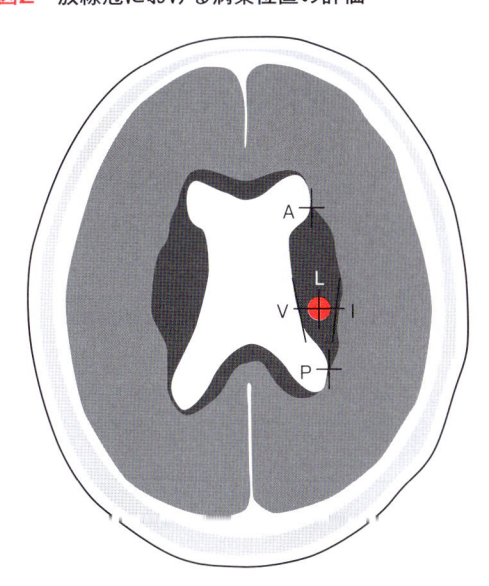

以下の式により求めた前方比(anteriority index)および側方比(laterality index)より病巣位置を評価。
anteriority index＝LP/AP
laterality index＝LV/IV
A：側脳室前角，P：側脳室後角，L：病巣中心，I：島皮質，V：側脳室壁，AP：側脳室前角と後角との距離，LP：病巣中心と側脳室後角との距離，IV：島皮質と側脳室壁との距離，LV：病巣中心と側脳室壁との距離

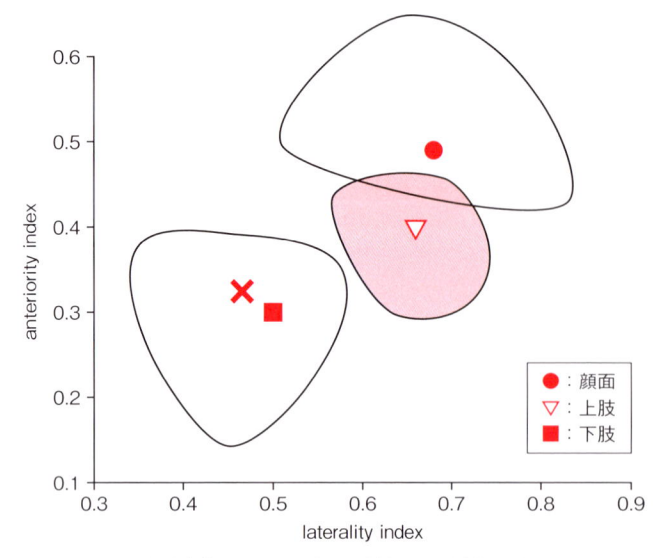

図3 放線冠における病巣位置と単独麻痺との関係

Songによると単独麻痺症例では病巣が前外側から後内側に向かうに従い顔面，上肢，下肢麻痺を呈していた。図中の●▽■はそれぞれの結果の平均値を示した。それぞれの比率（anteriority index, laterality index）は，顔面（0.49, 0.68），上肢（0.40, 0.66），下肢（0.30, 0.50）であった。本症例の病巣位置は下肢の領域であった（✕印）。

（文献1を基に作成）

4 神経学的検査所見

　意識は清明であり，コミュニケーションは会話で良好に可能。腱反射は右上下肢で亢進。Brunnstrom recovery stage は右上肢Ⅴ，右手指Ⅴ，右下肢Ⅳ。右口角はごく軽度下垂。表在および深部感覚は正常であった。構音障害や嚥下障害は認めなかった。

5 神経心理学的検査所見

MMSE：Mini Mental State Examination

　MMSEは29/30点。失語，失認，失行などの高次脳機能障害は認められなかった。

6 右下肢優位に運動麻痺が生じた神経学的メカニズム

　本症例は，感覚障害や高次脳機能障害は認めず，腱反射の亢進と運動麻痺のみを呈していたことから，1次運動野から下行する錐体路が放線冠領域の小梗塞により障害を受けたと考えられる。

　放線冠領域において，側脳室レベルの水平断MRIを用い側脳室と島皮質をランドマークとした体部位局在の推定法が提案されている[1]。この手

法を用いたところ，本症例は下肢へ投射する神経の走行部位に梗塞部位の中心がある結果となり，下肢優位の運動麻痺の症状と一致した。上肢にも運動麻痺を呈していたが，先行研究の症例より病巣が大きいことから病巣の広がりによる影響と考えられる。

錐体路の障害により運動麻痺が生じるが，本症例のように**運動麻痺の程度が顔面や上肢，下肢で異なる症例**を多く経験する。これは錐体路における体部位局在と梗塞部位との位置関係が関与していると考えられる。

7 臨床上のアドバイス

臨床上，顔面や上肢，下肢の単独麻痺症例に出会うことは少ないが，運動麻痺の程度が上肢や下肢で異なる症例は多く経験する。**錐体路の経路と神経線維の体部位局在を念頭において脳画像を見る**ことで，症例の呈する運動機能障害の背景をより深く理解することが可能である。これは練習プログラムや運動機能の予後，補助具などの選定を考えるうえでも有用な情報になるだろう。

■引用文献
1）Song YM: Somatotopic organization of motor fibers in the corona radiata in monoparetic patients with small subcortical infarct. Stroke, 38: 2353-2355, 2007.

VI
Case Study

3 右半側空間無視

左中大脳動脈領域の脳梗塞とleukoaraiosisにより 右半側空間無視が遷延した症例

大塚裕之

KEY CONCEPT

- 半側空間無視は，感覚障害・運動障害をもたないが，大脳病巣と反対側の刺激に対して，気づいて報告すること，反応すること，その方向へ向くことが障害される病態と定義される[1]。
- そのほとんどは，右半球損傷による左半側空間無視で，右半側空間無視は，発症直後に観察されることがあるが，遷延化することはまれだと考えられている。
- 本症例は，左中大脳動脈領域の脳梗塞とleukoaraiosisを呈し，右半側空間無視が長期間残存していた。通常，左半球損傷の場合，右半球が両側視空間への注意を担うため右半側空間無視は残りにくい。しかし，本例のように，leukoaraiosisによる両側白質病変がある場合，右半球の右視空間への注意機能が働かず，右半側空間無視が遷延することになると考えられる。

1 症例

80歳代，女性
診断名：脳梗塞
障害名：右片麻痺

2 臨床経過

- 1年2カ月前に脳梗塞を発症し，回復期病院にて3カ月間，理学療法，作業療法，言語聴覚療法を受けた後，施設に入所している。
- 入所後，日常生活場面で右側への不注意が観察された。
- 食事場面では，食事の右半分の食べ物を残すことがあった。
- 車椅子に座っている際，左側ばかりを向き，右側からの声かけに反応が小さかった。

3 画像所見

MCA：middle cerebral artery

*1 leukoaraiosis
側脳室周囲から深部白質において，MRI T2強調画像やFLAIR画像でほぼ左右対称的に高信号を示す病変。その病変では，神経の軸索やオリゴデンドロサイトが減少し，海綿質状態になっていると考えられている[2]。

発症時の拡散強調画像（**図1**）では，左半球の中大脳動脈（MCA）領域の広範囲に高信号が認められた。FLAIR像では，同領域の高信号とともに，両側側脳室周囲・半卵円中心にleukoaraiosis*1が認められた（**図2**）。

図1 拡散強調画像（発症直後）

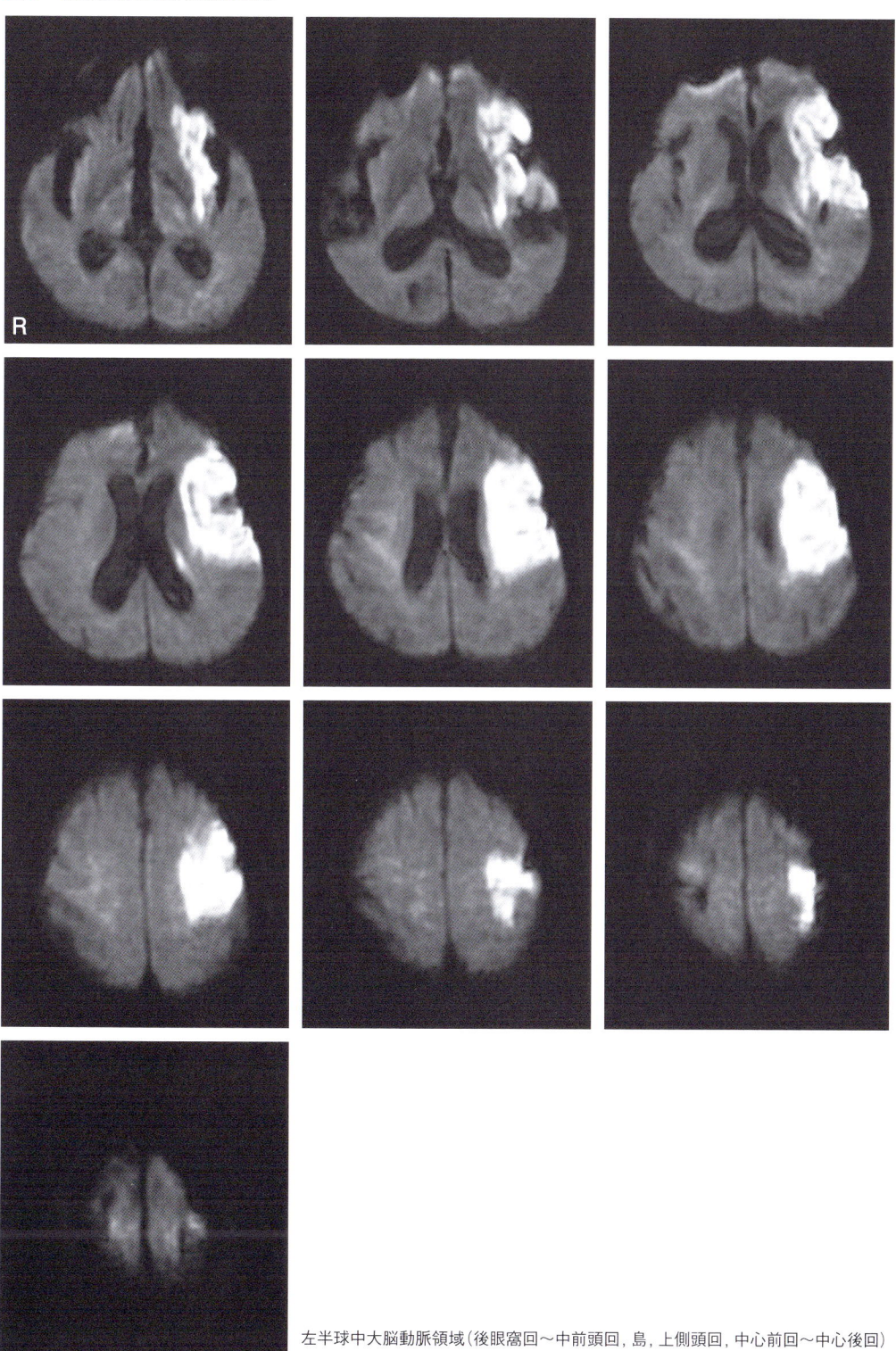

左半球中大脳動脈領域（後眼窩回～中前頭回，島，上側頭回，中心前回～中心後回）に高信号域が認められる。

図2 FLAIR画像（発症直後）

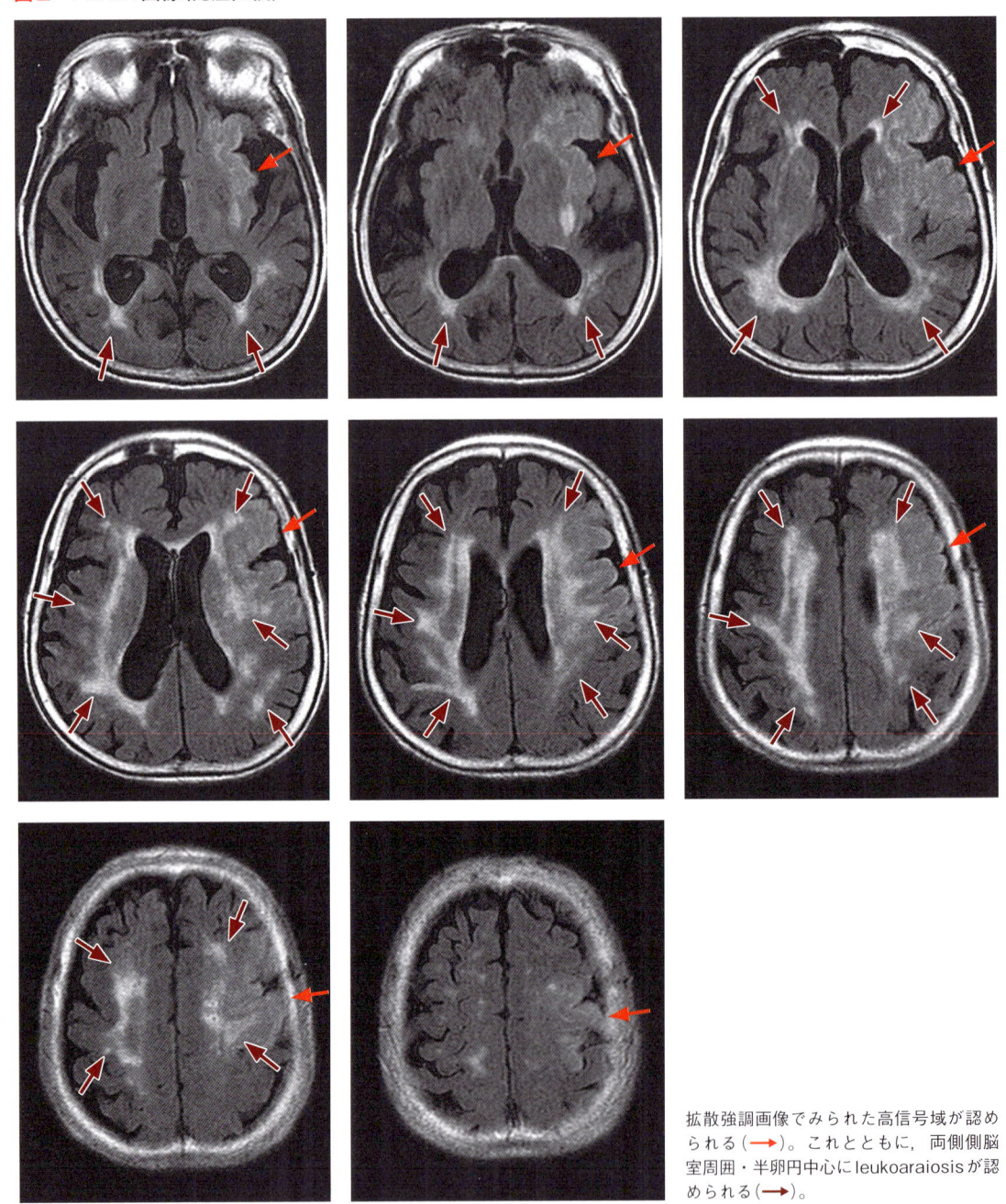

拡散強調画像でみられた高信号域が認められる（➡）。これとともに，両側側脳室周囲・半卵円中心にleukoaraiosisが認められる（➡）。

4 神経学的検査所見

JCS : Japan Coma Scale

軽度な意識混濁（JCS I-1），嚥下障害，右方向への滑動性眼球運動の低下が認められた。右上下肢の触圧覚は中等度鈍麻であった。深部腱反射は右上下肢ともに軽度亢進，病的反射は陰性であった。Brunnstrom stageは上肢・手指Ⅳ・下肢ともにⅠレベルであった。視野障害は認められなかった。

5 神経心理学的検査所見

BIT : Behavioural Inattention Test

運動性失語を伴うも短文理解は可能で簡単なコミュニケーションは可能であった。半側空間無視のテストとして，BIT線分二等分試験用紙を右半側空間無視用に改変したもの（図3）を使用した。その結果，各線分は中心点から1.2cm（上），3.3cm（中央），4.2cm（下）左方向への偏位が認められた（図3）。各線分の偏位率はそれぞれ11.8％，32.4％，41.2％であった。

左から右方向への視覚探索課題を行った。机上に積み木を横一列に5つ並べ，非麻痺側の左手で左側の積み木から順に取り，検者に渡す課題を用いた（図4）。左側の積み木は取ることができたが，中央の積み木や右側の積み木に対しては，眼球運動・頭頸部運動がなく，到達運動が生じなかった。

図3 本症例の線分二等分試験の結果

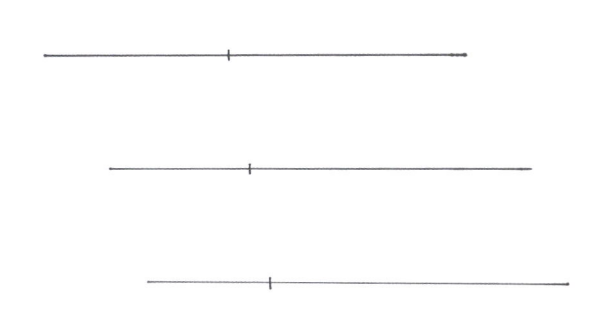

A4判の紙に20.4cmの線分が上，中央，下に3本印刷された用紙を用いた。その結果，各線分は中心点から1.2cm（上），3.3cm（中央），4.2cm（下）の左方向への偏位がみられた。

VI

Case Study

図4　視覚性探索課題

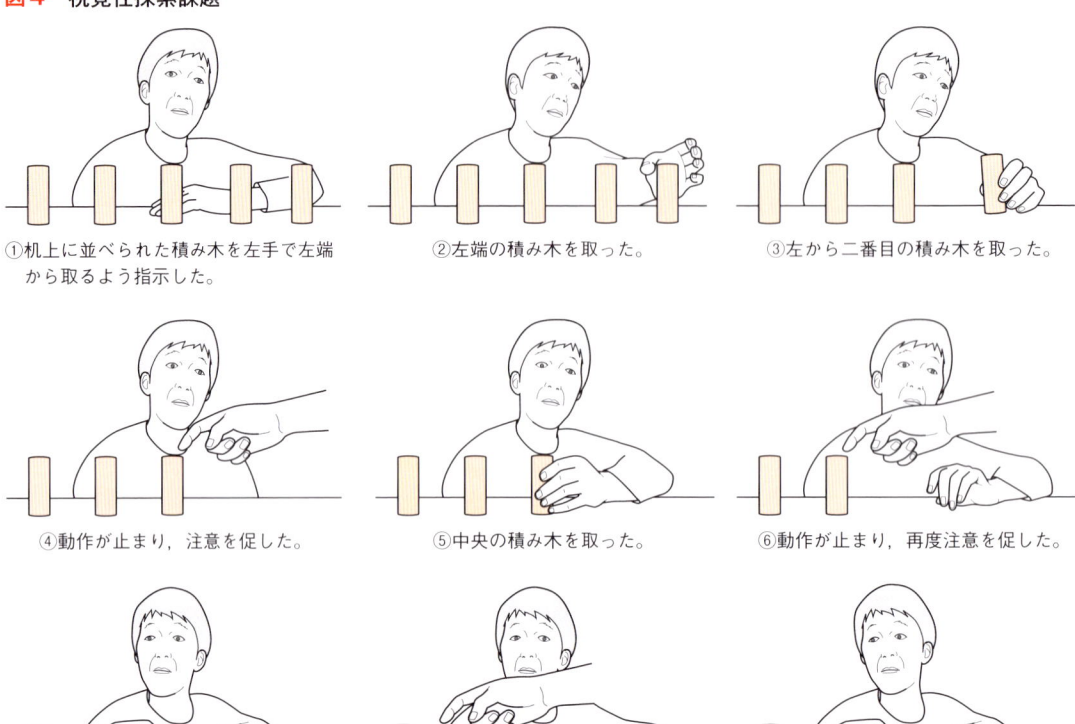

①机上に並べられた積み木を左手で左端から取るよう指示した。

②左端の積み木を取った。

③左から二番目の積み木を取った。

④動作が止まり，注意を促した。

⑤中央の積み木を取った。

⑥動作が止まり，再度注意を促した。

⑦右から二番目の積み木を取った。

⑧動作が止まり，注意を促した。

⑨右端の積み木を取った。

6 アセスメント

　本症例に用いた改変BIT線分二等分試験では左への偏位率（11.8％，32.4％，41.2％）が大きかった（図3）。また，視覚性探索課題では右視空間内の積み木に対する手の到達運動が生じなかった（図4）。これらの結果から，本症例は右半側空間無視と判断された。

　左MCA領域脳梗塞により，後眼窩回〜中前頭回，島，上側頭回，中心前回〜中心後回の病巣を認めた。本症例の特徴は，脳梗塞とともに重度のleukoaraiosisを合併していたことである。

　右半側空間無視が遷延化する要因として，Weintraubらは両側半球にわたる病変が関与する可能性を示唆している[3]。本症例の重度の右半側空間無視は，左MCA領域脳梗塞とleukoaraiosisによる両側半球の病変が要因と考えられ，Weintraubらの説を支持するものであった。

7　右半側空間無視が遷延化する神経学的メカニズム

　Weintraubらは，右半側空間無視からの機能回復には，左半球が担っていた右視空間への注意を右半球が両側視空間への注意で補うという仮説を立てた。さらに右半側空間無視の重症化には左半球損傷による右視空間への注意障害を右半球で補完できなかった結果，右半側空間無視に陥ると述べている[3]。本症例もこの仮説を支持し，左MCA領域脳梗塞による左半球における右視空間への注意障害と，重度leukoaraiosisの両側白質損傷により，右半球において右視空間を補えなかった結果，右半側空間無視を呈したと考えられる。すなわちleukoaraiosisによる神経の軸索の減少や脱髄が，皮質下-皮質および皮質-皮質の注意ネットワークの機能不全を引き起こしたため，右半球内の右視空間への補完に対する可塑的な変化が阻害された可能性が示唆された。

右視空間への注意障害
☞ p.134参照

図5　右半側空間無視が遷延化するメカニズム

赤丸の分布および赤実線が右半球の視空間注意機能，黒丸の分布および黒実線が左半球の視空間注意機能を示している。

a：右半球は左右視空間への注意機能があるが，左半球は右視空間への注意機能しかもたないと考えられている。

b：左半球の病巣（■）により，左半球の注意機能が障害されるが，右半球の注意機能により右視空間の注意機能は保たれる。

c：本症例のように，両側半球にびまん性の病巣（　）がある場合，右半球が左半球の注意機能を補えず，右半側空間無視が遷延化すると考えられる。

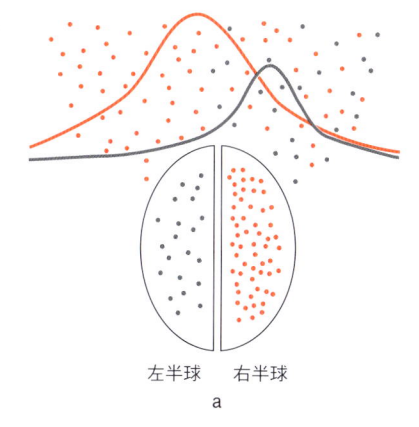

左半球　　右半球
a

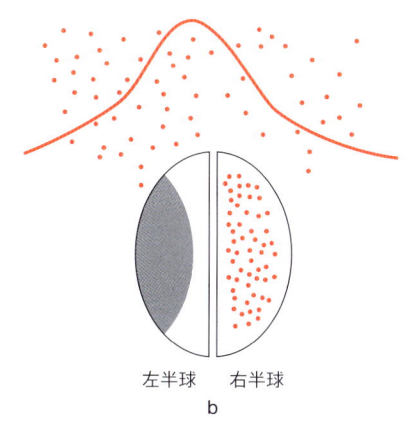

左半球　　右半球
b

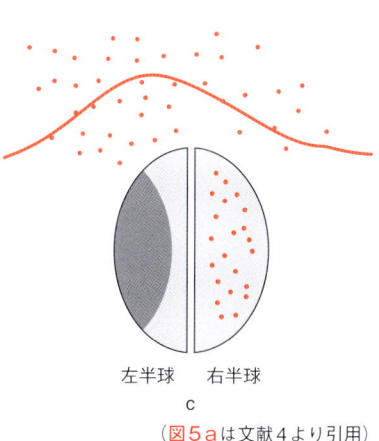

左半球　　右半球
c

（図5aは文献4より引用）

VI
Case Study

8 臨床上のアドバイス

　発症直後では，左半球損傷により右半側空間無視が観察されることがあるが，遷延化することは比較的まれであると考えられている。しかし，本症例のように，**長期間右半側空間無視が残存する患者は，失語・失行・覚醒水準の低下などが重複しており，見逃されていることが多いかもしれない**[5]。

　左半側空間無視と同様，日常生活活動において右半側空間無視も多大な影響がある。左半球症状を考慮しながら，注意深く検査をし，環境の改善や機能障害へ介入していく必要がある。

■ 引用文献

1) Heilman KM, et al: Neglect and related disorders. In: Heilman KM, Valenstein E, editors. Clinical neuropsychology. 4th ed. New York, Oxford University Press, p.296-346. 2003.
2) Bowler JV: Vascular cognitive impairment. J Neurol Neurosurg Psychiatry, 76 Suppl 5: v35-44, 2005.
3) Weintraub S, et al: Right sided hemispatial neglect and bilateral cerebral lesions. J Neurol Neurosurg Psychiatry 60: 342-344, 1996.
4) 石合純夫: 高次脳機能障害学 第2版. 医歯薬出版, p.170, 2012.
5) 大塚裕之, ほか：Leukoaraiosis が右半側空間無視の要因と考えられた症例. 脳科学とリハビリテーション, 9: 35-40, 2009.

4 Pusher現象

右放線冠の脳梗塞によりPusher現象を呈した症例

山本　哲

KEY CONCEPT

- pusher現象は，脳卒中急性期に多くみられる現象であり，あらゆる姿勢で麻痺側に傾斜し，自らの非麻痺側上下肢を使用して床や座面を押し，他動的に姿勢を正中にしようとして，他者の介助に抵抗するという特徴を呈する。pusher現象が生じるメカニズムは明らかではない。
- 本症例は，左右大脳半球の脳血流の差が大きく，著明なpusher現象を呈した。このことから，pusher現象が生じる背景として非損傷側大脳半球の過活動による影響が示唆された。

1 症例

70歳代，女性

診断名：脳梗塞

現病歴：発症時，自宅にて急激に左上下肢に脱力感が生じ，床に座るようにゆっくり倒れた。意識は清明であった。A病院に救急搬送され，頭部MRIの撮影を行い，右放線冠領域の脳梗塞を認め，A病院に入院加療することとなった。発症後1カ月で病状は安定し，リハビリテーション目的でB病院に転院となった。

2 画像所見

SPECT：single photon emission computed tomography

　発症当日の拡散強調画像では，右放線冠および内包後脚領域に高信号を認めた（図1a，b）。また発症2カ月のSPECT画像では，右中大脳動脈領域を中心とした右半球の広範囲（前頭葉・頭頂葉・側頭葉・基底核・視床・島）の血流低下を認めた（図2a）。さらに左小脳の血流低下を認めた（図2b）。

図1　拡散強調画像（発症日）

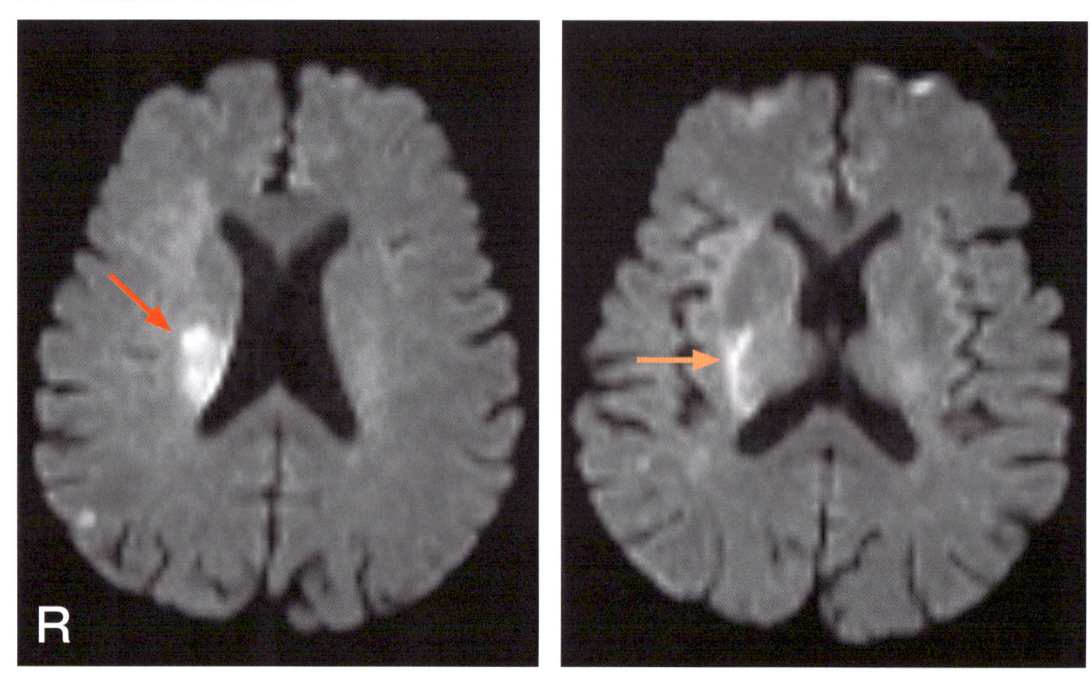

右放線冠（**→**），内包後脚（**→**）に高信号を認めた。

図2　SPECT画像（発症後2カ月）

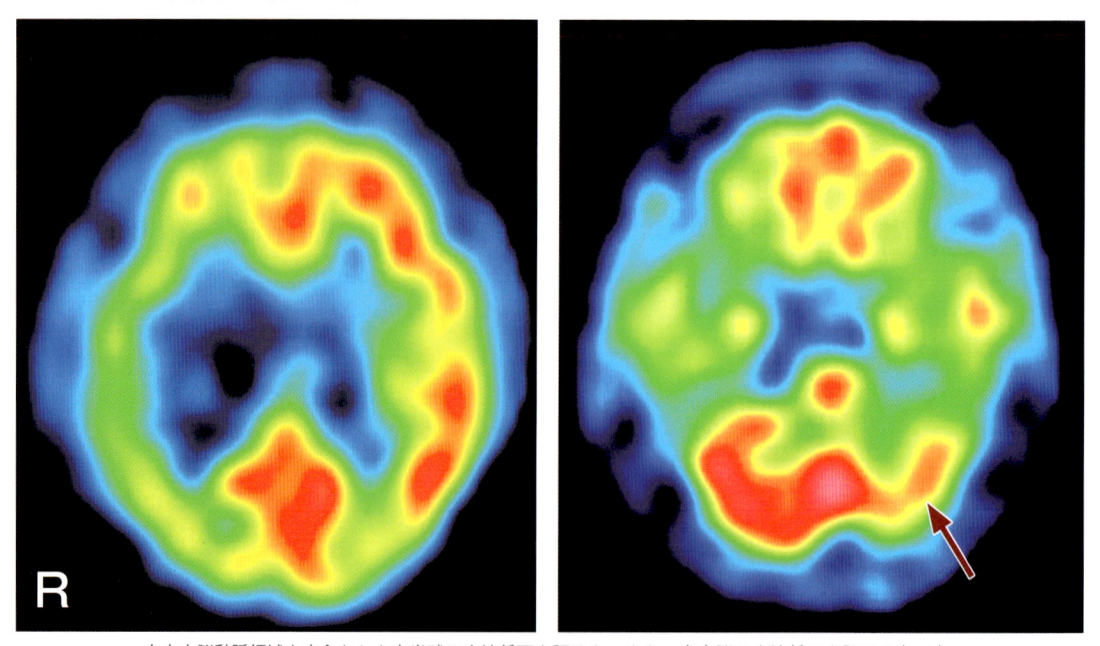

右中大脳動脈領域を中心とした右半球に血流低下を認めた。また，左小脳の血流低下を認めた（**→**）。

3 神経学的検査所見

　発症後2カ月の腱反射(R/L)は上腕二頭筋−/＋＋，上腕三頭筋−/＋＋，膝蓋腱−/−，アキレス腱−/＋＋。運動麻痺(Brunnstrom stage)は左上肢Ⅱ，手指Ⅰ，下肢Ⅱ。感覚障害は左上下肢の表在感覚および深部感覚は脱失であった。視野障害は認めなかった。

4 神経心理学的検査所見

MMSE：Mini Mental State Examination

　発症後2カ月，コミュニケーション良好，MMSE 25点/30点。高次脳機能障害，pusher現象は重度(Clinilcal rating scale for contraversive pushing：5.5点/6点　※6点が最重症となるスケール)，左半側空間無視は重度であった。

5 動作所見

FIM：Functional Independence Measure

　座位・立位は不可(Berg Balance Scale：1点/56点)，FIMは51点/126点であった。

6 神経学的メカニズム

　本症例の発症後2カ月における所見は座位，立位が不可能であり，重度のpusher現象を呈していた。発症当日のMRIでは右放線冠から内包後脚にかけての病巣を認めた。Karnathら[1]は，pusher現象を呈する症例の病巣は，**視床後部が特徴的**であったと述べている。本症例は視床後部近傍の病巣を認めており，この報告と一致したMRI所見である。

　一方，SPECT所見では，前頭葉，頭頂葉，側頭葉，後頭葉にわたる広範な皮質と皮質下領域，および左小脳半球に血流低下が認められた。Kinsbourne[2]は，半側空間無視症候が出現するメカニズムとして大脳半球間障害仮説を提唱している(図3)。正常時の視覚的注意機能は，左視野が主に右半球で処理され，右視野が主に左半球で処理される(図3a)。一側半球に障害が生じると(図3b)，非損傷半球の過活動が生じ，損傷側の視覚的注意機能が過大評価される一方，非損傷側は過小評価され半側空間無視が生じるという説である。このKinsbourne[2]の半球間障害仮説を，本症例が呈したpusher現象に適用すると，同現象は広範な領域に及ぶ半球間抑制の障害に伴った**非損傷半球の過活動**が生じたことによる，**非麻痺側身体・空間などの過剰認識**が要因である可能性が考えられた。しかし，運動の予測制御に関与する大脳小脳連関の機能低下による要因も否定できない。

半側空間無視
☞ p.39, 130, 234参照

半球間抑制
☞ p.97参照

大脳小脳連関
☞ p.75参照

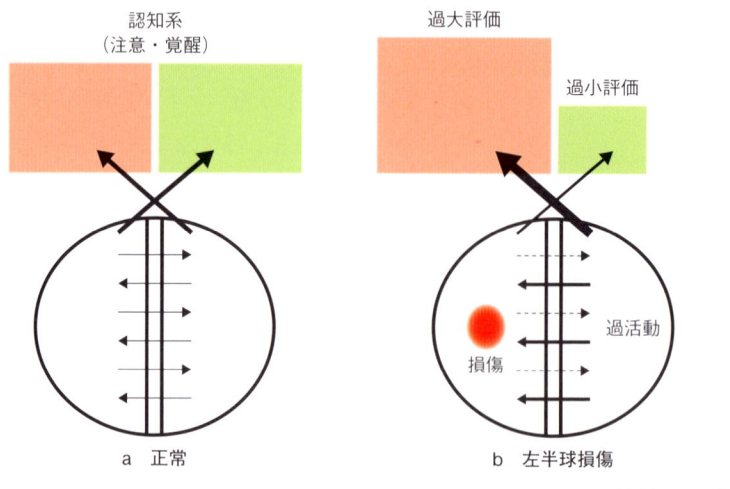

図3　半側空間無視症候における半球間障害仮説

認知系
（注意・覚醒）

過大評価

過小評価

損傷

過活動

a　正常

b　左半球損傷

（文献1より改変引用）

今後症例を重ね検討する予定である。

7　臨床上のアドバイス

- ●半球間障害仮説は，pusher現象のメカニズムに関与していることが考えられ，今後の検討が必要となる。
- ●MRI画像で想定される領域よりも広い領域で脳血流の低下が生じる症例が存在するため，本現象を理解するためには，SPECTなどの脳血流所見も活用する必要があると考えられる。

■引用文献

1）Karnath HO, et al: Posterior thalamic hemorrhage induces "pusher syndrome". Neurology, 64: 1014-1019, 2005.
2）Kinsbourne M: A model for the mechanism of unilateral neglect of space. Trans Am Neurol Assoc, 95: 143-146, 1970.

5 運動無視

右被殻出血により上下肢に運動無視が出現した症例

揚戸　薫

VI

Case Study

KEY CONCEPT

- 運動無視は，運動麻痺や感覚障害は見られず，左右肢とも使用できると考えられるのに病巣と対側の一側肢をあたかも重篤な麻痺があるかのような使用低下を特徴とする神経学的水準では説明のつかない現象である[1]。
- 責任病巣は，前頭葉内側面，頭頂葉，視床，基底核など，さまざまな報告があり，左右半球いずれの障害でも起こり，限局した病巣をもたない[1-7]。発症早期で消失する例が多いが，1年以上残存する例も存在する。
- 運動麻痺（筋緊張低下）や半側空間無視，半側身体失認と見間違われることが多いので，鑑別が必要である。
- 運動無視の特徴は，
  ①両側使用中に症状（運動低下）が出現しやすく，患側肢のみの使用では運動低下は出現し難い。
  ②強い声かけや励ましによって，一過性ではあるが即時的に改善（運動が出現）する[1, 3, 8]。

1 症例

70歳代，女性，右利き
診断：右被殻出血
既往歴：8年前，くも膜下出血を発症するも後遺症なく，数日で退院し，通常の生活に復帰した。

2 臨床経過

　気分不快，呂律の回りにくさを訴え発症，緊急入院し保存的治療を受けた。発症後6日目から車椅子乗車，2週後からリハビリテーションを開始した。発症後4週目，集中リハ目的でリハビリテーション専門病院に転院した。

発症後5週目：諸動作全般に左上下肢の低使用および不使用が目立った。右側（健側）からの起居動作では，左上下肢の置き去りなどの配置反応異常が頻回に確認された。端座位保持は自立レベルも，左側にバランスを崩した際は，左上肢の保護伸展反応や立ち直り反応は見られなかった（**図1a**）[9]。左の靴履き動作では，右手で左足を介助し，左上下肢の随意運動や協力動作は終始見られなかった（**図1b**）[9]。起立動作では左下肢の支持が不十分なまま立ち上がり軽介助レベルであった。歩行は左下肢の振り出しの遅延や引きずり，歩幅の狭小化が目立ち，やがて右下肢のみ振り出し，左下肢

は取り残され，体幹前傾位のまま前方に突進し介助を要した（**図2**）[9]。また，このような歩行中の左下肢の振り出しの低下や消失の際，しばしば患者自ら右手で左側のズボンを引っ張り，左下肢の振り出しを介助誘導した。両下肢での車椅子駆動を指示すると，常に右足のみ駆動に参加し，左足の運動は見られず，車椅子下に巻き込まれた（**図3**）[9]。またぎ動作でも左下肢の随意運動は見られず，右手で左下肢を誘導した（**図4**）[9]。ADL場面（食事，更衣，整容など）での上肢機能は，すべて右手のみ使用し，左手の運動低下や配置反応の異常が頻繁に認められた。これら諸動作における左上下肢の低使用，不使用に対して検査者が指摘すると，症例は「左の手（足）は重たい，動きません」と一貫して常に動かないことを主張した。動作中，検査者が「もっと左手（足）を使いましょう。その調子！ 上手ですよ！」と励ましを伴う強い口頭指示を行うと，左上下肢の運動は即時的に出現し，動作は問題なく円滑に遂行された（**図5，6**）[9]。しかし，この左上下肢の運動の出現は一過性であり，口頭指示を止めたり，指示者の声が小さくなると，すぐに左上下肢は低使用，不使用の状態に戻った（**図7**）[9]。

発症後12週目：自ら「頑張れ！ 今から歩くから足動け！」と患肢を励ますようになり，患肢の引きずりはなく近位見守りで歩行が可能となった。

図1　座位動作場面

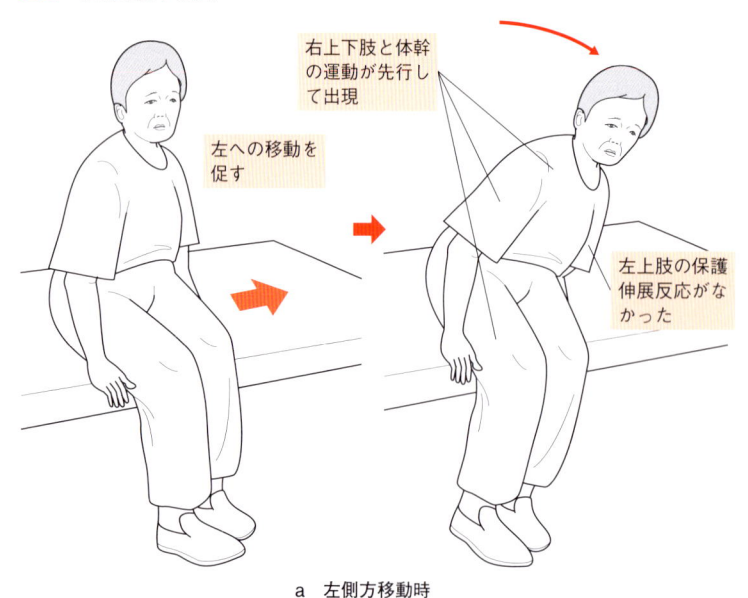

右上下肢と体幹
の運動が先行し
て出現

左への移動を
促す

左上肢の保護
伸展反応がな
かった

a　左側方移動時
左下肢に運動がみられず，右上下肢と体幹運動が先行し，左にバランスを崩した。
このとき，左上肢の保護伸展反応は見られなかった。

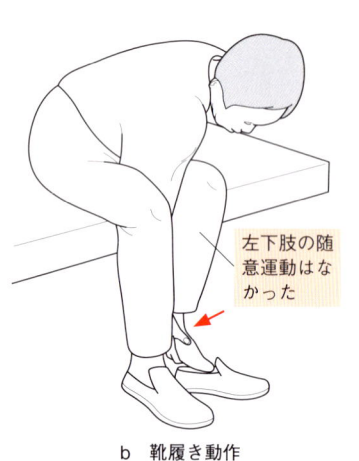

左下肢の随
意運動はな
かった

b　靴履き動作
左上下肢の随意運動がみられず，右手
で左足を把握・誘導した（➡）。

図2　歩行場面（発症後5週，声かけなし）

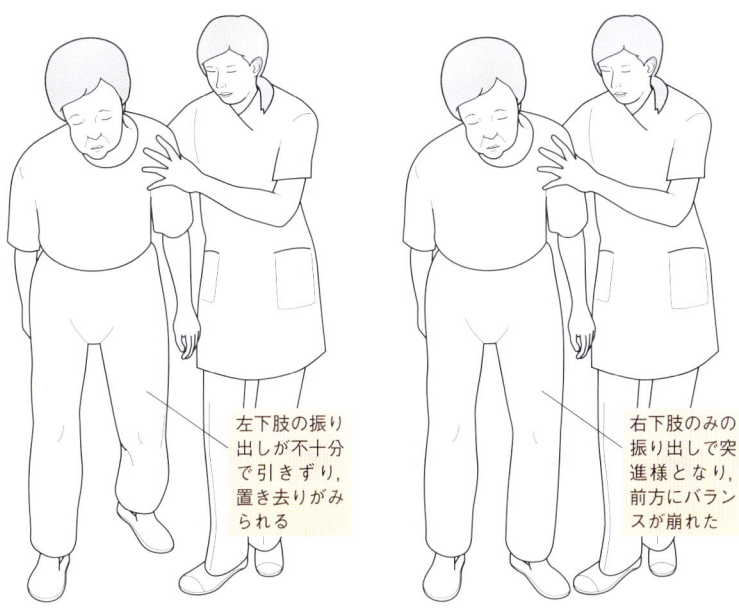

左下肢の振り出しが不十分で引きずり，置き去りがみられる

右下肢のみの振り出しで突進様となり，前方にバランスが崩れた

左下肢の振り出しは不十分で引きずり，置き去りが顕著となり，右下肢のみの振り出しで突進様となり，前方にバランスを崩し介助を要した。

図3　両下肢の車椅子駆動場面（発症後5週，声かけなし）

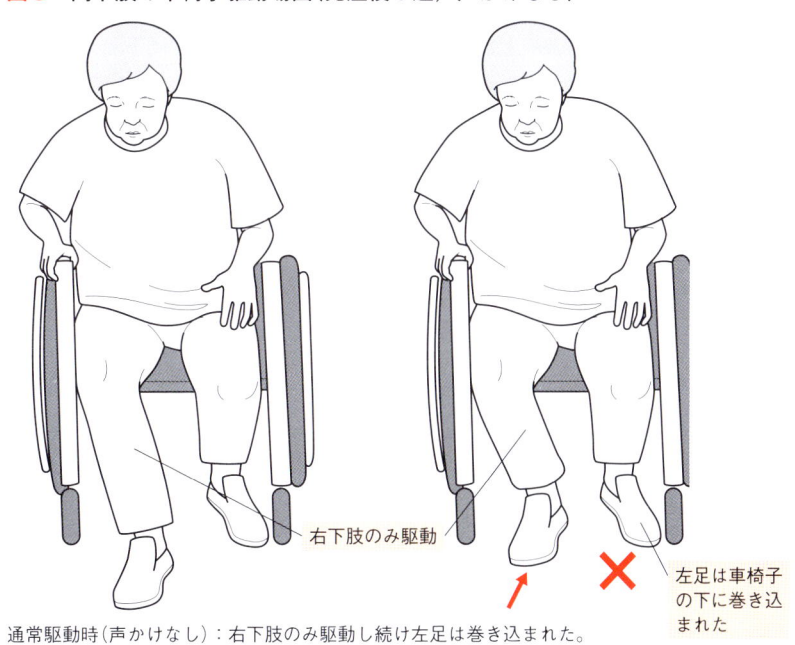

右下肢のみ駆動

✕ 左足は車椅子の下に巻き込まれた

通常駆動時（声かけなし）：右下肢のみ駆動し続け左足は巻き込まれた。

図4　またぎ動作（左下肢挙上場面，声かけなし）

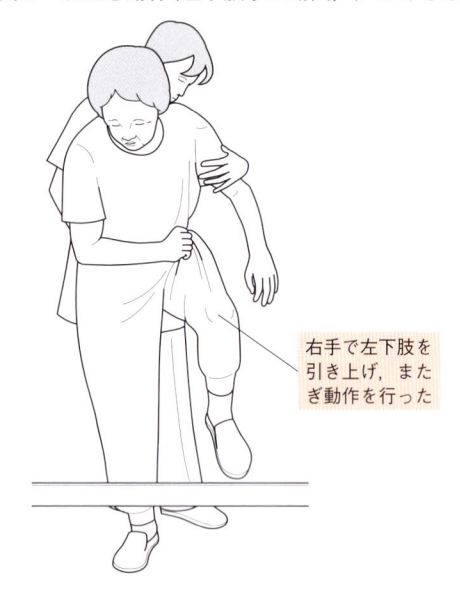

右手で左下肢を
引き上げ，また
ぎ動作を行った

左下肢は運動がみられず，右手でズボンを
引っ張り遂行した（声かけなし）。

図6　またぎ動作（左下肢挙上場面，声かけあり）

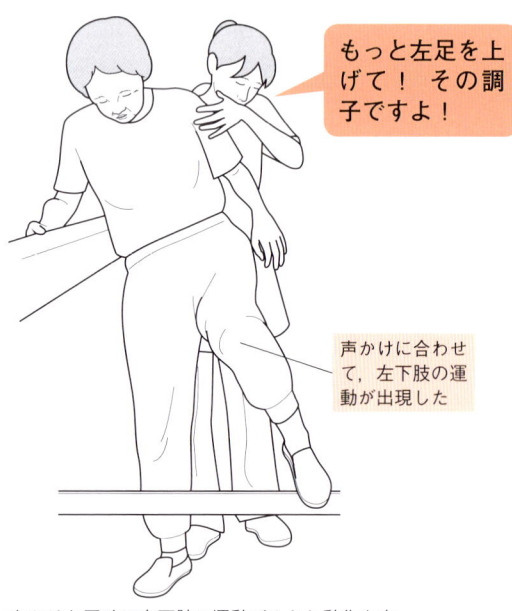

もっと左足を上
げて！　その調
子ですよ！

声かけに合わせ
て，左下肢の運
動が出現した

声かけと同時に左下肢に運動がみられ動作を完
遂した（声かけあり）。

図5　両下肢の車椅子駆動場面（声かけあり）

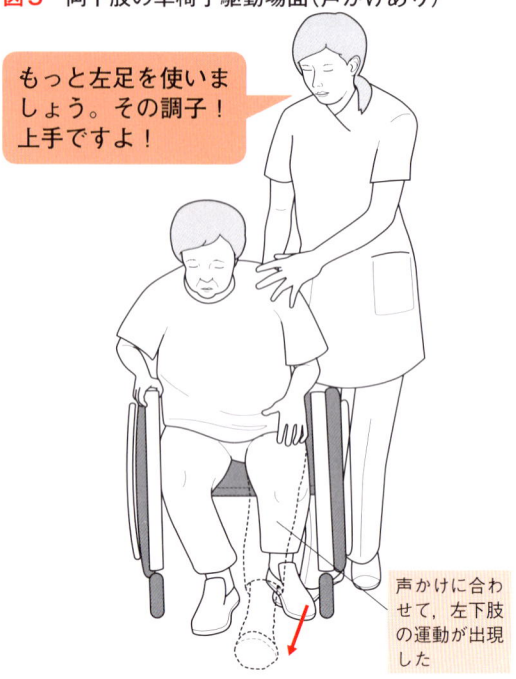

もっと左足を使いま
しょう。その調子！
上手ですよ！

声かけに合わ
せて，左下肢
の運動が出現
した

左下肢への声かけ時：即時的に左下肢の運動が出現し，駆
動に参加した。

**図7　両下肢の車椅子駆動場面
　　　（声かけの中断または弱い声かけ）**

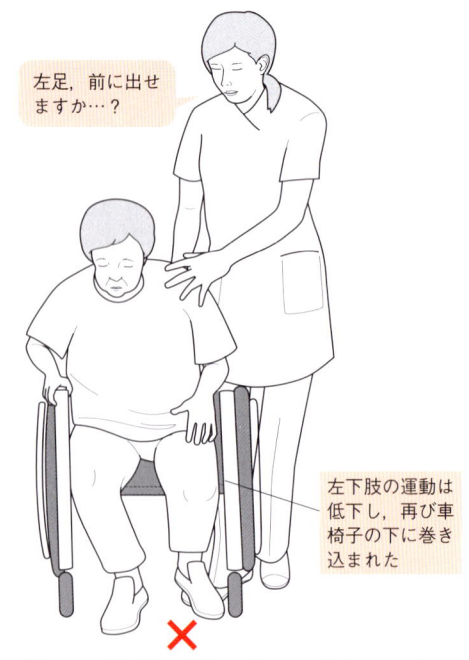

左足，前に出せ
ますか…？

左下肢の運動は
低下し，再び車
椅子の下に巻き
込まれた

声かけ中断時：再び左下肢の運動は低下し，巻き込まれた。

3 画像検査所見

　今回発症時のCTでは，右被殻を中心に尾状核，内包後脚，視床外側部の一部に高吸収域を，4週後のCTでも同部位に低吸収域を認めた（**図8a, b**）[9]。

図8 CT画像

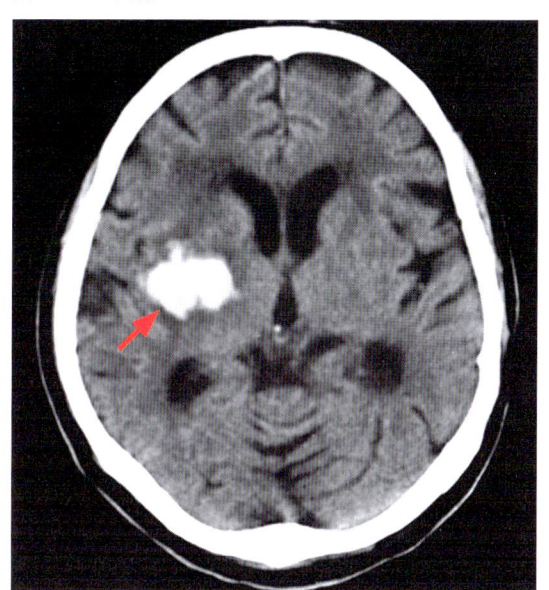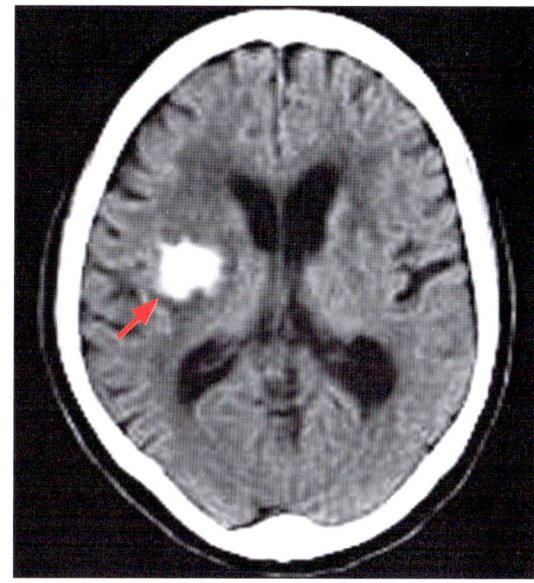

a　発症時
右被殻を中心に尾状核，内包後脚，視床外側部の一部に高吸収域を認める（**→**）。

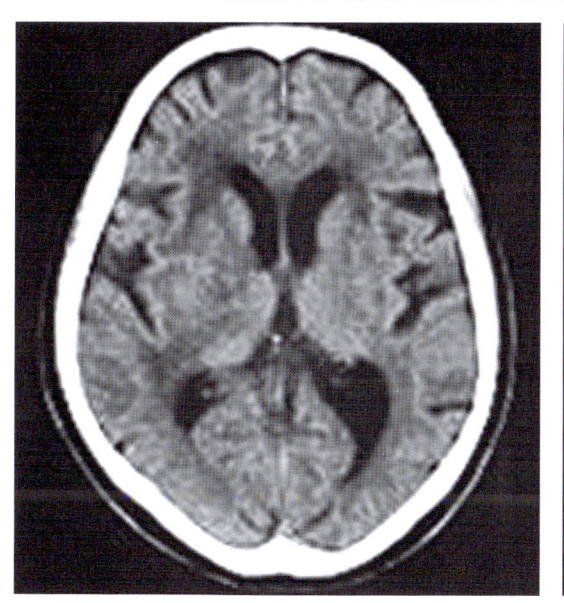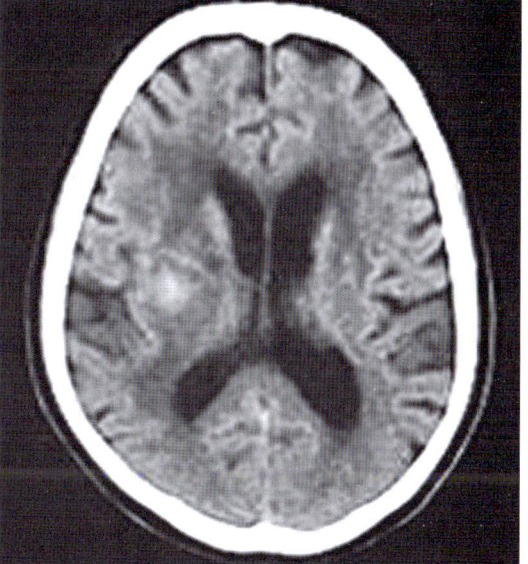

b　発症4週後
同部位に低吸収域を認める。

4 神経学的所見：発症後5週

　意識清明。聴覚，視覚に障害は認めず。腱反射は上下肢ともに左右差なく正常，病的反射は左右下肢ともに陰性であった。片麻痺運動機能は左上肢下肢・手指ともにBrunnstrom stage Ⅴレベルで，足指も分離運動が可能であったが，左上下肢にBarre徴候，Mingazzini徴候を認めた。左上下肢の体性感覚は，表在感覚は軽度鈍麻，深部感覚，複合感覚はほぼ正常であったが，痛み刺激に対する逃避反応は欠如していた。左右上下肢ともに従命行為は可能で，左側のみの運動課題は円滑で，運動失調様の測定異常はみられなかった。

5 神経心理学的所見：発症後5週

　左半側空間無視，左半側身体失認，病態失認，運動維持困難，視覚的および触覚的消去現象は認めず，観念失行，観念運動失行も認めなかった。言語面に異常はなく，注意は転導性亢進，持続性低下の傾向を認めたが，諸検査を完遂する機能は十分保たれていた。MMSEは21点であった。

MMSE：Mini Mental State Examination

6 神経学的メカニズム

　運動無視は，損傷半球側の左右差はなく，病巣部位による違いもなく，メカニズムは明らかになっていない。
　中川[4]は，運動無視の中核症状である患肢の低使用は自動的動作の選択的障害による「自覚されない低使用」と述べており，**気づくことで動作改善が得られ**日常的な動作駆動の方策機構の障害としている。また，Heilmanら[10]は，意図-動作障害の1つとしている。

7 臨床上のアドバイス

他の障害との鑑別

　運動無視は，**運動麻痺（筋トーヌス低下）や半側空間無視，半側身体失認と見間違われる**ことが多いので，以下の鑑別を行うとよい。
①健側による患側の代償が多い：動作中の患肢の低使用・不使用の顕在化とともに，それを補うために健側上下肢の代償行為が随所にみられる。これは運動無視例に特徴とされる患側上肢の不使用に対する健側上肢による代償運動の増加現象[1-4]である。
②障害に対する過小評価：患者は「患肢は重たい，動きません」と自身の障害に対して，一貫して常に動かないことを主張する。無視症候群でみら

れる過大評価と対照的に，実際の能力よりも悲観的に過小評価をすることが特徴である[5, 9]。

③**強い声かけで運動が出現する**：意図しない動作，自動的な動作場面で運動無視は出現しやすい[1, 4, 7]。逆に，動作中，検査者が**強い口頭指示**を行うと，患肢の運動は一過性だが即時的に出現し，動作は問題なく円滑に遂行される[1, 4, 6]。アプローチとしては，最終的には自分自身で内的動機を高めるように声かけをし，運動を意識させることが症状を改善させる1つの方法と考える。

出現頻度が高い

運動無視は臨床上しばしば遭遇する頻度のかなり高い症状であると同時に，機能障害としてADL上に及ぼす影響が指摘されている[8]。

下肢にも出現する

運動無視は上肢の報告例が多いが，症例によっては下肢にもみられる。靴履き動作や起立，歩行，車椅子駆動などADLや移動動作に大きく影響を及ぼす[9]。歩行時の下肢の引きずりやつまずきも特徴で，それによる転倒，車椅子両足駆動時の足の巻き込みなど，移動動作場面におけるリスクにも直結する[9]ので注意が必要である。

■ 引用文献
1) Laplane D, et al: Motor neglect. J Neurol Neurosurg Psychiatry, 46: 152-158, 1983.
2) 鳥居方策：運動無視．精神科 Mook No.29 神経心理学．p.146-152，金原出版，1993.
3) 中川賀嗣：運動無視．Clin Neurosci, 21: 778-780, 2003.
4) 中川賀嗣：行為障害の無認知．神経心理学, 19: 87-95, 2003.
5) 前野　崇，ほか：脳卒中に合併した運動無視症状の経過．運動障害, 10: 79-84, 2000.
6) Manabe Y, et al: Motor neglect following left thalamic hemorrhage: a case report. J Neurol Sci, 171: 69-71, 1999.
7) Nakagawa Y, et al: Motor neglect following damage to the supplementary motor area. Neurocase, 4: 55-63, 1998.
8) 岩田　誠：運動無視について．神経心理学の源流．失行編・失認編（秋元波留夫，ほか編）．創造出版，p.226-231，2002.
9) 高杉　潤，ほか：運動無視の下肢機能—右被殻出血の1例—．神経心理学, 24: 70-75, 2008.
10) Heilman KM, et al: Neglect and related disorders. Clinical Neuropsychology. 3rd Edition. Ed by Heilman KM & Valenstein E. Oxford University Press, New York, p.279, 336, 1993.

VI

Case Study

6 SOFF離断による拙劣な運動

麻痺肢に拙劣な運動を呈した症例

戸坂友也

KEY CONCEPT

- 臨床場面において，運動麻痺や感覚障害が軽度であるにもかかわらず，動作のぎこちなさや運動の円滑性が低下する症例を観察することがある。
- 円滑な運動には，視覚や体性感覚を統合する頭頂連合野と高次運動領域を連絡する連合線維が関与する。
- 本症例は，脳血管障害後，運動麻痺や感覚障害が軽度であるにもかかわらず，麻痺肢の運動が拙劣であった。
- 一次運動野は，体性感覚と頭頂連合野と密接な関係をもっており，これらを結ぶ連合線維が上後頭前頭束（SOFF）とされている。本症例に関してはこの連絡線維の離断により運動が拙劣になったものと考えられた。
- SOFFは，視覚・体性感覚情報による運動制御に関与していることが推察された。

SOFF：superior occipito-frontal fasciculus

1 症例

60歳代，男性
診断名：心原性脳梗塞

2 臨床経過

t-PA：tissue plasminogen activator

- 犬の散歩中に倒れているのを発見され，C病院に搬送。意識障害および，重度左片麻痺を呈し，右中大脳動脈M1梗塞を認め，血栓溶解療法（t-PA）施行。
- t-PA後血流の再開通を認め，麻痺改善。発症から3週後リハビリテーション目的で当院へ転院される。

ADL：activities of daily living

- 発症後2カ月：軽度な運動障害と感覚障害を認めた。歩行やADLは自立していたが，麻痺側の上下肢での触覚誘導課題（皮膚触覚で誘導する追跡運動）時にいずれも動作が拙劣であった。
- 発症後3カ月：踏み台昇降や小走りが可能となったが，麻痺側上下肢の触覚誘導課題では依然動作が拙劣であった。

3 画像所見

図1，2は発症後3週のCT画像である。
基底核レベルのCT画像（図1）では右被殻から側脳室外側，放線冠にか

図1　頭部CT画像（発症後３週，基底核レベル）

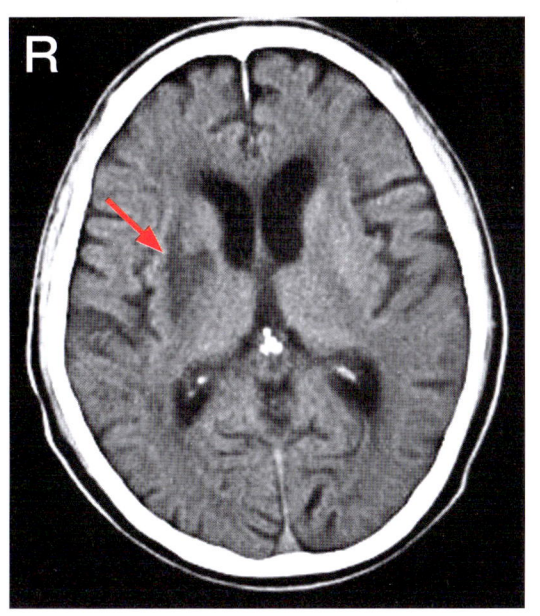

基底核レベルで被殻部に低吸収域（➡）を認める。

図2　頭部CT画像（発症後３週，脳室レベル）

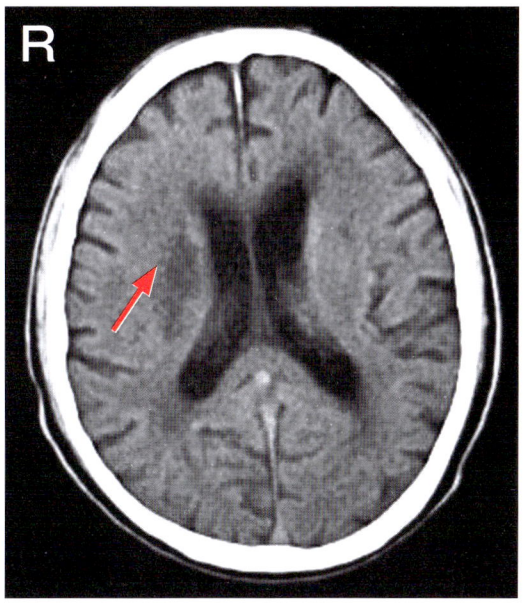

脳室レベルで側脳室外側部に低吸収域（➡）を認める。

けて低吸収域を認めた。脳室レベルのCT画像（**図2**）では右被殻部周辺より側脳室中心部〜前角に沿って右放線冠・尾状核頭周辺に低吸収域を認めた。その他の領域には明らかな所見は認めなかった。

4 神経学的検査所見

　発症後3週での錐体路徴候は，左右とも消失。病的反射は認められなかった。Brunnstrom stageは左上肢Ⅳ・手指Ⅵ・下肢Ⅵレベルであり，わずかに筋力低下を認めた。筋緊張（muscle tone）については左右差を認めなかった。表在覚は問題なく，位置覚・立体覚などの深部覚は，軽度鈍麻であった。その他，視覚・視野・眼球運動には明らかな異常所見はなく，失行などの高次脳機能障害も認められず，歩行やADLは自立していた。

5 神経心理学的検査所見

MMS 　：Mini Mental State
　　　　　Examination
D-CAT：Digital Cancellation
　　　　　Test
BIT 　：Behavioural Inat-
　　　　　tention Test

　コミュニケーション良好。MMSE 25点/30点（減点項目：計算−4，再生−1）。言語は問題なし。BIT通常検査では，123/146点であり，注意機能スクリーニング検査（D-CAT）では，第一試行：作業量187，偏差値37，第二試行：作業量116，偏差値29，作業変化率63.6，偏差値33，第三試行：作業量89，偏差値30，作業変化率47，偏差値36であった。

6 本症例における拙劣な運動の特徴

基本動作や歩行，ADLでは，自立レベルで円滑な動作が可能である。しかし，他動運動時，思うように力が抜けないなどの筋出力の調節不良や動作のぎこちなさを認めた。そこで，手指や足指に，皮膚触覚で誘導し，追従してもらう**触覚誘導**という課題を行ったところ，上下肢が拙劣であった。視覚を利用した開眼時での触覚誘導課題では，上下肢は拙劣ではなかったが，閉眼時では上下肢とも拙劣であった。

7 拙劣な運動が出現する神経学的メカニズム

上後頭前頭束
☞ p.11参照

側脳室体部の上外側部には，上後頭前頭束（SOFF）という線維束が走行しており，脳梁の下方で尾状核体部の上外側，放線冠の内方を前後に走る[1]。本症例の側脳室外側の病変は，ここに相当すると考えられ，SOFFが損傷されていると推察した。

SOFFは，前頭葉と頭頂葉や後頭葉を連絡する線維束であるといわれている。しかし，この線維束に関する研究は少なく，SOFFに関しての走行や働きについては明らかになっていない。拡散テンソル画像（diffusion tensor tractography）を用いたヒトにおけるSOFFの研究報告では，頭頂葉と密接な関係があり，特に**頭頂連合野（7野）と運動前野（6，8野）は密接な関係**をもっているということが報告されている[2]。その他，SOFFの描出についても，その走行に関してさまざまな報告がみられ[3-5]，現在のところ定説がないといえる。

本症例の患者に実施した皮膚触覚による誘導課題では，一次運動野と運動前野，頭頂葉の感覚情報のやりとりによって運動が制御されたと考えられる。すなわち，SOFFはkinematics情報[*1]と遠心性コピー[*2]との双方向の情報のやりとりをして運動を制御していると考えられる。本症例の運動の拙劣さは，SOFFの離断が生じたことで，Kinematics情報と遠心性コピーとのやりとりがうまく働かなかった結果と推察された。

*1　kinematics情報
対象物をつかむ際に，対象物に応じた手の構えをつくるプレシェーピングといわれる行動がある。これらの行動が頭頂連合野から運動前野へ伝達される情報。

*2　遠心性コピー
意図的な運動を実行する際に運動指令に基づく予測情報のコピー。

遠心性コピー
☞ p.33参照

8 臨床上のアドバイス

側脳室外側領域の障害によりSOFFが離断し運動が拙劣になる報告例は少ない。また臨床徴候も不明確な部分が多い。軽度の運動麻痺と深部感覚に障害があり，運動が拙劣な場合，SOFFの離断を含めて損傷領域を予測する必要がある。またSOFFが損傷していた場合，閉眼時と開眼時とで運動の差異が生じると考えられる。開眼時に運動が円滑に行えることは，後頭葉へ連絡するルートが保たれており，閉眼時に運動が拙劣になることは，

頭頂連合野へ連絡するルートに何らかの問題があることが推察される。広範に障害されている場合，運動麻痺や失調症状に隠れて運動の拙劣さの見極めが困難になることが予測される。SOFFが影響する運動の拙劣さに類似する疾患として，**基底核病変で生じるパーキンソニズムやラクナ梗塞**があるが[6]，その神経学的背景は異なっており鑑別は重要である。今後，症例数を重ね検討を進めていく必要がある。

■ 引用文献

1) 高橋昭喜，編著：脳MRI 1.正常解剖 第2版．p.43-51，学研メディカル秀潤社，2005.
2) Makris N, et al: The occipitofrontal fascicle in humans: a quantitative, in vivo, DT-MRI study. Neuroimage, 37: 1100-1111, 2007.
3) Catani M, et al: Virtual in vivo interactive dissection of white matter fasciculi in the human brain. Neuroimage, 17: 77-94, 2002.
4) Mori S, et al: Imaging cortical association tracts in the human brain using diffusion-tensor-based axonal tracking. Magn Reson Med, 47: 215-223, 2002.
5) Mori T, et al: Progressive changes of white matter integrity in schizophrenia revealed by diffusion tensor imaging. Psychiatry Res, 154: 133-145, 2007.
6) Arboix A, et al: Clinical study of 35 patients with dysarthria-clumsy hand syndrome. J Neurol Neurosurg Psychiatry, 75: 231-234, 2004.

VI

Case Study

連合運動

視床出血により連合運動が出現した症例

大塚裕之

K EY CONCEPT

- 連合運動とは，「身体のある部分を随意的に動かすとき，それとは直接関係のない，本来は動かない部分が，毎常，一定の形で不随意に，目的に沿わない動きをするもの」と定義される[1]。
- 中枢神経損傷後の連合運動の下位分類として，①広汎性連合運動，②模倣性連合運動，③協調運動型連合運動とまとめており，それぞれの連合運動は異なる病態があると考えられている[1]。
- 本症例は，右視床出血後に多種の連合運動が観察された。
- 連合運動が観察された場合，日常生活動作の障害に連合運動が関与している可能性を考慮し，評価・介入を進めることが重要だと考えられる。

1 症例

80歳代，男性
診断名：右視床出血
障害名：左片麻痺

2 臨床経過

- 12年前に発症し，回復期病院にて，理学療法・作業療法・言語聴覚療法を受けた後，A施設のデイケアを発症後1年よりリハビリテーション目的で利用している。屋内・屋外ともに杖歩行にて自立しており，日常生活活動は部分介助の入浴以外はすべて自立している。
- 評価の過程で，対側性模倣性連合運動，同側性模倣性連合運動，協調運動型連合運動が観察された（後述）。

3 画像所見

MRI T1強調画像では右視床後部に高信号を認めた（図1）。

図1　T1強調画像（発症後10年）

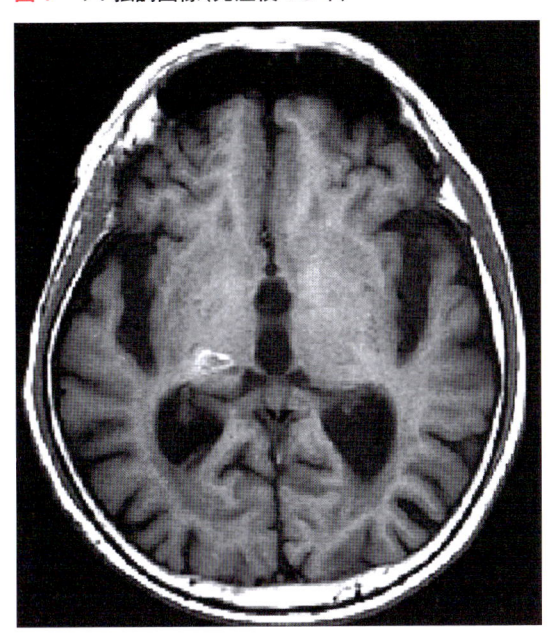
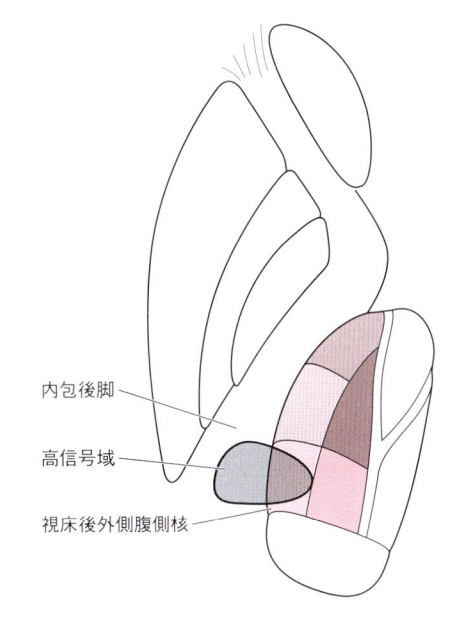

内包後脚

高信号域

視床後外側腹側核

4　神経学的検査所見

　意識清明，Brunnstrom Stageは左上肢Ⅴ，手指Ⅵ，下肢Ⅴであった。左上下肢の表在感覚，深部感覚は重度鈍麻であり，自発的な異常知覚として痺れを訴えていた。筋緊張は左上下肢で亢進し，深部腱反射は左上肢で亢進していた。病的反射は陰性であった。

　運動機能の評価の過程で，左上下肢に，対側性模倣性連合運動，同側性模倣性連合運動，協調運動型連合運動が観察された。

● 対側性模倣性連合運動は，右手（非麻痺側）の全指屈曲・伸展運動を行ったとき，左手に全指屈曲・伸展運動が観察された（図2）。

● 同側性模倣性連合運動は，左足関節背屈−底屈運動を行ったとき，左手関節背屈−掌屈運動が観察された（図3）。

● 協調運動型連合運動は，右下肢の屈曲−伸展を行ったとき，左下肢に伸展−屈曲運動が観察された（図4）。

　いずれの連合運動においても，他動運動では出現せず，また患者は連合運動が生じていることに気付いていなかった。

図2　対側性模倣性連合運動

非麻痺側　　　　　　　　　　　　　麻痺側

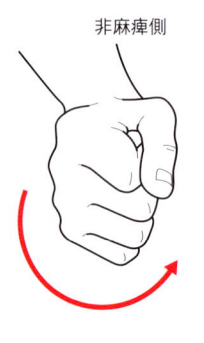 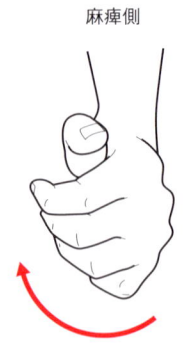

a

右手（非麻痺側）の全指屈曲を行ったとき，左手に全指屈曲が観察された。

非麻痺側　　　　　　　　　　　　　麻痺側

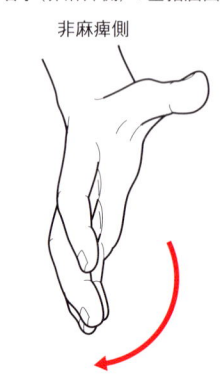 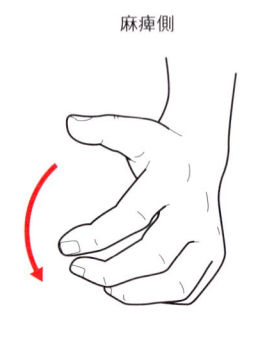

b

右手（非麻痺側）の伸展運動を行ったとき，左手に全指伸展運動が観察された。

図3　同側性模倣性連合運動

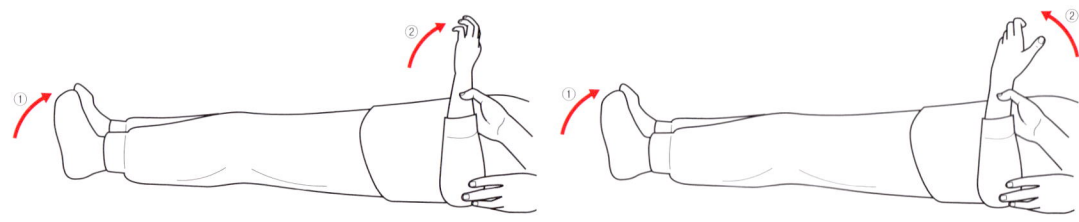

前腕回内位・回外位でも左足関節背屈運動（麻痺側）を行ったとき（①），左手関節背屈運動（麻痺側）が観察された（②）。

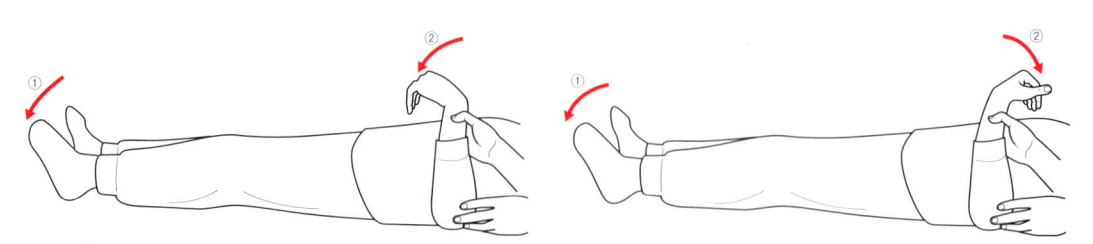

前腕回内位・回外位でも左足関節底屈運動（麻痺側）を行ったとき（①），左手関節掌屈運動（麻痺側）が観察された（②）。

前腕回内位　　　　　　　　　　　　　前腕回外位

図4　協調運動型連合運動

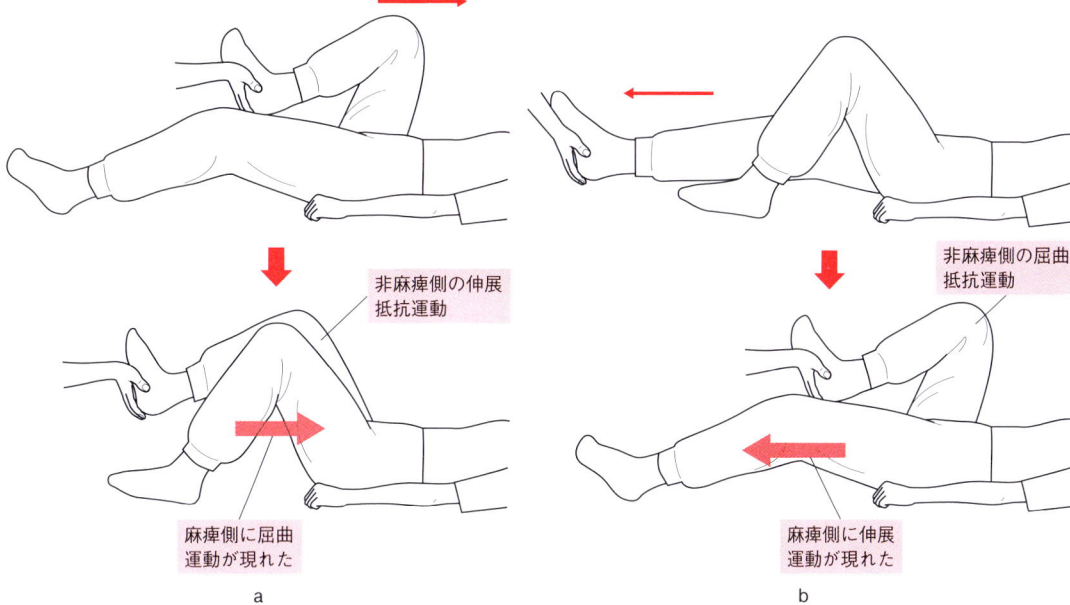

非麻痺側の伸展
抵抗運動

非麻痺側の屈曲
抵抗運動

麻痺側に屈曲
運動が現れた

麻痺側に伸展
運動が現れた

a

b

右下肢の伸展を行ったとき，左下肢に屈曲運動が観察
された。

右下肢の屈曲を行ったとき，左下肢に伸展運動が観察
された。

5　神経心理学的検査所見

HDS-R：Hasegawa Demen-
tia Scale-Revised
（長谷川式簡易認知症
スケール）

　HDS-Rは26/30点で，物品記銘および言語の流暢性に減点がみられた以外は，特に見当識障害，注意障害，右半球症状は認められなかった。自発話は流暢で，言語理解，復唱にも異常はなく失語，観念運動失行，観念失行も認められなかった。

6　連合運動の症候学

　平山は，連合運動の定義として，「身体のある部分を随意的に動かすとき，それとは直接関係のない，本来は動かない部分が，毎常，一定の形で不随意に，目的に沿わない動きをするもの」と述べている[1]。中枢神経病変により生じる連合運動の下位分類として，
①広汎性連合運動
②模倣性連合運動（a：対側性，b：同側性）
③協調運動型連合運動
とまとめており，それぞれの連合運動は異なる病態があると考えられている[1]。
　本症例で観察された模倣性連合運動は，一肢の随意運動に伴って，他肢が同様の動きを呈する連合運動であり，対称的に反対側肢が動く対側性模

做性連合運動である。一方，同側の他肢が動くものを同側性模倣性連合運動とよぶ[1]。これらの連合運動は異なる病態メカニズムがあると考えられている。

協調運動型連合運動は，ある筋群が随意的な収縮（運動）を起こすと，機能的にそれと共同して働きうる筋群に，不随意的筋収縮（運動）が起こるものである[1]。本症例で観察された四肢の協調運動型連合運動は，交差性の伸展性連合運動とよばれ，比較的まれな病態と考えられている[2]。

7 連合運動の神経学的メカニズム

対側性模倣性連合運動の神経機序は，非交叉性同側経路，両側運動ニューロンへの分岐，半球間連絡に伴う両側運動皮質活動，両側運動皮質に対する高次運動領域からの共通入力などが想定されている[3]。同側性模倣性連合運動の神経機序は，大脳半球の運動プログラム系内における脱抑制*1が想定されている。一次運動野における上肢と下肢領域での重複や解剖学的連結はないが，高次運動野*2では重複するといわれており[4]，高次運動野の機能障害か，一次運動野や高次運動野間の神経ネットワークの機能障害が同側性模倣性連合運動の一因となる可能性がある。協調運動型連合運動の神経機序は，脊髄レベルでの脱抑制が想定されている[2]。

*1 **脱抑制**
抑制がはずれること。

*2 **高次運動野**
運動前野，補足運動野。

8 臨床上のアドバイス

連合運動が強く生じた場合，日常生活場面に影響を及ぼす可能性がある。例えば，対側性模倣性連合運動が強く生じた場合，両手で位相が異なる運動を行った際，同位相になってしまい，両手での巧緻動作が阻害されるかもしれない。また，協調運動型連合運動が強く生じた場合，一側下肢の伸展により他側下肢が屈曲することで，立ち上がり動作や立位保持の動作が阻害されるかもしれない。従って，各動作の障害に連合運動が関与している可能性を考慮し，評価・介入を進めることが重要である。

■ 引用文献
1） 平山惠造：神経症候学 第2版Ⅱ. 文光堂, p.731-741, 2010.
2） 平山惠造：神経症候学 第1版. 文光堂, p.649-654, 1971.
3） Carson RG: Neural pathways mediating bilateral interactions between the upper limbs. Brain Res Brain Res Rev, 49: 641-662, 2005.
4） Fink GR, et al: Multiple nonprimary motor areas in the human cortex. J Neurophysiol, 77: 2164-2174, 1997.

8 知覚転位(allesthesia)

麻痺側内に知覚転位を示した重度体性感覚障害を伴う右被殻出血例

高杉　潤

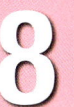EY CONCEPT

- 知覚転位とは，感覚刺激を加えた部位とは異なる部位にそれを感知する現象をいう[1]。この現象は刺激部位と対称的な部位に刺激を感じることが多いが，左右非対称的な部位，身体の同側内の異なる部位に感じられることもある[2,5]。
- 脳血管障害の急性期に出現することが多く，病状の経過とともに軽快し，多くは20日以内に消失する[2]。
- 多くは重度の体性感覚障害を伴い，感覚障害側に強い痛み刺激(侵害刺激：強くつねるなど)を与えると，やや遅れて刺激部位とは別の部位に痛み(不快感，異様感)を指摘するか，それを払いのけるような仕草をする[2]。
- 転位部は指差しでも口頭でも同一で，皮膚上の定位は正確で再現性がある。開眼・閉眼で検査しても同様である[1]。

VI

Case Study

1 症例

60歳代，女性，右利き
診断：右被殻出血(保存的治療)

2 臨床経過

　脳出血と診断され入院となり，保存的治療とリハビリテーションを継続した。
　既往歴は特になし。

3 画像所見

　発症当日の頭部CTでは右被殻部を中心に広範な血腫を認めた。

4 神経学的検査所見（発症後4カ月）

錐体路症状として深部腱反射は左上下肢に亢進。病的反射は左上下肢に陽性。左上下肢の筋緊張は低く，随意収縮はみられず，Brunnstrom stageは左上下肢Ⅱ，手指Ⅰであった。体性感覚は表在感覚（触覚・温痛覚），深部感覚ともに左上下肢は脱失であった。

5 神経心理学的検査所見（発症後4カ月）

重度の左半側空間無視を認め，motor impersistenceは陽性であった。左半側身体失認および病態失認は認めなかった。

MMSE : Mini Mental State Examination
FAB : frontal assessment battery

MMSEは19点。FABの合計点は低く1桁台であった（GO/NO-GOはすべて不可で0点）。注意障害は分配性，転換性に障害を認めた。行動場面上は，全般的に性急さを認めた。

6 本症例における知覚転位の特徴（発症後4カ月）

VAS : visual analogue scale

麻痺側（左）下肢の関節を他動的に最終可動域まで動かすと，まったく動きを伴わない同側（麻痺側）上肢のみに強い痛み（VASで8〜10）の訴えが聞かれた（**表1**）。この現象（知覚転位）は，強い痛みが伴うような最終可動域まで動かしたときのみに生じることが特徴で再現性を認めた（**図1**）。しかし，左上肢の他動運動では左下肢には転位は認めなかった。安静時や通常の表在感覚・深部感覚検査時では，痛みの訴えや知覚転位は出現しなかった。

表1　本症例の知覚転位の部位と程度

刺激の部位と種類	痛みを訴えた部位	痛みの程度
左股関節（他動運動）	左肩	
左足関節（他動運動）	左前腕	VAS 8〜10
左足趾（他動運動）	左手掌	

図1 他動運動による知覚転位（発症後4カ月）

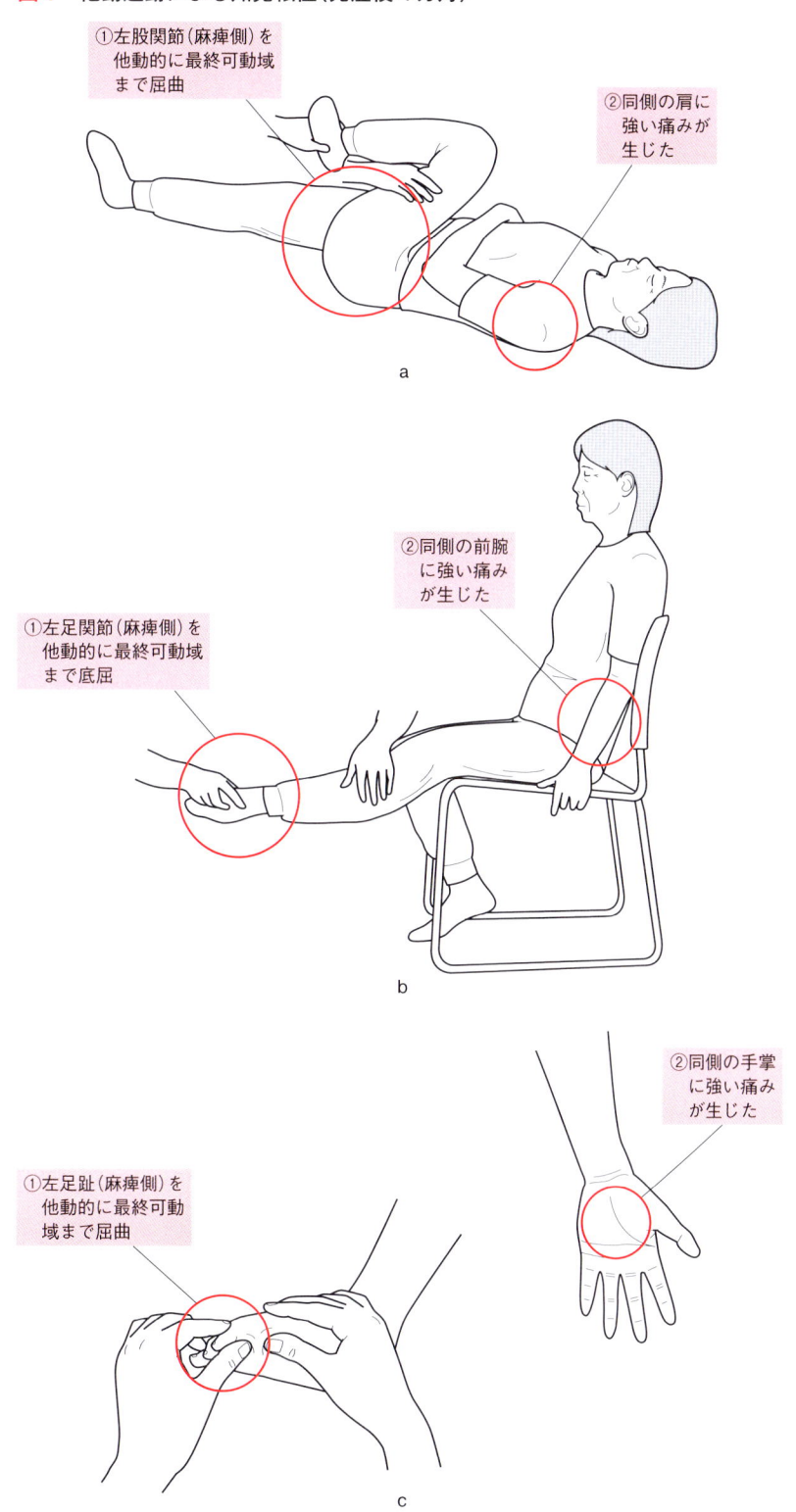

①左股関節（麻痺側）を他動的に最終可動域まで屈曲

②同側の肩に強い痛みが生じた

a

②同側の前腕に強い痛みが生じた

①左足関節（麻痺側）を他動的に最終可動域まで底屈

b

②同側の手掌に強い痛みが生じた

①左足趾（麻痺側）を他動的に最終可動域まで屈曲

c

VI

Case Study

7 知覚転位の神経学的メカニズム

　知覚転位は，体性感覚の求心性線維の障害によって，通常では働かない同側性の体性感覚求心性線維が，一過性に活動することによって起こるとされている。脊髄病変でもみられることから，**高次脳機能障害としてではなく脊髄視床路の遮断による同側性非交叉性の脊髄視床路の解放**という，要素的な体性感覚障害と考えられている[5]。しかし，脳損傷例では圧倒的に右半球病変，被殻出血例が多く[1]，これに対する説明はできず，疑問が残るとしている[3]。また，本症候は体性感覚だけでなく，視覚，聴覚など他の感覚でも生じるとされる[4]。

8 臨床上のアドバイス

　本症候は，**消去現象と混同**したり[3]，反応が**痛覚失認や半側身体失認に近似**している[1]ため，鑑別が必要とされる。

　本症候は報告例が少なく，実態が不明な点も多い。その理由として，
①比較的発症早期に消失する点
②重度の感覚障害に加え，強い痛み刺激（強くつねるなどの侵害刺激）が加わらないと確認できない点
などがあり，臨床でも発見されにくく，見過ごされやすいと考える。

　本症候の予後や経過の特徴は，**発症初期は刺激とは対側部位に現れ，経過とともに同側に転位し（図2）**[5]，**発症早期に消失する**。しかし本症例のように，慢性期まで知覚転位が残存し，しかも麻痺側の同側内に留まる例は珍しい。

　本症候は，まだ確認されていないだけで，実際は慢性期でも多くみられる現象なのかもしれない。今後，臨床場面でも注意深い観察と分析が必要である。

図2　知覚転位の経過（右被殻出血例）

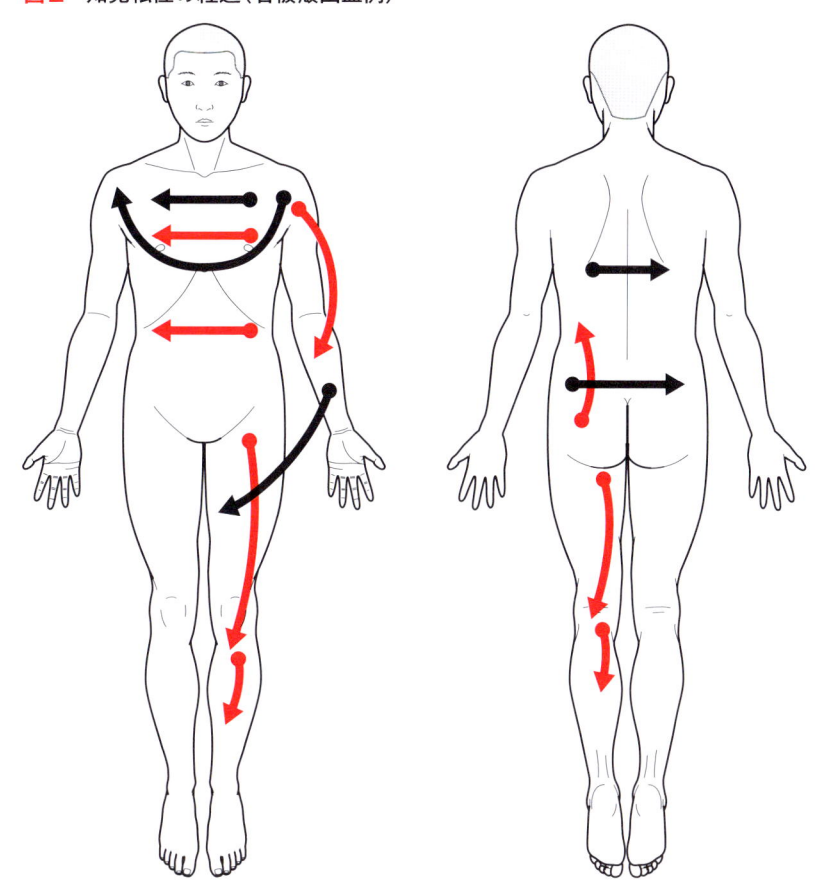

第3病日（➡）　：左側（麻痺側）の皮膚をつねると，多くは対側（健側）に不快感を訴えた。
第14病日（➡）：胸・腹部では刺激の対側，四肢では同側性に不快感を訴えた。

（文献5より改変引用）

■引用文献

1）平山惠造：大脳連合機能障害．神経症候学 改訂第二版Ⅰ．p.150-153, 文光堂，2006.
2）平山惠造：感覚・知覚障害．神経症候学 改訂第二版Ⅱ．p.456-457, 2010, 文光堂
3）河村　満：知覚転位．脳卒中と神経心理学（平山惠造，ほか編）．p.329-334, 医学書院，1995.
4）河村　満：視覚性知覚転位．神経内科，42: 1-5, 1995.
5）Kawamura M, et al: Alloaesthesia. Brain, 110: 225-236, 1987.

Ⅵ
Case Study

索 引　INDEX

脳機能の基礎知識と神経症候ケーススタディ
脳血管障害を中心に

2017年1月20日　第1版第1刷発行

- ■編　集　沼田憲治　ぬまた　けんじ

- ■発行者　鳥羽清治

- ■発行所　株式会社メジカルビュー社
  〒162-0845 東京都新宿区市谷本村町2-30
  電話　03(5228)2050(代表)
  ホームページ http://www.medicalview.co.jp/

  営業部　FAX 03(5228)2059
  　　　　E-mail eigyo@medicalview.co.jp

  編集部　FAX 03(5228)2062
  　　　　E-mail ed@medicalview.co.jp

- ■印刷所　シナノ印刷株式会社

ISBN 978-4-7583-1699-6　C3047

©MEDICAL VIEW, 2017. Printed in Japan